U0313683

医院高质量发展丛书

医院运营管理体系构建与案例研究

李颖琦／主编

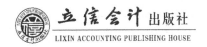
立信会计出版社
LIXIN ACCOUNTING PUBLISHING HOUSE

图书在版编目(CIP)数据

医院运营管理体系构建与案例研究 / 李颖琦主编.
—上海:立信会计出版社,2022.12(2023.10 重印)
ISBN 978 - 7 - 5429 - 7203 - 3

Ⅰ.①医… Ⅱ.①李… Ⅲ.①医院—运营管理—案例
Ⅳ.①R197.32

中国版本图书馆 CIP 数据核字(2022)第 241745 号

责任编辑　　毕芸芸
美术编辑　　吴博闻

医院运营管理体系构建与案例研究
YIYUAN YUNYING GUANLI TIXI GOUJIAN YU ANLI YANJIU

出版发行	立信会计出版社			
地　　址	上海市中山西路 2230 号	邮政编码	200235	
电　　话	(021)64411389	传　　真	(021)64411325	
网　　址	www.lixinaph.com	电子邮箱	lixinaph2019@126.com	
网上书店	http://lixin.jd.com		http://lxkjcbs.tmall.com	
经　　销	各地新华书店			
印　　刷	上海万卷印刷股份有限公司			
开　　本	787 毫米×1092 毫米	1/16		
印　　张	19	插　　页	1	
字　　数	451 千字			
版　　次	2022 年 12 月第 1 版			
印　　次	2023 年 10 月第 2 次			
书　　号	ISBN 978 - 7 - 5429 - 7203 - 3/R			
定　　价	89.00 元			

如有印订差错,请与本社联系调换

编写委员会

主任：

李颖琦　上海国家会计学院教授

成员：

周海平　复旦大学附属华山医院总会计师

夏培勇　上海申康医院发展中心委派上海市第六人民医院总会计师

周建军　上海财经大学在读博士研究生

　　　　上海申康医院发展中心委派上海市第一人民医院总会计师

陈志军　上海申康医院发展中心委派上海交通大学医学院附属上海

　　　　儿童医学中心总会计师

廖　钧　深圳市第二人民医院总会计师

尼　燕　南方医科大学深圳医院总会计师

何　堃　上海申康医院发展中心委派上海交通大学医学院附属第九

　　　　人民医院总会计师

施伟忠　上海申康医院发展中心委派上海市第十人民医院总会计师

杨少春　上海交通大学医学院附属新华医院财务部主任

苏宏通　上海国家会计学院讲师

编写委员会成员简介

李颖琦

上海国家会计学院教授,审计系主任,医院运营管理研究中心主任。

博士研究生,财政部全国会计领军人才,中国注册会计师非执业会员,享受国务院政府特殊津贴。兼任财政部内部控制标准委员会咨询专家,中国会计学会内部控制专业委员会委员,中国医药会计学会理事、学术委员会副主任,上海财经大学博士生导师。

长期从事医院运营管理、内部控制与风险管理、智慧管理的理论与实践研究,近年来在《会计研究》、*Journal of Banking and Finance*、*Journal of Business Ethics* 等国内外权威期刊发表运营管理、内部控制等领域学术论文40余篇,主持或主要参与完成各级供应链管理、内部控制等相关领域的决策咨询课题30余项。

周海平

复旦大学附属华山医院总会计师。

硕士研究生,正高级会计师,财政部全国会计领军人才、上海领军人才,中国注册会计师非执业会员,中国注册资产评估师非执业会员。兼任财政部政府会计准则委员会第三届咨询专家,中国医药会计学会财务政策分会副会长,上海市医院协会财务专业委员会副主任委员,上海市卫生经济学会理事,上海市财政学会理事。上海财经大学、上海大学、上海理工大学、东华大学、上海国家会计学院等高校硕士研究生导师。

在医院财务管理、预算管理、成本核算及成本控制、内部控制体系建设、财务数字化转型、医院经济运行信息系统建设等方面持续研究,发表专业文章十余篇。主持财政部、上海市会计学会、上海国家会计学院等重点课题、教学案例研究多项。

夏培勇

上海申康医院发展中心委派上海市第六人民医院总会计师。

硕士研究生,正高级会计师,中国注册会计师非执业会员、上海优秀会计人才,兼任中国卫生经济学会财会分会理事,中国医药会计学会理事。上海国家会计学院、上海师范大学硕士研究生导师。

在医院成本核算与管理、内部控制、全面预算等方面具有丰富的理论和实务经验,在《中华医院管理》《中国医院管理》《中国医院》《中国卫生经济》《卫生经济研究》等杂志发表论文20余篇,主持上海市卫健委、上海市会计学会等多项重点课题。

周建军

上海财经大学在读博士研究生。

上海申康医院发展中心委派上海市第一人民医院总会计师，兼任上海市眼病防治中心总会计师。

上海财经大学在读博士研究生，硕士研究生，正高级会计师，中国注册会计师非执业会员，注册税务师，国家卫生健康委员会卫生计生行业经济管理领军人才，财政部全国高端会计人才。兼任中国卫生经济学会财会分会常务理事，上海市医院协会医院财务管理专业委员会副主任委员，上海市高级会计师评审委员会专家，上海市政府采购评审专家，上海国家会计学院医院运营管理研究中心及智能财务研究院研究员。上海财经大学、上海国家会计学院等高校硕士研究生导师。

在医院财务管理、全面预算管理、内部控制、成本管理、资金管理、运营与管理、绩效管理、财务信息化等方面具有一定的理论基础与实践经验，发表多篇论文，近年主持多项课题。

陈志军

上海申康医院发展中心委派上海交通大学医学院附属上海儿童医学中心总会计师。

硕士研究生，正高级会计师，中国注册会计师非执业会员，国家卫生健康委员会卫生计生行业经济管理领军人才，上海市首批市级医院总会计师，申康医院发展中心总会计师管理办公室首任轮值主任。兼任中国医药会计学会医药财务与政策分会副会长，中国总会计师协会卫生健康分会副秘书长，上海市医院协会绩效专业委员会副主任委员，中国卫生经济协会卫生财会分会理事、中国医院协会医院经济专业委员会委员、上海市卫生经济学会理事、上海市医院协会财务专业委员会委员、上海市科委评审专家等。上海财经大学、上海大学、上海师范大学、上海国家会计学院等高校硕士研究生导师、兼职教授。

在医院预算管理、成本核算、绩效管理、内控管理、财务信息化等方面具有丰富的实践经验，发表专业论文十余篇，近年主持国家卫健委、上海市卫健委、中国医药会计学会、上海市会计学会等多项重点课题。

廖 钧

深圳市第二人民医院（深圳大学第一附属医院）总会计师。

硕士研究生，正高级会计师，国家卫生健康委员会卫生计生行业经济管理领军人才，兼任中国总会计师协会卫生健康分会副会长，中国医药会计学会常务理事，中国医院协会医院经济专委会常务委员，广东省卫生经济学会常务理事，深圳市卫生经济学会副会长。中央财经大学硕士研究生导师。

在政府卫生投入、医院经理管理、财务管理、内部控制等方面有丰富的实践经验。参与深圳市属公立医疗单位财政投入政策、预算管理办法、成本管理办法、内部控制手册制定，主持多项科研项目。

尼　燕

南方医科大学深圳医院总会计师。

正高级会计师,享受国务院政府特殊津贴专家,全国先进会计工作者,财政部全国高端会计人才,国家卫生健康委员会卫生计生行业经济管理领军人才,科技部科技项目评审专家,深圳市地方级领军人才。兼任国家卫健委"现代医院管理能力建设专家委员会"委员,财政部政府会计准则首届咨询专家委员会委员,中国卫生经济学会医保专委会常委、卫生财会专委会理事,中国医学装备协会常委、招标采购管理专委会首届管理专家,广东省卫生经济学会常务理事、深圳市卫生经济学会运营管理专委会主委等。中央财经大学、河南大学等高校硕士研究生导师。

在医院运营管理、财务管理、卫生事业财务、内部审计、价格及医保管理、DRGs 管理、绩效管理、临床护理等方面有较深的理论研究和丰富的实践经验。发表论文数十篇,主持和参与运营管理、管理会计、价格成本、医保管理等科研课题 30 余项,获省部级软科学、医学科技奖及卫生政策研究成果奖多项。

何　堃

上海申康医院发展中心委派上海交通大学医学院附属第九人民医院总会计师。

硕士研究生,正高级会计师,资产评估师,财政部全国高端会计人才,上海市优秀会计人才。兼任中国医药会计学会理事,国家卫健委大型医院巡查专家,国家卫健委大型医院绩效专家组成员,医疗标准协调管理机构评审专家,中国卫生经济学会卫生财会分会会员,上海市会计学会会员,证券与期货市场工作委员会会员,国际财务管理协会会员。上海财经大学、上海对外经贸大学、上海国家会计学院等高校硕士研究生导师。

多年来致力于会计、财务管理的研究,主要研究方向为投融资管理、内部控制、全面预算、财务信息化等。

施伟忠

上海申康医院发展中心委派上海市第十人民医院总会计师。

硕士研究生,高级会计师,中国注册会计师非执业会员,ACCA 资深会员,中国会计学会会员,财政部全国高端会计人才,上海市优秀会计人才。兼任上海市成本研究会理事,上海市卫生经济学会会员,上海市科委及经信委评审专家。上海财经大学、上海交通大学等高校职业导师。

长期致力于内部控制体系建设的理论研究和实践探索、全面预算和绩效考核体系建设、成本核算和经济运行分析等.发表会计及财务管理论文多篇,主持多项管理课题研究。

杨少春

上海交通大学医学院附属新华医院财务部主任。

硕士研究生，高级会计师，财政部全国高端会计人才，国家卫生健康委员会卫生计生行业经济管理领军人才。兼任中国总会计师协会卫生健康分会常务理事，上海市卫生经济学会常务理事。上海国家会计学院硕士研究生导师。

长期从事医院财务管理工作，在全面预算管理、成本管理、绩效管理、临床专科运营管理等领域有丰富的实践经验，发表文章 30 余篇，主持并参与多项国家级、省部级、局级课题研究。先后获得军队科技进步奖、上海市科学技术成果奖、全军"十一五"卫生经济管理先进个人、上海卫生系统十佳后勤工作者提名奖。

苏宏通

上海国家会计学院审计系讲师。

博士研究生，中国注册会计师非执业会员。

主要研究领域为医院运营管理、财务理论。在《财经研究》、*China Journal of Accounting Research*、《中国卫生信息管理》等权威专业期刊上发表论文多篇。

序

健康是人民群众最关心、最现实、最直接、最基本的利益问题。人民幸福、民族复兴都离不开保障有力的医疗卫生事业。医疗卫生事业具有科学性、人文性、伦理性等多维特征。公立医院作为我国医疗机构的主体，其管理目标多元、管理内涵丰富、管理人群专业复杂，但是，只要医院管理者们不断探索、不断实践，就一定能把握公立医院管理的规律性，获得新突破。

改革开放以来，我国公立医院经历迅速发展的黄金期，进入高质量发展的关键期，面临诸多挑战和机遇。首先，我国人口结构呈现加速老龄化的趋势。人口老龄化不可避免地使医疗需求扩张，加大了医疗机构的供给压力。医院的经营管理应在确保医疗质量的前提下，注重成本效率，促进医院从规模速度型粗放式发展方式向质量效率效益型集约式发展方式的转变。其次，疾病谱的变化正在影响医疗需求。疾病谱的演变趋势与国家发展阶段、人们的生活习惯和基因特征等都有关系。我国近年来慢性病群体激增，心血管、糖尿病、恶性肿瘤等内科疾病发病率快速增长。慢性病具有难以治愈、终身治疗的特性，而肿瘤治疗更是存在需求刚性强、代价高昂的特点。面对疾病谱的变化，医院需要调整医疗资源配置、优化整合学科布局、开拓创新诊疗模式。例如，远程诊断、远程会诊、远程教育、健康管理对于慢性病管理至关重要，医院可利用信息平台打通医院信息链，加强多学科协作，建立电子病历、健康数据库等，同时需关注患者隐私保护、信息质量等数据安全和治理问题。最后，医疗卫生体制改革逐步深化。为了解决"看病难、看病贵"问题，我国不断推进和深化医疗体制改革和医疗收支结构优化工作。推进分级诊疗、建设紧密型医联体、推行家庭医生签约方式、鼓励"互联网＋医疗"的新型模式、提升基层医疗服务能力、提高公共卫生水平、调整医院收入结构、降低药品耗材的收入比重、推行以按病种付费为主的多元复合式医保支付方式、发展商业保险以增加医院补偿渠道等措施、手段和政策无不影响医院的运行和发展。

医院管理者必须与时代同频共振，开拓管理思维，运用各种技术手段创造性地解决医院发展道路上所面临的难题与困境。本书集我国多位医院管理工作者们的智慧与经验，从多角度探讨医院运营管理规律，并提供典型的实践案例及分析观点，希望对医疗行业从业者，尤其是医疗机构管理者，能有所启发，为建立和完善医院运营管理体系提供理论支撑和实践参考。

前　言

　　医疗卫生事业直接关系人民群众的身心健康和"健康中国"战略的实施,与人民群众的切身利益密切相关。医院作为医疗卫生事业的重要组成部分,其运行情况一直受到社会的高度关注。2009年3月17日中共中央、国务院下发《关于深化医药卫生体制改革的意见》,由此新医改方案正式出台。新医改以来,各地医院遵循国家医改的原则,全面深入分析医院运营数据,优化医疗资源配置,加强预算管理,精细成本核算与管理,强化绩效管理,完善内部控制与升级信息系统,推进现代医院管理体系建设,在新医改的进程中已初显成效,切实提升了运行的效率与效果。

　　医院运营管理是一个复杂的系统,随着医学技术的发展而更新,并随着改革的深化,对医院管理人员提出了更高的要求。《关于推动公立医院高质量发展的意见》(国办发〔2021〕18号)和《关于加强公立医院运营管理的指导意见》(国卫财务发〔2020〕27号)都提出,公立医院发展方式要从规模扩张转向提质增效,运行模式从粗放管理转向精细化管理。随着医院整体进入转型发展期,医院管理者要勇于承担使命和责任,推动医院运营管理的科学化、规范化、精细化、信息化,不断提升医院高质量发展新效能。

　　众多医院管理者已经意识到医院运营管理对医院长期健康发展的重要性,但是在工作中,常常感到无从下手,缺乏切实可行的经验,迫切需要梳理总结医院运营管理践行者们取得的理论与实践成果。为了适应医院管理工作的需要,培养职业化高层次的医疗卫生管理人才队伍,我们编写了《医院运营管理体系构建与案例研究》。本书依据国家医改政策和医院管理制度规范的要求,将医院运营管理理论进行了系统、深入的梳理与分析,各章节引入翔实的医院运营管理经典案例,多家公立医院运营管理领头人分享行业实践经验。

　　本书由医院运营管理领域专家、上海国家会计学院医院运营管理研究中心主任李颖琦教授担任主编,参与编写的专家有:复旦大学附属华山医院总会计师周海平,上海申康医院发展中心委派上海市第六人民医院总会计师夏培勇,上海财经大学在读博士研究生、上海申康医院发展中心委派上海市第一人民医院总会计师周建军,上海申康医院发展中心委派上海交通大学医学院附属上海儿童医学中心总会计师陈志军,深圳市第二人民医院总会计师廖钧,南方医科大学深圳医院总会计师尼燕,上海申康医院发展中心委派上海交通大学医学院附属第九人民医院总会计师何堃,上海申康医院发展中心委派上海市第十人民医院总会计师施伟忠,上海交通大学医学院附属新华医院财务部主任杨少春。以上编者具有多年公立医院运营管理经验,有的是国家卫健委卫生健康行业经济管理领军人才、资深专家,具有一定的行业影响力,有的主持过全国性专业学会的研究课题并获得全国性医院运营管理的优秀科研及案例奖励。他们的参与,确保了本书的内容质量、理论深度及可操作性。

本书共十章,李颖琦负责全书提纲的撰写、修订,李颖琦、苏宏通负责全书的统稿工作。本书的具体编写分工如下:第一章医院运营管理概述由李颖琦、苏宏通执笔;第二章医院运营管理组织体系由尼燕、李庆美、单颖辉、刘杰执笔;第三章医院预算管理由陈志军、周琳彦执笔;第四章医院资产管理由施伟忠执笔;第五章医院成本管理由杨少春、宋雄执笔;第六章医院绩效管理由周建军执笔;第七章医院内部控制体系建设由周海平、韩怡、张雷执笔;第八章医院运营管理信息化由何堃执笔;第九章医院运营管理分析由廖钧执笔;第十章医院多院区运营管理由夏培勇执笔。

本书依托医院运营管理理论,结合多家医院自身的运营管理模式与特色优势,总结运营管理的实践经验及典型案例,旨在为有志于医院管理研究的学者拓展思路,加强学术交流与沟通,并为培养我国医院管理专业人才提供框架,激发医院运营管理团队的潜力与活力,为提高我国医院运营管理水平,推动医院可持续高质量发展尽一份力。本书难免存在不足或遗漏之处,如同医院运营管理的实践一样需要持续优化和完善,期待各位同仁的批评指正。

编者

2022 年 12 月

目 录

第一章

医院运营管理概述

第一节 医院运营管理的背景、现状和意义

医院是对病人疾病进行诊断治疗、对社会人群进行防病治病、卫生保健的重要医疗服务机构,是国家社会卫生保健事业的重要组成部分。世界卫生组织发布的《2022 年世界卫生统计》报告指出,全球医疗卫生支出在 2000 年至 2019 年增长了一倍多,2019 年达到全球生产总值的 9.8%。在医疗卫生投入大幅度增加的同时,如何有效解决提高卫生领域效率的问题迫在眉睫。运用运营管理的理论和方法,对医疗服务系统的各个运作环节进行深入研究,从而为保障医疗服务系统的高效运作提供有效的管理建议和科学指导,已成为当前医院管理的重要议题。

一、医院运营管理的背景

(一)医院运营管理内在要求不断提高

近年来,随着民众收入水平的提高、健康观念的转变以及基本医疗保障制度的实施,人们对于医疗服务的需求越来越高,这就要求医院提供的服务质量要随之提升,以满足人们对于医疗健康的需求。医疗机构在大时代的推动下逐步市场化,医院已经成为一个独立的经济个体,医院之间的竞争也越来越激烈。国家鼓励社会办医,支持社会力量提供多层次、多样化医疗服务。国家卫生健康委发布的《2021 年我国卫生健康事业发展统计公报》显示,截至 2021 年年末,全国共有医院 36 570 个,其中,公立医院 11 804 个,民营医院 24 766 个。相较于 2020 年,全国医院共增加了 1 176 个,增长率为 3%,其中公立医院减少了 66 个,民营医院增加了 1 242 个。2017—2021 年我国医院数量统计如表 1-1 所示,从总体上看,医院数量在不断增长;从结构上看,呈公立医院数量逐年减少、民营医院数量逐年增加的趋势。在医疗机构激烈的竞争格局下,只靠政府补偿不足以实现医院的持续经营,医院只有加强运营管理,提高自身经济效益,才能满足社会需求,实现更好的社会效益。

表 1-1　2017—2021 年我国医院数量统计　　　　　单位：个

医院类别	各年医院数量				
	2017 年	2018 年	2019 年	2020 年	2021 年
医院	31 056	33 009	34 354	35 394	36 570
其中：公立医院	12 297	12 032	11 930	11 870	11 804
民营医院	18 759	20 977	22 424	23 524	24 766

数据来源：根据 2017—2021 年我国卫生健康事业发展统计公报的相关资料整理得出。

同时，从医院自身发展来看，随着医疗水平的不断提高，医疗设备逐渐完善、先进，医疗服务范围不断扩大，并走向专业化，医院运营管理也必将从传统的政府主导型管理模式向更符合医疗事业发展规律的科学管理模式转变。在医院提供的医疗服务扩大化、专业化的情况下，医院内部组织架构也越来越复杂，为实现各科室、部门的良好运营，要求医院内部运转各环节进行设计、计划、组织、实施、控制和评价，实现医院运营管理科学化、规范化、精细化。

目前，医院一方面需要为政府补偿提供决策依据，另一方面，在有限的资金来源和多元化办医的竞争格局下，需要更好的管理模式和方法，为自身谋求新的发展空间。"重医疗、轻管理"必然会对医疗质量、行医安全产生不利的影响，也不利于医院健康可持续的发展。为了持续获得高盈利和良好社会效益，医院必须引入企业化运营管理模式，这样不仅可以在经济效益方面取得成效，在医疗服务技术、设备、人员、文化等方面也可以最小的投入获得最大的产出，进而给社会提供最优质的医疗服务。

（二）医改政策持续推动医院加强运营管理

医疗是关乎国计民生的重大问题，国家对于医疗卫生问题一直保持高度的关注。

一方面，医改的不断推进，促使医院不断改革和创新，是医院不断发展的助推器。2009 年，我国开展了新一轮的医疗改革。2009 年 3 月，中共中央、国务院下发《关于深化医药卫生体制改革的意见》（中发〔2009〕6 号），随后国务院也出台《关于建立全科医生制度的指导意见》（国发〔2011〕23 号）等相应配套措施。国务院办公厅发布《关于城市公立医院综合改革试点的指导意见》（国办发〔2015〕38 号），破除以药补医机制，通过调整医疗服务价格、加大政府投入、改革支付方式、降低医院运行成本等，建立科学合理的补偿机制。2017 年 6 月，国务院办公厅发布《关于进一步深化基本医疗保险支付方式改革的指导意见》（国办发〔2017〕55 号），提出实行多元复合式医保支付方式，重点推行按病种付费，开展按疾病诊断相关分组付费试点，完善按人头付费、按床日付费等支付方式。医保支付机制的改革倒逼医院实行精细化管理，激发医疗机构规范行为、控制成本的内生动力，引导医疗资源合理配置。新的医改政策在不断推出，新医改的实施对医院的管理水平与业务发展提出了新的挑战和要求。取消药品加成、价格调整、按病种收费、医保支付、分级诊疗等医改政策，对医院经济运行和管理带来很大的冲击和挑战。就取消药品加成而言，医院收入来源改为医疗服务收费和政府补助收入两个渠道，由于收入补偿渠道减少，医院收入降低，只靠政府补助不足以实现医院的可持续发展，医院的自筹资金占发展资金的比例越来越高。新医改的持续推进，使得医院财政补助进一步弱化，在一定程度上促使医疗市场竞争进一步加剧。

另一方面，为更好地实现医院良性发展，国家也出台了许多医院运营管理方面的政策文件，推动医院不断加强运营管理。国务院办公厅发布的《关于城市公立医院综合改革试点的指导意见》(国办发〔2015〕38 号)中指出："落实公立医院运营管理自主权，强化成本核算与控制，公开财务状况、绩效考核、质量安全、价格和医疗费用等信息。"2016 年，国家发展改革委发布的《关于印发推进医疗服务价格改革意见的通知》(发改价格〔2016〕1431 号)中指出，医院要科学核算医疗服务成本，控制医药费用总量，优化医药费用结构，逐步理顺医疗服务比价关系。2016 年 6 月，国务院办公厅发布《关于促进和规范健康医疗大数据应用发展的指导意见》(国办发〔2016〕47 号)，将健康医疗大数据应用发展纳入国家大数据战略布局。2017 年，国务院办公厅颁布《关于建立现代医院管理制度的指导意见》(国办发〔2017〕67 号)，提出建立现代医院管理制度的各项原则。2018 年，国务院办公厅发布《关于促进"互联网＋医疗健康"发展的意见》(国办发〔2018〕26 号)。2018 年 12 月，国家卫生健康委、发展改革委等部门联合下发《关于开展建立健全现代医院管理制度试点的通知》(国卫体改发〔2018〕50 号)，提出"全医院财务资产管理，加强成本核算和成本控制，建立健全科室成本核算工作制度，探索以医疗服务项目、病种等为核算对象进行成本核算"。2020 年 6 月，国家卫生健康委、国家中医药管理局联合发文要求开展公立医疗机构经济管理年活动，鼓励医院单独设置运营管理部门；同年，两部门又发布《关于加强公立医院运营管理的指导意见》(国卫财务发〔2020〕27 号)，要求各公立医院成立运营管理委员会，明确负责运营管理的部门，并充实运营管理部门人员力量。2021 年 1 月，国家卫生健康委、国家中医药管理局颁发《关于印发公立医院全面预算管理制度实施办法的通知》(国卫财务发〔2020〕30 号)，提出全面预算管理应该成为公立医院高质量运行的有力支撑，对医院实现战略落地、合理资源配置、把握收支的可控范围、协调各部门各岗位资源、释放员工积极性发挥指导性作用。此外，国家卫生健康委会同国家中医药管理局联合印发《公立医院内部控制管理办法》(国卫财务发〔2020〕31 号)，提出要全面推进公立医院内部控制建设，规范公立医院经济活动及相关业务活动，建立健全科学有效的内部制约机制，有效防范和管控内部运营风险。2021 年 6 月，国务院办公厅发布《关于推动公立医院高质量发展的意见》(国办发〔2021〕18 号)，提出公立医院发展方式从规模扩张转向提质增效，运行模式从粗放管理转向精细化管理。2022 年 4 月，国家卫生健康委发布《关于在全国范围内持续开展"公立医疗机构经济管理年"活动的通知》(国卫财务函〔2022〕72 号)，提出要着力推动以业财融合为重点的运营管理建设，助力提高医疗服务质量、提升资源配置效率效益。

国家医疗相关政策的推出，对医院运营管理提出了新的要求。这对推进医院加强运营管理，满足人们的医疗服务需求，促使医院健康发展具有现实意义和长远意义。

二、医院运营管理的现状

梁若浩和姜锡明(2019)通过数据包络分析法(data envelopment analysis，DEA)对全

国各省市公立医院的运营效率进行测算,发现能够连续多年达到 DEA 有效的省市仅有北京、天津、上海、广东、福建和西藏,说明我国大部分地区公立医院的运营能力有待提高。操礼庆等(2021)以全国公立医院为调查对象,通过随机发放调查问卷,了解当前我国公立医院运营管理现状,结果显示,各级公立医院均不同程度地开展了运营管理,但管理水平参差不齐,存在组织体系不完善、管理制度不健全、管理流程不合理、业财融合不够、信息化建设滞后等问题。这也说明,在不增加当前医院资源投入的情况下,公立医院通过加强运营管理,对其拥有的医疗资源合理、充分地使用,是能够提高医院资源利用效率的。

国内很多医院也在加强医院运营管理方面积极探索和实践。例如,四川大学华西医院早在 2004 年就率先在国内开展了专科经营助理培训[①],在资源配置、流程优化、绩效评估、运营创新、项目管理、院科协同、精细化管理等方面取得了显著成绩。又如,南京医科大学附属淮安第一医院专门成立运营质量管理处,搭建起职能部门与临床科室之间沟通的桥梁,通过精细化管理,实现了医院从粗放式管理向科学化、精细化运营管理的转变。国家卫生健康委能力建设和继续教育中心围绕现代医院管理制度相关维度组织开展了 2021 年度中国现代医院管理典型案例评选工作,共收到 251 家医院 670 个案例,最终评选出 164 个典型案例。可见,各地公立医院都在努力加强运营管理以推进医院的高质量发展,同时不断挖掘、总结、提炼、推广各公立医院好的做法和经验。

我国医疗服务行业长期以来由公立医疗机构主导,随着国务院《关于鼓励支持和引导个体私营等非公有制经济发展的若干意见》(国发〔2005〕3 号)和《关于促进健康服务业发展的若干意见》(国发〔2013〕40 号)等一系列鼓励社会办医政策的颁布,民营医院的发展谱写了新的篇章。我国民营医院的数量在逐年增长,根据《2021 年我国卫生健康事业发展统计公报》,截至 2021 年年末,民营医院达 24 766 个,占全国医院总数近 68%,民营医院床位数为 220.7 万张,床位数占全国医院总床位数的 29.8%,但是 2021 年民营医院诊疗人次为 6.1 亿,仅占总数的 15.8%,说明绝大部分诊疗仍发生在公立医院。可见我国民营医院所占医疗资源与诊疗人次是不匹配的,我国民营医院虽逐步向规模化发展,但在战略、财务、人力资源等方面的管理滞后会制约其可持续发展,推进运营管理从粗放式向精细化的转变对于民营医院而言是十分有必要的。

随着生活水平的不断提高,人们对健康的需求也越来越高,医院管理者应抓住这些需求,在医院战略、人才、技术、管理等方面下足功夫,高效、高质地提供医疗服务,实现医院的高质量发展。

三、医院运营管理的意义

(一)推进医院卫生体制改革进程的加速器

加强对医院的整体运营管理,能够推进我国医院卫生体制的改革进程。为提高医疗管理的法治化、规范化水平,国家先后颁布实施了覆盖医疗机构、医务人员、医疗技术等涉及

---

① 程永忠.从垂直管理到合纵连横[M].北京:人民卫生出版社,2013.

医疗质量安全诸要素管理的法律、法规和规章。制定这些法律、法规和规章的目的是推动医院加强运营管理,提升医院的经济效益和社会效益,使医院的发展更符合当代需求。反之,医院在运营管理方面的实践也能够推进国家在医疗方面政策法规的合理化,通过在实践中发现问题并不断进行反馈,可以促使国家制定出更合理的政策法规,从而加快我国医院卫生体制的改革进程。例如,近些年社会办医疗机构盛行,针对民营医院的运营管理现状,国家卫生健康委联合国家中医药管理局等部门专门印发了《关于促进社会办医持续健康规范发展的意见》(国卫医发〔2019〕42号)和《关于提升社会办医疗机构管理能力和医疗质量安全水平的通知》(国卫医发〔2019〕55号),强调在加大政府支持社会办医力度的同时,特别要加强监督管理和医疗质量安全管理。

(二)提升医院内部管理效率与效果的内在需要

对于医院而言,加强医院运营管理能够满足自身发展需求。在有限的资金来源和多元化办医的竞争格局下,医院需要更好的管理模式和手段,为自身谋求新的发展空间。通过加强医院运营管理,对医院内部运转各环节进行设计、计划、组织、实施、控制和评价,使医院运营管理科学化、标准化、精细化,保障医院合法合规地有序运行,优化医疗服务流程,可以提高医疗服务满意度,提升医院的竞争力。

(三)优化医院收入结构的有力支撑

在医疗体制多方改革的今天,医院无法再依靠计划经济时期的财政投入来实现收支平衡,面对改革的多面调整,如何实现收支平衡和实现医院社会公益职能的均衡是医院管理的核心问题。对此,医院必须加强运营管理,提高有效产出,实行成本控制,完善激励机制,规范医院经营管理,实现人力、物资、资金等资源的优化组合,科学整合、高效利用医疗卫生资源,以实现更好的经济效益,在解决当前医疗服务需求的前提下,为以后提供更高质量的医疗服务奠定经济基础。

(四)实现医院社会公益职能的必要保障

加强医院运营管理对提高社会效益、维护和保证公民健康、保证医疗市场稳健运行具有重要意义。只有提高医院运营管理水平,医院的经济效益得到提升,医院才能投入更多的资源到医疗服务中,从而提升服务质量,维护公民健康。同时,医院虽然是一个单独运作的主体,但也与医药、医保等行业部门密切关联,只有医院运作良好,与医院相关的其他行业部门才能同步稳健运行。

第二节 医院运营管理的相关概念

一、运营管理的概念

"运营管理"源于20世纪初泰勒的科学管理理论。起初它是在制造业中应用的,不断发展的生产力使得大量生产要素转移到商业、交通运输、房地产、通信、公共事业、保险、金融和其他服务性行业和领域。随着服务业的兴起，生产的概念进一步扩展，逐步容纳了非制造的服务业领域，不仅包括有形产品的制造，而且包括无形服务的提供。因此，在制造业中的"生产管理"也就演化为"运营管理"。

"运营管理"是指社会组织在将生产要素投入转化为有形产品和无形产品，在通过创造效用而增加附加值的流通性服务过程中，对其制造产品或提供服务的过程所进行的组织、计划、实施和控制。

现代"运营管理"涵盖的范围越来越大，其研究内容也已不再局限于生产过程的计划、组织与控制，而是扩大到包括运营战略的制定、运营系统设计以及运营系统运行等多个层面，把运营战略、新产品开发、产品设计、采购供应、生产制造、产品配送直至售后服务看作一个完整的"价值链"，对其进行集成管理。目前"运营管理"已发展形成一套成熟的精益管理哲学思想、技术工具和管理方法，其精益方法包括丰田三角模型、看板法、5S法、A3法、可视化管理、PDCA循环等。

运营管理的对象是运营过程和运营系统。运营过程是一个投入、转换、产出的过程，是一个劳动过程或价值增值的过程，它是运营的首要对象，运营必须考虑如何对这样的生产运营活动进行计划、组织和控制。运营系统是指上述变换过程得以实现的手段。它的构成与变换过程中的物质转换过程和管理过程相对应，包括一个物质系统和一个管理系统。

二、医院运营管理的概念

"医院运营管理"则是在"运营管理"概念的基础上进一步具体化，作为医疗行业本身的概念，在医院运营发展过程中，已经形成了自身独有的内涵。2020年12月，国家卫生健康委员会同国家中医药管理局联合印发的《关于加强公立医院运营管理的指导意见》(国卫财务发〔2020〕27号)中明确了公立医院运营管理的概念内涵：公立医院运营管理是以全面预算管理和业务流程管理为核心，以全成本管理和绩效管理为工具，对医院内部运营各环节的设计、计划、组织、实施、控制和评价等管理活动的总称，是对医院人、财、物、技术等核心资源进行科学配置、精细管理和有效使用的一系列管理手段和方法。

医院运营管理要求打破部门的界限，致力于改进对患者的医疗服务并避免延迟。在医院管理过程中，要有计划地考虑医院发展规划设计，科室布局，建立多项规章制度；注意医疗技术质量，不断开展新的高质量治疗手段，争取一流创新；补充和更新医疗设备；注意培养人才；对医院财务开支力求节俭，实现收支平衡。

医院运营过程是一个卫生资源投入、开展医疗活动、产生效益的过程，是医疗活动和投入资产保值增值的过程。医院运营管理最应该注意的是在资源利用最小化和技术知识利用最大化的同时，以患者为中心，为患者创造最大的价值。良好的医院运营管理能够充分利用医院现有卫生资源，促进医院综合管理，提高医疗质量、保障医疗安全，最终实现医院健康、稳定和可持续发展。

三、医院分级管理

医院分级管理是我国 20 世纪 80 年代后期提出的一个较为系统的现代医院管理体系。我国卫生部于 1989 年 11 月颁布的《医院分级管理办法》对医院分级管理作出了明确规定。2015 年 9 月,国务院办公厅印发《关于推进分级诊疗制度建设的指导意见》(国办发〔2015〕70 号),明确提出"基层首诊、双向转诊、急慢分诊、上下联动"的分级诊疗目标。

目前,国家卫生部门对医院的管理,是按照医院规模、床位数量、人员配备、技术水平、服务层次和工作对象的不同,将医院划分为三个等级,即三级医院管理。一级医院是指直接向一定人口的社区提供预防、医疗、保健、康复服务的基层医院、卫生院,以城市街道社区卫生院、农村乡镇医院、厂矿企业职工医院为主。它具有一定数量的正规医护人员、基本医疗设施和必要应急床位,具有处理常见疾病的综合能力,其任务是直接为社区乡镇及厂矿职工群众提供医疗、保健、防疫及卫生宣传等服务,它属于基层卫生组织。二级医院是指向多个社区提供综合医疗卫生服务和承担一定教学、科研任务的地区性医院,包括省市的区级医院、县医院、地区医院。其任务是负责所属地区的医疗,接受基层卫生院的转诊病人,是县市和地区性医疗预防服务中心。三级医院是指向几个地区提供高水平专科性医疗卫生服务和执行高等教学、科研任务的区域性以上的医院,包括中央和跨省市的大型医院、医学院校附属的临床教学医院。三级医院接受下级医院的远程会诊、转诊及医护人员进修学习的任务。除医疗服务外,三级医院还兼有教学科研、承担医科大学本科学生的临床实习和住院医生的培训任务。三级医院又分甲、乙、丙不同等级,三级甲等医院是医院层次的最高级。医院等级的评定要经国家、省、市卫生行政部门严格考核后审批发证。

四、医院分类管理

我国自 2000 年开始实行医疗机构的分类管理,按是否分红划分为非营利性医疗机构和营利性医疗机构并进行分类登记管理。我国实施医疗机构分类管理的初衷是促进营利性医院和非营利性医院有效、有序、公平、充分地竞争。曹艳林等(2015)认为应该按照医院分类制定三类政策,分别针对政府全额拨款的公立医院、社会办非营利性医院(含民营、企业、社团、个人等)和营利性医院,实行分类管理。政府全额拨款的公立医院是指由政府全额出资的医院,履行政府基本医疗保健和公共卫生职能,实行收支两条线管理,不以营利为目的,其收入用于弥补医疗服务成本,享受免税等优惠政策的医疗机构。社会办非营利性医院是指由国有企事业单位、慈善机构或基金会以及个人捐款兴建,不以营利为目的,结余利润不分红,承担公共卫生事业和基本医疗服务的医院。营利性医院指由企业(包括国有企业)、私人或投资公司、股份合作合伙及境外独资企业等投资创办,以医疗专科、康复保健业务为主,自主定价,依法依规经营并照章纳税,以商业私人医疗保险作为主要的支付手段,结余利润可以分红的医疗机构。

营利性医院是我国医疗卫生事业的重要补充。营利性医院根据市场需求自主确定医疗服务项目，但在必要时，也应承担医疗机构的社会公益责任，与非营利性医疗机构共同承担救灾、防疫等紧急任务。营利性医院也可以承担政府的公共卫生职能，政府可以通过补贴或购买服务的形式，对营利性医疗机构进行补偿。

第三节　医院和医院运营管理发展历程与趋势

一、医院发展历程与趋势

医院在发展的各个历史阶段，其性质、任务和难点都与当时的社会制度、生产力水平、科学文化发展水平，尤其是同医学发展水平有着不可分割的联系，同时医院发展也是整个医学发展的缩影。《医院管理学》一书回顾了医院在历史上角色和功能的变化，将医院的发展阶段划分为古代医院的萌芽、初期医院的形成、近代医院的正规化发展和医院的现代化发展四个阶段。[①]

（一）古代医院的萌芽阶段

这个阶段是从公元前 7 世纪奴隶社会晚期到公元 18 世纪末，相应的医学发展时期为古代经验医学时期。中国是医院萌芽产生最早的国家之一。公元前 7 世纪时，管仲辅助齐桓公执政，在京都建立了残废院，收容残疾人，供给食宿，给予治疗。这是我国古代医院的雏形。此后，有隋唐时代收容麻风病人的"病人坊"，唐宋时期为残疾人而设的"病坊""养病坊""安济坊"，元代军医院"安乐堂"等。

除在民间和军队中设立一些医院外，中国历代封建王朝都为自身设立了医事组织。周朝就有宫廷医药机构并确立了认证制度。春秋时期开始医学分科，如疾病（内科）、疡医（外科）、食医（营养医）、带下医（妇科）、小儿科（儿科）和兽医等。秦代设太医令掌医事政令，太医承立医药，还有女医专为后妃看病。汉、唐、宋、明 4 个封建王朝都相继设立了皇家贵族医疗服务组织，如太医令、太医署、太医院等；同时设立了为军队服务的医疗机构。清朝设立太医院、御药房等。

公元前 473 年，印度的锡兰所建立的佛教医院，为国外较早出现的一座古代医院，随后在公元前 226 年，东印度阿育王朝亦曾建立过医院。公元 6 世纪以后，西欧开始建立医院。在整个中世纪，除公元 9 世纪初出现过产科医院外，医院几乎不分专科。公元 12 世纪后，收容病人的机构进一步独立，正式医院开始兴起，第一个正式医院便是 1204 年建于罗马的圣灵医院。公元 14 世纪后，欧洲麻风病人减少，许多麻风院便逐渐被改造成普通医院，医生也渐由非神职人员从事。

总的来说，处于萌芽阶段的医院主要有两个特征：第一，由于社会的医疗形式主要是个

---

① 黄明安，袁红霞．医院管理学[M]．北京：中国中医药出版社，2015．

体行医,医院仅是一个补充,数量很少,规模很小,行医地点也不固定,卫生条件差。第二,这个时期的医院主要起源于传染病、麻风病人的隔离需要,军队对受伤者的收容以及社会对残疾人员、贫困人员的收容,具有隔离和慈善的性质。此外,在欧洲的中世纪,医院成为教会的工具,具有明显的宗教色彩。

(二)初期医院的形成阶段

这一阶段是从 18 世纪末至 19 世纪中叶。1789 年法国资产阶级革命的胜利使社会生产力从封建制度的束缚下获得解放,世界贸易的迅速发展又带来了产业革命,即由手工业到工厂机器的生产,极大地促进了社会经济和科学技术的发展。在当时,法国医生卡巴尼斯发表了对巴黎医院的若干意见,提出了改善医院的必要措施。1803 年,拿破仑颁布了医学教育和医院卫生事业管理的法律,医院事业由此得到了统一的管理和改善,这标志着医院进入了初期形成时期。

这个阶段的医院主要有以下特征:

(1)社会医疗以城市为主,医院发展不均衡。具体表现为大中城市医院的迅速增加,欧洲资本主义国家医院的迅速发展,而其他处于封建、半封建社会的国家和殖民地国家医院仍然很少,或处于医院的萌芽时期。

(2)医疗技术手段的多样化和不完善性。一方面物理诊断、临床试验、物理疗法及麻醉技术等医疗技术手段多样化发展;另一方面隔离消毒、护理营养等方面的技术还不完善。

(3)业务系统的逐步条理化和组织的不完整性。这个时期的医院开始注重医疗质量和护理质量的提高,有了一些管理办法和制度。同时,医院也有了初步的分科,如内科、外科、妇科等,但医院内部缺乏一套完整的组织系统。

(三)近代医院的正规化发展阶段

这一阶段是从 19 世纪中叶至 20 世纪中叶。在此期间,国外基础医学得到全面发展,临床医学已发展到诊断治疗等多学科专业化协作的阶段。19 世纪中叶,护理学的创建促使了医院的医疗服务与生活服务相结合,形成了比较完整的医疗服务系统。

中国近代医院的发展几乎是随着中国近代史的开端而拉开帷幕的,这个阶段的医院是随着西方宗教的进入而建立的教会医院出现与发展的。据文献记载,1937 年,在华的英美基督教会开办的医院达 300 多所,法国天主教会开办的医院也有 70 余所。此时,外国创办的医科院校也开始建立,早在 1907 年,德国人创办了德文医学院,后改名为同济医学专门学校。1906 年,英国伦敦教会在清政府的支持下,在北京创办了协和医学堂,也就是北京协和医学院的前身。

此时期,中国也自办了一些医学院校及医院。满清时期,京师大学堂增设医学馆,1912 年建立北京医学专门学校,设人体解剖教室、诊察所、门诊、女病房及产室。由中国自办而较有规模的西医院有在南京设立的中央医院,抗战时内迁重庆,并在贵阳设分院,以及在兰州与其他地区设立的大医院。1932 年,当时国民政府内政会议决定筹设县立医院,1934 年改称为县卫医院。1937 年,全国有省立医院 15 所,市立医院 11 所,县立卫生院

152 所。1945 年，卫生署公布《公立医院设置规则》。1947 年医院设立最多，全国约有大小医院 2 000 多所，病床 9 万张左右。其中，省立医院 110 所，市立医院 56 所，县立卫生院 1 440 所，此外还有一些传染病院、结核病防治院、精神病防治院、麻风病院、戒烟医院。

这一阶段的医院发展特征是分科化、正规化和普及化。多学科专业化协作是近代医院的主要技术特征，具体表现为医疗组织结构的分科化。同以前粗略简单的分科不同，医院出现了许多临床科室和辅助医疗部门，有了明显的医护分工和医技分工，重视协作和医院整体功能的发展。医院的正规化主要表现为医疗业务和各项管理的制度化。医院的普及化，意味着集约化医疗活动方式已经由 19 世纪以前辅助的、非主要的地位转化为占主要地位的医疗方式。

(四) 医院的现代化发展阶段

这一阶段是 20 世纪中叶至今。两次世界大战之后，尤其是 20 世纪 70 年代以来，社会生产力得到空前发展，科学技术作为第一生产力日益发挥着巨大作用，医学科学和医疗诊断技术日新月异，同时社会对医疗及预防的要求更高了。现代医院正是在这种背景下，不断适应社会发展和人类健康的要求，逐步具备医疗、教学、科研、预防、康复及指导基层卫生保健中心等多种功能。

1949 年 10 月 1 日，中华人民共和国成立，中央人民政府卫生部成立。各省省会和大城市都相继建立医科院校，并相应建立省市医院及大学附属医院，培养出大批高级医学人才。1949 年，全国医院有 2 600 所，疗养院(所)有 30 个。1957 年，全国县以上医院有 4 179 所，拥有床位 294 733 张，医务人员 1 039 208 人。全国医院面貌的改观，不仅表现在医院和病床数量的迅速增长，还表现在医院的组织管理、医疗技术、医疗作风等方面显著的进步和发展。

20 世纪 70 年代后，我国医院功能多样化，成为集医疗、教学、科研于一体的医疗中心和培训基地。这些大型综合医院里高度专业分工，新兴学科和边缘学科纷纷建立，如内科系统在原有分科基础上，把心脑疾病的诊治细分成心血管内科、心脏外科、脑神经内科和颅脑外科，其他如手外科、口腔颌面外科、耳鼻喉头颈外科、整形外科、美容科等也逐渐发展。在大型医疗设备方面，如 CT、磁共振、B 超、同位素等检查设备、治疗设备不断更新换代，技术水平也突飞猛进，追赶世界一流。除综合医院外，很多专科医院相继建立，如传染病医院、精神病医院、结核病医院、口腔医院、儿童医院、肿瘤医院等。与此同时，中医学也有长足发展，各省都建立中医学院、中医研究院、招收研究生，培养大批高级中医人才，省、市、县各级中医院的建立、科研人才的培养、中医剂型的改进，推动了中国医学的发展壮大。

改革开放之前，我国卫生事业经费和投入不足，政策限制较严，公立医院亏损现象严重。改革开放之后，我国的各行各业都发生着变化，作为医疗桥头堡的公立医院更是经历了天翻地覆的变化。1979 年 1 月，时任卫生部部长的钱信忠提出"要运用经济手段管理卫生事业"，开始探索按经济规律开办和管理公立医院。1980 年，国务院批准原卫生部《关于允许个体开业行医问题的请示报告》，中国民营医院开始迈出第一步。1992 年，确立了建立社会主义市场经济体制的改革目标后，公立医院开始尝试现代企业制度的改革模式，在市场这只"无形的手"的指挥下进行运作,逐渐形成医疗产业化、医疗商品化、医疗市场化的局面。这个时期,我国公立医院的经济状况得到极大改善,综合实力加强,诊疗准确率极大提高;大型公立医院在"以工助医,以副补助"的政策影响下积极创收,这标志着公立医院进入市场化阶段。2000 年,国务院发布《关于城镇医药卫生体制改革的指导意见》(国办发〔2000〕16 号),鼓励转变公立医疗机构运行机制,扩大公立医疗机构的运营自主权,实行公立医疗机构的自主管理,建立健全内部激励机制与约束机制。至此,公立医院迎来改制高潮。2005 年 9 月,上海申康医院发展中心成立,中国公立医院开始探索管办分离的发展模式。上海市公立医院管理体制改革通过政府相关部门参与"申康"董事会,形成了多部门的联合治理,实质是对公立医院决策权、执行权和监管权的重新构建。"申康"作为非营利性事业法人,体现了公共部门治理的特征,规范了公立医院所有者和经营者的职能和权限。"申康"与市级医院的分权仍是在所有权和经营权分离范围内的公立医院自主化改革,"申康"和政府部门的分权则是法人化改革的探索。"申康"的设立,为厘清管办分开和政事分开的思路提供了鲜活案例。2009 年,原卫生部印发《关于医师多点执业有关问题的通知》(卫医政发〔2009〕86 号),多点执业开始"合法化",促进了原本被公立医院几乎垄断的医生资源的流通。2015 年,国务院发布《关于推进分级诊疗制度建设的指导意见》(国办发〔2015〕70 号),全国各级公立医院开始推行分级诊疗,逐步推动优质医疗资源扩容和区域均衡布局,我国基层医疗机构的服务能力得到大幅提升。

(五)医院的现代化发展趋势

现代医院应当是适应现代医学科学发展,能为病人提供高水平、高质量医疗服务的医院,它与传统的医院相比,具有明显的时代特征。我国的医院在医疗技术水平、运营管理能力、信息化技术应用等方面将发生日新月异的变化。

1. 科技成果的应用和人才建设提升医院医疗技术与服务功能

广泛应用现代科学技术成果是现代化医院发展的重要趋势。21 世纪是生命科学的世纪,人类格外重视生命机体、疾病规律、人体健康和生命质量的研究,现代医疗正在向微创、介入、基因诊断和治疗上发展,生命科学技术和更多的精密、准确、自动、无创、高效、快捷的诊疗技术相结合,给医院带来了生机和活力。与技术相适应的医疗设备和硬件设施是医院现代化的物质基础和重要标志。医疗设备呈现质量高、更新快的特征,并正向精密化、细微化、高效化、无创伤方向发展。

随着社会发展,人们对医疗健康的需求提高,医院正在成为医疗、预防、康复、教学、科研及指导基层保健的地区医疗、保健、教育和研究中心。当前,威胁人类死亡的疾病的发生、发展和治疗,仅靠控制生物、物理和化学因素是远远不够的,还要控制遗传、行为、心理因素、生活方式、社会环境等因素的影响。现代医院的服务功能将从治疗服务扩大到预防服务,从技术服务扩大到社会服务,从生理服务扩大到心理服务,从院内服务扩大到院外服务,实现服务功能的拓展。

前沿科技成果的不断发展以及医院功能的拓展都将对医院人才建设提出更多挑战,医院的发展离不开人才梯队建设和科研创新,现代医院势必要全方位提升科研、教学、临床的能力,提高服务质量和临床诊疗水平。

2. 运营管理理念的更新促使医院向高效现代化医院发展

现代管理理论向医院管理的广泛渗透使医院管理学应运而生,并得到迅速发展。病人第一、服务至上、信息管理、科学高效,这是医院现代化管理的最新理念。党的十九届五中全会提出"十四五"规划和 2035 年远景目标,其中提出国家治理效能的全面提升,具体到卫生健康领域,2016 年全国卫生与健康大会指明了新时代卫生健康事业的发展方向,提出要抓好现代医院管理制度建设,推动医院管理模式和运行方式转变。现代医院要努力实现社会效益与运行效率有效统一,实现医院治理体系和管理能力的现代化,运营效率体现了医院的精细化管理水平,是实现医院科学管理的关键,通过业务和财务深度融合,加强管理会计工具的系统化和集成化应用,不断完善医院内部管理和决策机制,提升医院运营效率。

病人的利益和优质服务将是医院经营管理的出发点和归宿。现代医院更加重视患者的感受和社会评价,在向患者提供优质高效、便捷服务的同时,注重对患者的人文关怀。品牌服务是医院的形象,也是核心竞争力的重要因素,现代医院将更加重视打造自己的品牌,以在竞争中赢得声誉和市场。

3. 信息技术的应用助力打造智慧医院

信息技术的应用实现了医院业务信息和管理信息最大限度的采集、传输、存储和分析,为及时掌握院内外医疗动态和科学决策提供了可靠支撑。在政策与医院运营需求的双轮驱动下,自 2000 年,医院信息系统(hospital information system,HIS)和临床信息系统(clinical information system,CIS)在我国医院实现规模化应用,随着医院运营管理难度升级,单个运营管理系统已经无法满足医院精细化发展、医疗服务水平提升的诉求,打造互联互通的医疗信息平台将成为医院未来的努力方向。

此外,5G、大数据、移动物联网、云计算等是医疗信息化的技术底座,支撑大量垂直医疗场景的信息化应用。5G 技术与医疗健康领域的结合能有效加强患者与医护人员、医疗机构、医疗设备间的实时互动;大数据与人工智能将改变医疗知识发现的路径与方式,创新医疗诊断与决策的方式和渠道;物联网和云计算变革了医疗信息共享和服务模式。未来新一代信息技术与医疗信息化建设将实现更深层次的融合,助力智慧医院的建设。

信息技术不仅为医院提供了管理工具,其衍生出的多源、异构、海量的医疗数据蕴含着高价值信息的知识库与资源库,对数据资产的挖掘重构将成为现代医院提升核心竞争力的关键。

二、医院运营管理发展历程与趋势

《医院管理学》将医院运营管理的发展大致分为传统管理、科学管理、管理科学和文化管理四个阶段。

(一)传统管理阶段

19 世纪末,企业管理对医院的早期管理产生了极大的影响。随着西方宗教和文化的传入,许多教会医院或慈善医院得以创办,此时的医院主要由投资者和医护人员直接担任管理者。公立医院任命在职医师为医监或医务长，在干事的协助下进行医院管理。当时的医院管理方式由于是在企业管理的影响下产生的，以宗教或原始的企业行政性管理手段为主，管理者凭个人意志和经验进行管理，因此没有摆脱小生产和纯粹经验医学的传统。

（二）科学管理阶段

20 世纪开始，随着社会经济和科学技术的迅速发展，医院的规模不断扩大，结构日趋复杂，医学技术和医疗活动不断得到扩充与进步。与此同时，影响医院运营管理的外部因素也逐渐增多，这就要求医院管理者不仅要具备一定的医护知识，还要具备相应的管理知识和技能。在这一阶段，医院管理者们不断形成科学管理思想，掌握医疗技术管理、制订技术规程，进行组织和分工。1910 年，美国学者豪兰提出医院管理是一门独立的科学，提倡对医院管理人员进行管理教育。1917 年，美国外科协会开展了医院标准化运动，对不符合该协会标准的医院不予承认会员资格，此后这项运动在全美展开。1935 年，该协会调查委员会主席麦克伊陈出版了《医院的组织和管理》，形成医院管理学科体系。1952 年，我国中华医学会成立了医院行政管理研究会。

（三）管理科学阶段

20 世纪 60 年代开始，医疗技术飞速发展，基础医学广泛应用于临床医疗，新学科不断出现，医院的组织结构发生变化。医院的管理者不再以单一的权力结构形式沿着一条指挥链向下传递和指挥，而是对医院各系统组织进行有效的协调，按照管理的规律从计划、组织、控制、协调到决策管理，现代管理科学的许多理论、观点和方法被引用，管理者应用现代信息技术手段来管理医院，加速了医院的现代化进程。1957 年，卫生部召开了第一次全国医院工作会议并颁布了《全国医院工作制度》和《医院工作人员职责》。1962 年，医院行政管理研究会召开了会议，讨论了《关于改进医院工作若干问题的意见》，之后又制定了《高等医学院校附属医院工作四十条》。1964 年，卫生部召开了第二次全国医院工作会议，制定了《城市综合医院工作条例试行草案》，举办了全国医院院长进修班。1982 年，卫生部制定了《全国医院工作条例》，从此医院运营管理在探索改革和发展中逐步走向科学管理阶段。

（四）文化管理阶段

20 世纪 60 年代，企业界引入文化管理的概念。医院文化管理是从企业文化管理中衍化而来的，是美国学者在 20 世纪 80 年代初首先提出并很快传播世界的一种最新的医院管理思想。医院管理者逐渐认识到医院文化管理是医院管理的重要组成部分，医院文化建设应该营造和倡导积极健康的文化环境和价值观念，使之成为医院职工认同并自觉遵守和奉行的基本信念和行为准则，以提高医院的竞争能力。一些医院建立了自己的形象识别系统（hospital identity system），提炼了医院精神和核心价值观，制定了医院员工的行为规范，并且提出创建学习型医院的主张，医院管理更重视人文化管理，更加与世界接轨。

（五）现代医院运营管理趋势

当今，随着信息技术和人类生产生活交汇融合，互联网快速普及，全球数据呈现爆发式增长、海量集聚的特点，对经济发展、社会治理、国家管理、人民生活都产生了重大影响。现代医院运营管理的目标是实现智慧运营,以通信技术、网络技术、物联网技术、大数据技术、人工智能、计算机科学为支撑,将医院运营管理与医疗、教学、科研、预防等核心业务活动充分融合,提升运营效率、保证规范性,构建精细运营模式,提高管理水平,提高医疗资源的使用效率,通过技术创新、模式创新、管理创新促进业务活动衍生价值的创造。

医院智慧运营要落实到对财务、人力、物资、风险和多院区的管理上。

(1)医院智慧财务管理体现在财务会计与管理会计两个层面。财务会计层面是通过全面实现自动化,提升医院财务会计工作效率和信息质量。管理会计层面实现预算管理、成本管理、资金管理、资产管理、绩效管理、管理会计报告的自动化、智能化,将经济管理各项要求融入医院核心业务流程和质量控制各环节,通过财务信息与业务信息的交互分析,促进业务与资源管理深度融合,实现财务管理的智能化、精益化和场景化。

(2)医院智慧人力管理体现在通过设计科学规范的人力资源制度,从整体上提升医院在人力资源的计划、使用、协调、控制、评价和激励等方面的管理能力,重视关键人才的可持续发展,激发医务人员的主动性、积极性和创新意识,确保高质量的医疗服务与健康管理产出。

(3)医院智慧物资管理体现在通过构建以全生命周期管理为中心的物资及供应商管理系统,提高对耗材、卫生材料、药品、医疗设备等物资的使用效率和管理质量,实现物资管理中"实物流、资金流、业务流、信息流"的统一,体现事前预测、事中控制、事后分析的全过程闭环管理理念,强化医疗物资的计划、使用、协调、控制、评价和激励等方面的管理。

(4)医院智慧风险管理主要体现在流程管理,医院将运营活动各环节的人、财、物、技术通过流程管理有机结合,通过梳理、评价流程,将经过实践检验并且切实可行的运营流程,及时固化到规章制度和信息系统中,统一业务流程、财务标准、数据标准,将规则和阈值控制内嵌于流程中,实现医院在线财务风险防控,加强对业务及经济潜在风险的提醒和预警。

(5)医院的一院多区管理在优化配置卫生资源、响应突发公共卫生事件、满足人民群众卫生服务需求等方面发挥着重要作用。医院智慧多院区管理对基础数据要求高,在信息系统统一、数据稳定、业务逻辑相对稳定的情况下,要实现数据统一,搭建数据中台,高效统筹调度全院的床位、人员、检查化验等资源,并制定合理的内部资源消耗补偿机制。

第四节　医院运营管理体系构建

随着医改的施行,医院运营管理的重点发生了转变,作为一个独立的运营主体,医院要提高运营管理质量,首先要明确现代医院运营管理的主要内容,将精力投入必要的管理活动中,避免资源浪费。

本书在新医改背景下,结合医院运营管理的问题及难点,建立全面的运营管理分析体系,帮助医院科学、有序地进行运营管理。医院运营管理是涉及人、财、物三项核心资源的精益管理,那么医院运营管理分析体系就应涵盖这三项核心资源。

一、医院运营管理存在的问题

(一)医院经济运行管理存在的问题

1. 医院预算管理问题

第一,在实际工作中,很多医院仍然实行业务预算,缺乏科学合理的全面预算,无法发挥预算管理的控制作用,最终使得医院在合理有效使用资金、降低成本和平衡收支方面存在问题。

第二,目前医院预算的编制方法偏于简单、粗略,没有形成科学严谨的医院预算编制体系,预算编制的方法和程序缺乏规范性和科学性,多数医院的预算编制是在当年实际收支的基础上,按照一定的比例增加的。

第三,医院对预算的执行、评价不足。许多医院虽然每年都编制预算,但缺乏执行的职能部门,造成公立医院的全面预算管理在执行和控制、考核环节缺乏连续性。预算评价机制对于预算工作的改进、医院业务的评价至关重要,而目前很多医院缺少相应的评价机制。

2. 医院成本管理问题

第一,医院对成本管理的重视程度不够。医院是提供医疗护理服务的专门机构,在运营过程中一直存在重医疗服务管理、轻成本管理的现象,这直接导致医院对成本管理的重视程度不够。对医院成本管理的不重视,使医院缺乏科学的成本管理体系,成本管理人才建设也相对滞后。成本的归集、核算、分析及控制等工作并没有细致有序地展开,无法得到项目成本与病种成本真实有效的数据,不能为医院的经济决策提供科学有效的成本信息。

第二,成本核算部门与其他部门、科室的沟通不够充分。医院成本核算范围广、工作内容多、技术要求高,要求成本核算部门及时与其他部门、科室沟通联系,这样成本核算部门才能较全面掌握医院运行成本的相关信息。但目前成本核算部门与其他部门、科室的联系不够充分,所进行的成本核算工作的可靠性还有待评估。

第三,医院成本管理不够精细化。2018年,国家卫生健康委、国家发展改革委等部门联合下发的《关于开展建立健全现代医院管理制度试点的通知》(国卫体改发〔2018〕50号)提出:健全医院财务资产管理,加强成本核算和成本控制,建立健全科室成本核算工作制度,探索以医疗服务项目、病种等为核算对象进行成本核算。新医改也要求医院按照病种收费。目前多数医院只是对科室成本进行核算,而对项目成本和病种成本的核算相对滞后,使得成本核算不能反映精细单元的经营成果。

第四,在当前信息化背景下,医院成本信息化建设水平不高,主要表现为成本信息管理系统功能不齐全,未能与医院其他信息系统实现对接,使得数据无法实现共享。

3. 医院内部控制问题

我国医院单位大小不同,管理水平不一,各地区内部控制制度的建立和落实情况也参差不齐,内控管理还有不少问题和隐患。

第一,医院内部控制制度不健全。国内医院内部控制整体框架研究的理论基础逐年加深,逻辑思路逐年清晰,但是很多现状类的研究从思路到内容上相似度过高,且由于政策导向,有很多的文献成果集中在财务会计、内部控制。不少医院虽然制定了内部控制制度,但是这些内控制度内容比较宽泛,流程表述不详尽,只是大而全地按照规定要求建立预算管理、货币资金控制、收入控制、支出控制、工程项目控制等制度,并没有意识到内控的主线应当是以"预算为主线、资金管控为核心",导致内控制衡机制不完善,可操作性比较差,控制效果有限。

第二,内控办公室的独立性无法保障。现阶段医院内部控制的政策导向应该是构建以财务模块为核心的内部控制体系,但国内还有部分学者错误地认为要将财务部门置于内部控制的核心地位,而不是设置独立的内控办公室,这不仅不符合不相容岗位分离的原则,也不利于内控的审计和监管,削弱了内审的独立性,容易产生舞弊行为。

第三,内控监督检查力度不够。从公立医院内部审计实务上看,不少医院内审机构力量薄弱,内审工作不受重视,人员配备和业务管理达不到要求,没有较强的独立性和权威性。对内控的评价要求和标准不够统一,内控检查无法真正起到监督作用,且很少开展内控实施现状检查,无法发现内控漏洞和如实评价内控是否有效,更谈不上降低内控存在的风险,大大削弱了内部监督控制的力度。

(二)医院资产配置及管理存在的问题

人、财、物是医院投入卫生资源的重要部分,其中物(包括卫生材料、总务材料和固定资产)是医疗服务所必要的生产资料,在医疗成本中占比很高,但目前很多医院的资产管理都较为粗放,管理过程存在很多缺陷和漏洞,非常容易造成物资的浪费和流失。

第一,资产采购前,预算评估不足。在资产配置方面,医院普遍缺乏全面的预算评估。有些医院甚至没有建立资产配置标准,随意采购,导致预算资金浪费严重。医院在资产配置前,缺乏科学的可行性研究和效益分析,导致资产被盲目重复购入,使用效率不高,浪费严重。

第二,资产管理程序不当。首先,医院未能设置统一的资产归口管理部门。医院科室、财务处等部门各自进行资产管理,相互缺乏沟通和监督,容易出现账物不符、账账不符的情况。其次,医院缺乏一套完整规范的资产管理程序。医院资产管理普遍存在"重钱轻物""重购轻管"的情况,还存在资产处置不及时的现象。落后、淘汰设备未及时报废更新,也会导致资产管理问题。另外,医院资产组成复杂多样,给资产管理也增加了一定难度。

第三,医院对资产配置及管理的监督、反馈不力。医院是集权式管理,领导权力集中,部门与部门之间彼此独立,缺乏相互沟通。例如,财务部门与资产管理部门信息沟通不畅,极易导致账物分离、不真实,无法为资产管理决策提供有效参考。

第四,医院物资管理缺乏专业的信息系统支持。就当前医院物资管理实际情况而言,专业物资管理系统仍比较缺乏,物资采购、出库及物资盘点等工作仍通过手工单据方式开展,工作效率比较低。

（三）医院绩效管理存在的问题

医院绩效管理是医院经营管理的重要组成部分，但因为客观条件限制和主观因素的影响，目前我国医院绩效管理还存在不少问题。

第一，对绩效管理的认识不足，用绩效考核取代绩效管理。许多医院认为绩效管理就是量化考核指标，实行绩效工资。这使得许多医院在实行绩效管理时忽略了极为重要的目标制定、沟通管理等过程，忽略了绩效管理中需要掌握的技巧与技能，也忽视了绩效管理作为一个过程所产生的力量。绩效管理是人力资源管理的核心内容，而绩效考核是绩效管理的核心，绩效考核只是完整的绩效管理过程中的一个环节。绩效管理侧重于信息沟通与绩效提高，强调事先沟通与承诺，绩效管理伴随管理活动的全过程；而绩效考核侧重于判断与评价，强调事后考核，只出现在特定时期。

第二，缺乏科学的绩效考核与分配模式。在实际的绩效管理工作中，很多医院绩效的考核与分配都以利益为导向，以收支结余为绩效分配基数，这就导致很多医院把收益作为唯一的业绩指标，并未考虑患者、员工的满意度，导致绩效考核相对片面，这样会在医院滋生很多不良现象。医院的绩效考核不应只以收支结余为标准，还应该包含其他能够考核医院人员、科室、部门的指标。在明确绩效管理重要性的前提下，如何科学考核并指导绩效工作，是当前医院绩效管理需要重点关注的。

第三，缺乏有效的反馈机制。医院在运营及发展过程中如果想建立良好的反馈机制，必须强调民主参与，更加重视医院内部、外部人员共同参与绩效指标的制定，这是医院绩效管理、个人绩效管理的基础。很多医院的绩效管理只由人力资源部门负责，由人力资源部门单独制定绩效标准，并进行考核，医院其他科室、部门的人员无法参与进来，无法对考核标准进行反馈，这可能会导致个人绩效与医院整体绩效的不一致。

（四）医院信息系统管理存在的问题

信息系统早期在医院的体现方式多为财务收费，伴随着医疗水平的提高，先进的、含有信息化和智能化管理的医疗设备被大量引入，为适应快速诊断和治疗，医院信息系统中又增加了电子病历、医嘱系统、影像归档和通信系统（picture archiving and communication system，PACS）、物资管理、办公自动化（office automation，OA）、实验室信息管理系统（laboratory information management system，LIS）等，构成了一个"互联网＋医院管理"的系统。但不可否认的是，医院信息系统虽然促进了医院管理效率和管理水平的提升，但系统本身的运营管理存在着许多问题。

第一，医院信息系统的推广应用难度大。医院信息系统的推广应用往往被看作是信息部门的责任，其他科室、部门习惯于以前的工作方式，往往不会主动参与到信息系统的建设当中。例如，一个医院引入财务系统，往往就会被视为是财务部门和信息部门的职责，其他科室、部门很少参与。而信息系统是在整个医院环境基础上运行的，医院信息系统的建设、维持需要各科室、部门的积极配合，这样医院才能高效、合理地引入信息系统。

第二，忽视 IP 地址管理，影响信息安全。医院信息系统构建的目的是缩减就诊等待时间，提高诊疗效能，加快推进协同会诊等信息交流。但医院在信息系统运维管理实践中，对

IP 地址这一信息互联基础的管理十分薄弱,导致医疗文件、信息的安全处于不确定状态。

第三,缺乏技术文档的系统化管理。技术文档的管理是医院信息系统管理最重要的组成部分,是医院信息系统管理的核心。医院在信息系统运维管理过程中,没有做到将技术文档进行系统化管理,这会导致医院信息技术人员或医生误操作,使整个信息系统发生故障,从而不利于维护医院信息系统的稳定性。

第四,缺乏风险防范预案。医院信息系统一旦发生故障,不仅会导致一些医疗设备发生故障,严重的还会影响整个医院的运营。但在医院信息系统运维管理过程中,发现部分医院信息系统运维管理部门并没有制定相应的风险防范预案,很容易加剧信息系统发生故障带来的危害,不利于医院的信息化建设。

(五)医院多院区管理存在的问题

在多院区医院发展过程中,医院尚不能很好地解决一体化管理、成本控制、同质化以及文化整合等问题。

第一,一般多院区医院的管理与单一医院管理存在一些区别,在一体化管理领域主要存在如下三个方面问题。一是多院区医院发展权责的划分,当前各家医院权责划分的相关制度还不是十分的完善,如何将核心院区与其他院区的权责进行合理划分是多院区医院需要解决的重要问题,简而言之就是如何实现一体化管理;其次为医疗技术在多院区呈分散方式,而科研教学资源也基本上分散于医院的各个院区,如何将其进行合理的整合与重新划分也有较大的难度;三是绩效分配问题,受地理位置、交通情况等因素的影响,各院区的业务发展也具有一定的差异,那么如何制定出医务人员认同的、合理的绩效分配机制,也是多院区医院一体化管理需要认真考虑的问题。

第二,院区的扩大,导致一些院区的医疗质量下降。研究表明,患者对医院的满意度受医院规模与院区数量的影响,医院在增加院区及扩大规模之后,患者的满意度反而会下降,造成这一现象的主要原因是院区的扩大导致一些院区的医疗质量下降,解决这一问题的关键在于把握好各院区医疗质量的均一性,但多院区医院各院区医务人员肯定在医疗技术、所用设备上存在不同,给患者提供的治疗方式及手段也未必相同,这直接导致各院区医疗质量的参差不齐。

第三,多院区文化整合难以统一。各院区均有自身的院区文化,其本身文化的独立特点与其他院区文化存在差异,这主要是因为各院区所处位置、专业方向、学科发展不同。这些差异在院区间会产生文化冲突,这种文化冲突将影响整个医院的管理运行,甚至是降低各院区的运行效率,所以其文化整合显得尤为必要。此外,因为多院区医院的文化建设非一日所成,是长期积淀而来,具有复杂性与多样性,这就为文化整合加大了难度。

二、医院运营管理体系构建的主要内容

随着社会经济的不断发展,医院在运营管理方面的重点慢慢凸显,并不断深化。新医改的实施对医院的运营管理又提出了新的要求。医院运营管理是涉及人、财、物三项核心

资源的精益管理,本书根据当下医院在实际运营管理过程中的痛点、难点及其重要程度,选取医院运营管理体系构建的主要内容进行深入探讨(图1-1)。

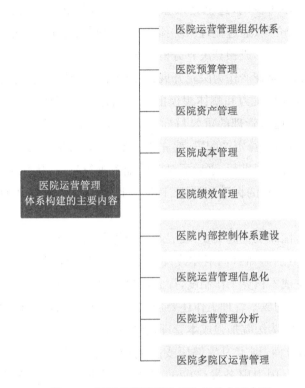

图1-1 医院运营管理体系构建的主要内容

（一）医院运营管理组织体系——医院实现战略目标和核心竞争力的载体

我国的医院管理体制与运营机制的变革必须通过组织架构的变革来保障其顺利实施。建立以法人治理结构为核心的现代化医院管理体制势在必行,这就要求对医院组织的架构、管理职能部门的设置及其职能进行相应的调整和改变。建立与法人治理结构相一致、与医院组织特性相称的医院组织架构及管理部门职能,就成为目前我们急需解决的问题,也是当前加强医院运营管理的重要内容之一。本书第二章将对医院运营管理组织体系进行详细分析。

（二）医院预算管理、资产管理、成本管理、内部控制——医院运营管理的主要内容

在新医改背景下,取消药品加成、价格调整、按病种收费、医保支付、分级诊疗等医改政策,对医院经济运行和管理带来很大的冲击和挑战,加上医院自身在经济运行过程中存在许多痛点,医院势必要加强经济运行管理。医院经济运行包含的内容众多,通过前文对医院经济运行存在的问题的分析,医院预算管理、资产管理、成本管理、内部控制是医院运营管理的主要内容。

在预算管理方面,2020年国家卫生健康委和国家中医药管理局制定了《公立医院全面预算管理制度实施办法》(国卫财务发〔2020〕30号),对医院的全面预算管理提出了要求。

所谓的全面预算管理就是将医院的所有经营管理活动纳入全面、全程、全员的统筹安排中。除了健全全面预算,部分医院的预算编制方法也比较粗糙,需要改进。预算要真正发挥作用,其执行和反馈是必不可少的,这也是预算管理方面需要重点加强的地方。本书第三章会对医院预算管理进行介绍,通过梳理医院预算管理原则与特征,建立医院预算编制方法,分析预算执行与调整方案,形成预算决算分析方案。

在资产管理方面,医院资产作为医院开展各项诊疗服务履行救死扶伤社会义务的重要载体,是衡量医院综合医疗实力和整体规模的重要指标之一。优化医院资产配置,提高资产使用效率是当前医院运营管理的重要目标。医院资产配置及管理需要在事前、事中、事后都有保障。事前要进行预算资产配置,建立资产配置标准;事中要建立完整、规范的资产管理程序,保障资产管理有序进行;事后要对资产配置进行反馈,优化资产配置程序。本书第四章将讨论医院资产配置的标准与原则、标准化医院资产配置管理的程序,探讨怎样提高医院资产配置的效率。

在成本管理方面,国家卫生健康委、发展改革委等部门联合下发的《关于开展建立健全现代医院管理制度试点的通知》(国卫体改发〔2018〕50 号)对医院成本管理提出了新的要求,提出建立健全科室成本核算工作制度,探索以医疗服务项目、病种等为核算对象进行成本核算。目前部分医院的成本管理工作还要加强,本书第五章将介绍医院成本管理模式和标准化的成本管理流程,为医院加强成本管理提供参考。

在医院内部控制方面,国家卫生健康委会同国家中医药管理局联合发布了《公立医院内部控制管理办法》(国卫财务发〔2020〕31 号),要求全面推进公立医院内部控制建设,规范公立医院内部经济及相关业务活动,建立健全科学高效的内部权力运行制约和监督体系。建立和完善现代医院内部控制体系是提高医院管理水平的有效途径,如何建立和完善现代医院内部控制体系是目前医院改革的重点,也是难点之一。本书第七章将根据医院内部控制要求,梳理医院内部控制关键流程,建立医院内部控制评价体系。

(三)医院绩效管理——医院运营管理的指挥棒

医院绩效管理可优化医院经营状况,以患者为核心不断提升医院服务质量,在保障患者合理权益的同时,充分激发工作人员的积极性,对医院核心竞争力的培养及可持续发展能起到重要作用,进而实现医院效益最大化。随着国外普遍使用的绩效管理系统被逐步引入我国医院管理领域,我国医院如何结合国情和工作实际,建立健全科学有效的绩效管理模式,已成为推进医院管理改革的重要任务。本书第六章将对医院绩效管理进行介绍,梳理医院绩效管理方法与模式,设计医院绩效管理路径。

(四)医院运营管理信息化——医院运营管理的重要手段

在大数据背景下,医院运营管理信息化成为医院运营管理重点关注的内容。医院在发展过程中,为更好地创造社会效益,医疗水平不断提高,医疗设备逐渐完善、先进,医疗服务范围不断扩大,并走向专业化。与此同时,医院各科室、部门的工作越来越复杂化,借助信息化工具,建立运营管理信息化平台,能够为各部门管理者提供决策依据,实现医院各部门资源的合理利用,从而节约成本、提高资源运作效率,最终获得患者的满意。本书第八章将建立医院运营管理信息化框架,探讨怎样组织与实施医院运营管理信息化,最终形成信息集成平台。

(五)医院运营管理分析——对医院运营管理的综合性诊断

医院运营管理分析是了解医院运营状况、帮助医院找出问题的诊断工具,也是医院预测发展趋势、制定发展战略和运营计划,制定发展的重要工具。只有不断开展运营管理分析,才能及时发现问题、总结经验教训,让医院得以持续发展。本书第九章将介绍如何构建和优化医院运营数据的指标分析体系,实现对医院日常运营数据的及时挖掘、整理、汇总、分析和反馈。

(六)医院多院区运营管理——医院运营管理的新挑战

近年来国内医院开始通过共建、调整、合作、合并、委托管理等方式,发展成为多院区医院。医院在多院区发展过程中存在诸多不确定性因素,相应地会给医院带来多方面的风险。医院多院区办医现象普遍,如何在多院区间协调发展成为医院管理者需要解决的问题。本书第十章将梳理医院多院区管理模式、特征与难点,并探讨医院多院区管理的思路和方法。

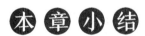

改革开放以来,我国公立医院经历了高速发展,当前公立医院面临高效、高质发展的挑战。2021年10月,国家卫生健康委员会、中医药管理局联合发布的《关于印发公立医院高质量发展促进行动(2021—2025年)的通知》(国卫医发〔2021〕27号),明确了建设电子病历、智慧服务、智慧管理"三位一体"的智慧医院信息系统,即面向医务人员的智慧医疗、面向患者的智慧服务以及面向医院管理的智慧管理。智慧医疗与智慧服务都是以患者的健康需求为本,两者相互影响、相互促进,智慧管理通过精细化运营,提高医院资源配置的效率和效果,是智慧医疗和智慧服务的重要支撑。医院运营管理是医院智慧管理的重要组成。本章介绍了医院运营管理的内涵、背景以及发展沿革,详细介绍了新医改背景下医院运营管理的主要内容,以及当前面临的痛点及难点,并概括介绍了本书其余章节的框架逻辑和简要内容。

【关键概念】 医院运营管理、医院分级管理、医院属性管理、新医改

【思考拓展】

1. 请结合所在医院运营管理实践,思考适应现阶段的运营战略规划及目标?

2. 请结合所在医院运营管理实践,分析有哪些运营管理的重点领域、关键业务及组织环节?

第二章

医院运营管理组织体系

第一节　医院的组织架构

一、医院组织架构相关概念

（一）组织

组织是指人们为了实现某一共同目标，经由分工、合作及不同层次的权利和责任制度而构成的集合系统。组织由人组成，其内在的层级结构和运行机制，使组织内各系统、各部门、各流程环节、各成员之间建立起相互配合、相互协作的关系。通过内在的层级结构和运行机制，组织可以把分散的人、财、物、信息等要素整合起来，高效完成工作。

（二）医院的组织

医院的组织是指医院围绕开展的医疗服务设置相应的部门、科室和工作岗位，以使医院安全、高效地提供医疗服务。组织管理是通过建立组织架构，确定工作岗位或职位，明确责权关系，有效地协调组织内部的各种资源，使组织中的成员相互配合、协同工作、提高组织工作效率，顺利实现组织目标的过程，其构成要素包括：

（1）明确的组织目标：组织目标是组织建立和存在的前提，在组织中起导向作用，维系组织发展。

（2）明确划分的职能范围：确定组织及其他部门行使职权活动和作用范围。

（3）合理的机构设置：机构设置保证整个组织分工明确，职责清晰，减少不必要的矛盾和摩擦，保证整个组织管理流程的通畅，提高工作效率。

（4）满足能力需求的组织成员：组织成员是完成工作的核心和灵魂，在组织中发挥着重要作用。

（5）完备的规章制度：规章制度能够约束组织成员，是保证组织正常运行的基础。

（三）医院的组织架构

医院的组织架构是医院实现战略目标和核心竞争力的载体，在强化内部管理、优化结构、明确责权关系中发挥着重要作用。医院通过建立精细、职责分明的组织结构体系，能够明确组织内部成员的岗位、责任和作用，保证资源和信息流通，从而实现医院规划目标。

二、医院的分类及医院组织架构的形式

（一）医院的分类

医院的分类通常有以下标准：分级管理、专业性质、特定任务（服务对象）、所有制、医疗机构分类管理要求。

1. 按分级管理划分

根据卫生部提出的《医院分级管理标准》，我国现行医院分为一级医院、二级医院和三级医院。每级再划分甲、乙、丙三等，其中三级医院增设特等，因此医院共分三级十等。医院的等级划分依据其医疗功能、设施、技术实力、管理水平等进行考评。

通常情况下，一级医院是直接为社区提供医疗、预防、康复、保健综合服务的基层医院，是初级卫生保健机构。其主要功能是直接为人群提供一级预防，在社区管理多发病人、现症病人和疑难重症并做好正确转诊，协助高层次医院完成中间或院后服务，合理分流病人。一级医院提供床位一般在 100 张以内。

二级医院是跨几个社区提供医疗卫生服务的地区性医院，是地区性医疗预防的技术中心。其主要功能是参与指导对高危人群的监测，接受一级转诊，对一级医院进行业务技术指导，并能进行一定程度的教学和科研。二级医院一般提供床位在 100～499 张。

三级医院是跨地区、省、市以及向全国范围提供医疗卫生服务的医院，是具有全面医疗、教学、科研能力的医疗预防技术中心。其主要功能是提供专科（包括特殊专科）的医疗服务，解决危重疑难病症，接受二级转诊，对下级医院进行业务技术指导和培训人才；完成培养各种高级医疗专业人才的教学和承担省级以上科研项目的任务；参与和指导一、二级预防工作。三级医院提供床位在 500 张以上（专科三级医院则在 300 张以上）。

2. 按专业性质划分

按专业性质划分，医院可分为综合性医院、专科医院和教学医院。

综合性医院在各类医院中占有较大的比例，设有内科、外科、妇产科、儿科、耳鼻喉科、眼科、皮肤科、中医科等专科，还设有药剂、检验、影像等医技部门，并配有相应工作人员和仪器设备。

专科医院是为诊治各类专科疾病而设置的医院，如妇产医院、传染病医院、精神卫生中心、结核病防治医院、肿瘤医院、口腔医院等。

教学医院是不仅为病人提供诊疗，同时结合医学生和护理学生教学工作的医院，通常是医学院、医科大学或综合性大学的附属医院。

3. 按特定任务（服务对象）划分

按特定任务（服务对象）划分，医院可分为军队医院、企业医院等，有其特定任务及服务对象。

4. 按所有制划分

按所有制划分,医院可分为全民所有制医院、集体所有制医院、个体所有制医院、中外合资医院和股份制医院。

5. 按医疗机构分类管理划分

按医疗机构分类管理划分,医院可分为非营利性医疗机构和营利性医疗机构。非营利性医疗机构在医疗服务体系中占主导和主体地位。

(二)医院组织架构的主要形式

医院组织架构反映了医院组织各部分的相互关系,须具有稳定性和适应性。目前,常见的医院组织架构形式包括直线组织、直线参谋组织和矩阵组织。

1. 直线组织

直线组织又称直系组织,是医院组织架构中最早、最简单的一种。所谓"直线"是在这种组织结构下,医院最高层的职权直接向下传递,医院的指挥和管理职能主要由院长执行,不另设职能机构。直线组织的优点是结构简单、责任与权限明确、指挥统一、工作效率较高;缺点是对医院院长综合能力和综合素质要求比较高,需能够胜任医院所有工作,事实上实施程度较难。因此,这种组织适合于规模较小,管理层次较为简单的医院,如社区服务中心、镇医院等小型规模的医院。直线组织示意图如图 2-1 所示。

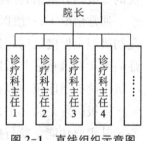

图 2-1　直线组织示意图

2. 直线参谋组织

直线参谋组织是按照组织和管理职能来划分医院部门的。这种组织结构把管理机构或人员分成两种:一种是直线指挥部门和人员,他们在坚持直线指挥的前提下,授予某些方面一定的决策权、控制权和协调权,在权限范围内可以直接指挥下级直线部门,充分发挥职能部门的作用;另一种是职能部门和人员(也称参谋部门和人员),他们是直线部门和人员的参谋,对直线指挥人员起到参谋助手的作用,没有决定权和指挥权。直线参谋组织的优点是保证医院内有统一的指挥和管理,避免多头指挥和无人负责的现象,同时把本来属于直线组织部门的同类业务集中,对直线组织部门提供专门服务,对院长提供工作协助;缺点是下一级部门的主动性和积极性受到一定的限制,部门之间的互通少,对新情况难以及时作出反应,另外,具有专业分工的各个部门如果协调不好,会妨碍工作运转。这种组织多适用于中等规模的医院,如我国区、县医院等二级医院多采用这种组织架构形式。直线参谋组织示意图如图 2-2 所示。

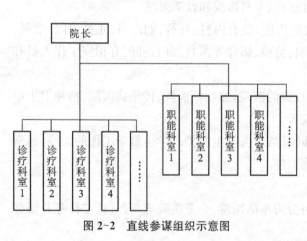

图 2-2　直线参谋组织示意图

3. 矩阵组织

矩阵组织在直线组织的基础上,又增加了横向的机构系统(如科研组织、教学组织等),使组织架构既能保留纵向的垂直领导系统,又能与横向科室发生联系,是实现多重组合的一种形式,增加了管理的灵活性。这种组织架构使集权与分权有机结合,增强了管理工作的科学性与灵活性,有利于医院各学科的发展和专业人才的培养。矩阵组织的特点决定了它主要适用于医疗任务重、业务情况复杂、辅助诊疗技术较高、科研任务较多的大型医疗单位。矩形组织示意图如图 2-3 所示。

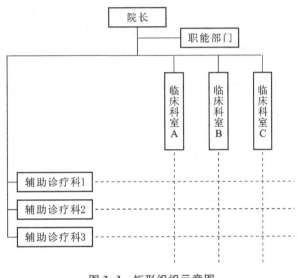

图 2-3 矩形组织示意图

医院应该根据其性质、特点、规模选择适合医院发展的医院组织架构。随着社会进步与医疗技术的发展,在现代医院管理活动中,多数医院的组织架构设置也不单是一种类型,而是结合医院业务情况的多种类型的结合体,医院组织架构的选择也从传统的组织模式向现代化管理迈进。

(三)不同专业性质医院的组织架构形式

在我国,公立医院是医疗服务体系的主体。专业性质不同,医院相应的组织架构模式也呈现出差异性。

1. 现代医院的一般性组织架构

现代医院多采用"一长三部"制,即医院设一位院长,下属医疗、护理、行政三部,在院长的统一领导下,医疗、护理、行政三条线三位一体,共同完成医院的各项任务。这种组织架构组织少,部门分工明确,医疗、护理行政工作自成体系,示例图如图 2-4 所示。

2. 公立综合医院的组织架构

党中央、国务院历来高度重视公立医院党的建设工作,特别是党的十八大以来,注重推进公立医院党的建设与业务工作相融合。按照新时代党的建设总要求,明确公立医院实行党委领导下的院长负责制,实行集体领导和个人分工负责相结合的制度。

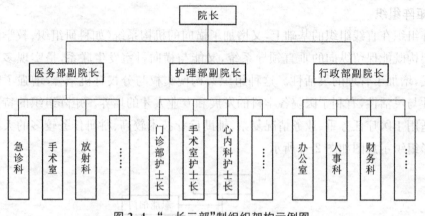

图 2-4 "一长三部"制组织架构示例图

公立综合医院坚持以公益性和社会性为导向,设有一定数量的病床,专科类别较多,相应的设备比较完善,其基本任务是以医疗为中心,负责宣传医疗知识、指导和承担地方的卫生预防工作。公立综合医院的组织架构现已形成固定模式,以某拥有 500 多张病床的综合医院为例,其架构示例图如图 2-5 所示。

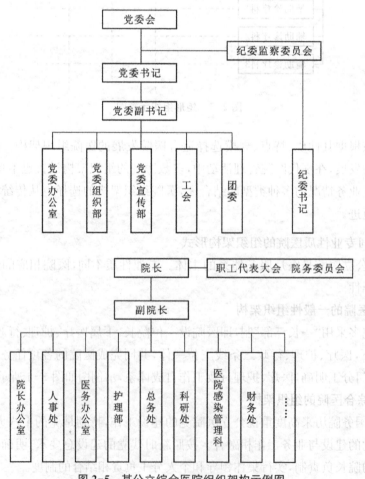

图 2-5 某公立综合医院组织架构示例图

3. 公立专科医院的组织架构

与公立综合医院相同,公立专科医院亦实行党委领导下的院长负责制。专科医院是按照专科性质,以某一个或少数几个医学分科为主医院,设置医疗辅助科室和行政后勤部门。以某公立妇幼保健医院为例,其组织架构示例图如图 2-6 所示。

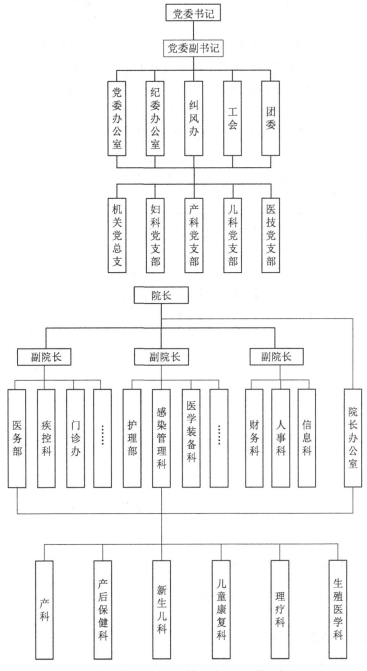

图 2-6 某公立妇幼保健医院组织架构示例图

4. 教学医院、医科大学附属医院的组织架构

教学医院、医科大学附属医院除承担医疗工作外,还为培养医务人才和科学研究提供实践场地,承担着医学生、进修生、研究生及护士生的临床教学任务。其组织机构模式大体与综合医院相同,但为了适应医院的教学任务,教学医院、医科大学附属医院应有一名业务副院长分管教学工作,医务处或专设教学办公室(科)为办事机构,设专职人员负责教学,各专业科室领导中有人负责教学,下设教学干事或秘书辅助具体教学工作。临床医师负责临床课程的授课、教学示教和医学生临床实习。为了使医院的医疗、教学、科研工作相互协调、互相促进,由医院教务处具体安排教学任务到有关科室,对重要的教学科目专门设立相应的教学小组。教学小组可以根据教学任务的多少抽调临床医师定期轮换,使临床医师避免长期脱离临床,既能全面提高临床医师教学能力,又有利于教学与临床相结合及教学队伍的建设。教学医院、医科大学附属医院组织架构示例如图 2-7 所示。

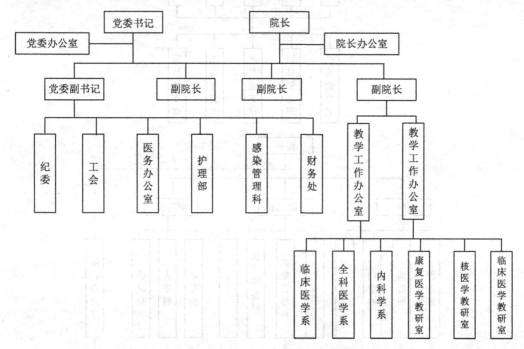

图 2-7 教学医院、医科大学附属医院组织架构示例图

三、不同管理体制医院的组织架构

根据管理体制不同,我国医院组织架构的主要形式有党委领导下的院长负责制、理事会制的法人治理结构、董事会型法人治理结构。

1. 党委领导下的院长负责制

新中国成立以来,我国公立医院的管理体制经历了几经变更的过程。我国在 20 世纪 50 年代学习苏联的体制,国内企事业单位实行"一长"制,医院的一切工作由院长负责。1957 年 12 月召开的全国医院工作会议提出了实行"党委(支部、总支)为核心的集体领导下的分工负责制"。1962年,根据党的"调整、巩固、充实、提高"八字方针精神,国家卫生部在《关于改进医院工作若干问题的意见(草案)》中要求:"凡建立了党委会的医院,实行党委领导下的以院长为首的院务委员会负责制;建立党总支或党支部的医院,实行院务委员会领导下的院长负责制。"1982年1月,国家卫生部正式颁布《全国医院工作条例》(卫医字〔1982〕第5号),明确规定"医院实行党委领导下的院长负责制,并规定院长负责医院行政业务领导工作,院长接受党委的领导,重大问题及时提交党委讨论"。1985年4月,国务院批转《卫生部关于卫生工作改革若干政策问题的报告的通知》(国发〔1985〕62号)中指出:"各级卫生机构要积极创造条件实行院、所、站长负责制。"此后相当长的一段时间,全国各地对公立医院领导体制进行了多元化探索,出现了多种形式的领导体制。

中共中央办公厅印发的《关于加强公立医院党的建设工作的意见》的通知(中办发〔2018〕35号)中指出:"党委等院级党组织发挥把方向、管大局、作决策、促改革、保落实的领导作用。党委书记主持党委全面工作,负责组织党委重要活动,协调党委领导班子成员工作,督促检查党委决议贯彻落实,支持院长开展工作。院长在医院党委领导下,一般作为法定代表人,全面负责医院医疗、教学、科研、行政管理工作。"党委领导下的院长负责制是目前我国公立医院领导体制的主要形式,其结构示例图可参照图2-5、图2-6、图2-7。

2. 理事会制法人治理结构

2010年,《关于公立医院改革试点的指导意见》(卫医管发〔2010〕)中指出:"公立医院改革的主要任务之一是改革成立医院管理体制,探索政事分开、管办分开的有效形式,建立协调、统一、高效的公立医院管理体制,科学界定公立医院所有者和管理者的责权,探索建立医院法人治理结构,推进医院院长职业化、专业化建设。"该意见为理事会制的法人治理模式提供了政策支持。随着新医改的深入,公立医院改善管理体制、健全医院治理结构势在必行。

理事会制的法人治理结构是政府下放权力,由公立医院实行内部分权制衡、自主管理的一种模式。其中,政府只起到监督作用,医院内部由所有者、理事会、监事会及管理层组成,分别为最高权力机构、决策机构、监督机构及执行机构。它们之间相互独立,互相制约,医院院长由理事会选聘,理事会的管理决策权和院长的医院管理执行权分离。理事会制法人治理结构示例图如图2-8所示。

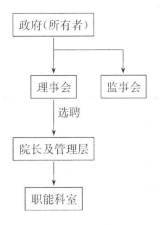

图2-8　理事会制的法人治理结构示例图

3. 董事会型法人治理结构

董事会型法人治理结构通常包括股东大会、董事会、医院管理层和监事会,分别代表医院的权力机构、决策机构、执行机构和监督机构。在此种结构下,政府卫生行政部门只有监督功能,不再直接干预医院的经营管理,医院内部管理参照企业化自主经营,医院决策权和执行权分离。此种治理结构多用于私立营利性医院,按照公司法制度,医院由股东出资建立,医院院长受聘于董事会,负责医院的日常经营和业务管理,其结构示例图如图 2-9 所示。

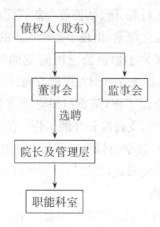

图 2-9　董事会型法人治理结构示例图

第二节　医院的决策机制

一、医院决策机制的制度内涵

作为中国特色基本医疗卫生制度的重要组成部分,现代医院管理制度是基本医疗卫生制度"立柱架梁"的关键制度安排,也是深化医药卫生体制改革的重中之重、难中之难。2017 年,国务院办公厅印发《关于建立现代医院管理制度的指导意见》(国办发〔2017〕67 号,以下简称指导意见),提出到 2020 年基本建立现代医院管理制度的目标。指导意见除了明确提出要求医院制定章程,还在完善医院管理制度上提出多项规定,如健全医院决策机制、保证党组织意图在决策中得到充分体现、发挥专家治院作用、健全以职工代表大会为基本形式的民主管理制度、推进院务公开等。

近年来,广大公立医院针对议事规则在操作层面上设计不合理或运行不顺畅的问题进行了广泛的改革优化和探索。但相比操作细则上的优化,制定关于议题如何确定、议题如何讨论(辩论)、最后如何作出决定等制度性程序的议事规则,并使之与领导体制内在的精神底蕴相吻合,显得更为关键,也更能以议事规则的优化推进领导体制建设的科学化、民主化。这就需要医院构建有"制度"内涵的议事规则。

在集体决策过程中，议事规则是维护决策民主性、保障决策科学性、规范决策行为、保证决策质量、提高决策效率的一系列制度性规定和程序。医院建立健全领导集体的议事和决策机制，是执行民主集中制原则的一种程序保障，健全完善决策机制，可以预防、减少和避免医院重要决策的失误，提高决策质量，是推进医院管理能力现代化、制度化的必然选择。

二、决策机制的一般规则

医院决策机制的一般规则如下：

（1）医院决策议题应具有普遍意义。医院决策议题的选择应避免浪费公共资源。通常意义上，为了规范医院决策行为，防范决策风险，在涉及公立医院发展规划、"三重一大"等重大事项，以及涉及医务人员切身利益的重要问题，要经医院党组织会议研究讨论同意，保证党组织意图在决策中得到充分体现。

（2）决策主体应摒弃层级差异，平等参与议事。医院管理复杂，除了常规经营主体需要面临的财务、人事、招标采购等管理决策问题，往往还涉及临床、药事、医学伦理等专业性质较强的内容。在医院的重大决策的过程中，平等议事可以通过多数人的知识互补来弥补个体的知识局限性。此外，要真正做到集体议决，还需确保每一个参与个体能独立地作出判断，而非处于有倾向性的主导或引导下。

（3）明确什么规则议什么事情。"民主集中制"是党的根本组织制度和领导制度，"院长负责制"是医院管理主要负责人全权负责的领导责任制。两者在决策主体、领导体制、决策机制等方面存在差别。因此，在适当的决策情境中使用恰当的规则，才能作出恰当的决策。即使党组织和行政班子之间存在人员的一定重合，但议事程序不能混为一谈。需要强调的是，这并不代表两者是割裂的。前者也强调党委书记"一把手"的主体责任意识，在坚持集体领导的前提下，建立领导核心，防止出现"名为集体领导，实际无人负责"的现象，正是对后者的借鉴；而后者同样要求集思广益，在发扬民主的基础上，由行政负责人作出决定，体现集体领导和个人负责的有机结合。

（4）做实追责问责机制。完整的决策过程一般通过规划决策和任务执行来展现。议事规则的优化要注重责任制的建构，厘清职责履行、事务协商、决策制定等层次，将其转化为一种集职责履行与责任追究于一体的责任制度，避免以集体决策为辩护理由，将权力运行过程纳入民主集中制的责任追究制度框架。

三、医院决策机制的四个层面

医院决策机制包括院党委会、院长办公会、专家委员会、民主管理四个层面。

（一）院党委会

医院党委会是国家各项方针、政策在医院贯彻执行的保障监督机构，同时也是医院党务工作的最高决策机构,在医院中处于政治核心地位。

医院党委会会议一般每个月召开一次,遇特殊情况可随时召开。

院党委讨论决定重大问题时,必须有半数以上成员参加,讨论决定干部任免事项时必须有 2/3 以上成员到会。

1. 院党委会会议决策的主要内容

院党委会会议决策的主要内容如表 2-1 所示。

表 2-1　院党委会议决策的主要内容

序号	主要内容
1	研究如何贯彻执行党的路线、方针、政策和上级重要文件
2	制定党委工作计划,总结党委工作
3	讨论和决定医院发展规划、年度工作计划、财务预决算、重大改革措施、队伍建设、干部任免及专业技术职务评聘和机构设置等重大问题
4	决定医院党的思想、组织、作风建设和党风、廉政建设以及精神文明建设等问题,讨论干部、党员的奖惩
5	讨论决定医院建设、医疗、教学、科研和行政管理工作的指导思想及重大问题
6	定期分析职工思想,研究医院的思想政治工作
7	研究制定加强领导班子建设、人才队伍建设和干部制度改革、干部培养、教育、考核、监督的规划、计划和重要措施
8	讨论党群干部的培养教育、考核考察和使用选拔工作
9	讨论组织发展、宣传和统战工作
10	研究工、青、妇工作的重大问题

2. 院党委会会议决策程序

1) 提出议题

提交党委会会议讨论的议题由书记、副书记提出,也可由各委员提出,各委员所提议题应在会前向书记汇报。

其他有关部门提交党委会议讨论的议题,均应提前 1 周向书记或党委办公室提出。待全部议题经书记同意后,再统一由党委办公室安排和通知。

凡是没有事先作出安排的内容(除紧急或特殊情况外),不应临时提出。有关干部任免的问题,不准临时动议。

2) 决定议题

决策前,各委员应做好深入的调查研究。在充分讨论的前提下,发扬民主,严格按照民主集中制原则作出决定。如果对重要问题产生重大分歧,且双方人数接近,除在紧急情况下必须按多数意见决定外,应暂缓作出决定,待进一步调查研究、交流意见后再表决。

实行专题专议,并努力从全局出发在科学分析的基础上进行决策。会议决定多个事项的,应逐项表决。

党委进行表决时,以赞成票超过应到会委员人数的半数为通过。未到会委员的书面意见不能计入票数。

表决可根据讨论事项的不同内容,分别采取口头、举手、无记名投票方式。

3)决策执行

党委作出决定后,要明确分工,责任到人,进行落实。

按照综合管理、分流承办的原则,对每一项决策要组织实施、督促检查,落实到单位及责任人。

决策后要认真听取群众的反映,接受群众的监督。

3. "三重一大"制度

"三重一大"制度是指医院的重大事项决策、重要人事任免、重大项目安排和大额资金使用,必须经过集体讨论作出决定的制度,是民主集中制的一项重要制度,是决策科学化、民主化的重要保证。

1)主要内容

"三重一大"决策的主要内容如表 2-2 所示。

表 2-2　"三重一大"决策的主要内容

项目	主要内容
重大事项决策	如医院的办院方针、指导思想,医院和科室规划、人才培养目标;重要规章制度的制定、修改及废除;年度财务预算、年度进人计划、年度医疗设备及固定资产采购计划等
重要人事任免	如科室正、副主任、重点岗位管理人员的调整、聘用,中级及以上专业技术职务人员的聘用
重大项目安排	如医院发展和基本建设规划,合同标的在 50 万元及以上的基建、安装工程项目等
大额资金使用	医院每年经费的预算、决算,融资项目、融资规模和偿还计划等

2)决策程序

(1)决策前准备:①提请医院领导班子会议决策的"三重一大"事项,需经分管领导同意后,报领导班子主要负责人确定。②除遇重大突发事件和紧急情况外,不得临时动议。③内容涉及多个部门的,应事先做好沟通协调;未协调或经协调仍存在较大分歧的,不得提交医院领导班子会议讨论。④对决策事项认真调查研究,分析论证,充分听取各方面意见。涉及职工、群众切身利益的事项,应充分听取相关科室及职工、群众的意见,提高职工、群众参与度;专业性、技术性较强的事项应进行专家论证、技术咨询、决策评估;涉及稳定方面的重大决策还应进行稳定风险评估;涉及其他科室的要主动征求见,并形成可行性方案一并提交会议讨论。⑤除必须保密内容外,承办科室应在会议召开前提交议题,并将会议材料提前送达参会人员,保证其及时了解相关情况。

(2)决策决定阶段:①决策会议由医院主要领导召集并主持,会议必须有半数以上领导班子成员到会方能举行。②讨论干部人事问题,应有 2/3 以上领导班子成员出席,方能召开会议。由承办科室汇报情况、分管领导作出说明,其他班子成员充分发表意见,对不同意见认真讨论,医院主要领导集中多数人的意见后,作总结性发言。③会议决定多个"三重一大"事项时,应采用口头、举手、无记名或记名投票等方式逐项表决,赞成人数超过应到会人数的半数方可形成决定。④对意见分歧较大或发现有重大问题尚不清楚的,应暂缓决策,待进一步调查研究后再作决定;特殊情况下,可将争议情况报告上级组织,请求裁决。

(3) 决策执行阶段:①由医院领导班子成员按职责分工组织实施,遇有职责分工交叉的,应明确一名班子成员牵头。在落实决策过程中,领导班子成员之间应当密切配合、相互支持,形成工作合力。领导班子成员不得擅自改变集体决策,如有不同意见,在坚决执行的前提下可以保留,也可以向上级报告,但不得公开发表违背集体决定的意见,不得在行动上违背集体决定。②在推进工作过程中,需要改变领导班子已经作出的决策或出现新的需要集体决策事项时,应按规定程序重新决策。紧急突发事件未经集体研究先行处置的,主要领导干部事后应及时向班子成员通报,并有书面记录。③加强督查反馈,执行情况由院长办公室负责督办检查,并及时向院领导班子及其主要领导报告。承办科室及对应的主管领导应及时向领导班子及主要领导反馈实施情况和结果,并认真评判决策执行的效果,没有达到预定目标的决策,应及时分析原因,提出调整决策意见,报班子集体决策。

3) 其他要求

"三重一大"事项必须列入领导集体讨论决定的事项范围。除遇到重大突发事件和紧急情况外,"三重一大"事项应由领导班子以会议形式集体讨论决定,不得以传阅、会签或个别征求意见等方式代替集体决策。

决策时应遵循实事求是原则、合法原则和保密原则,即必须尊重客观,符合实际,有利于医院的改革、发展和稳定工作;不得违反国家法律、法规和政策规定;对未通过和有限定知悉范围的,不得擅自传播。

做好会议记录,由院长办公室指定专人负责记录,对决策过程中的具体情况,特别是领导班子成员的发言内容、表决意见等如实记录,同时整理会议纪要,会议记录及会议纪要存档备查。

(二) 院长办公会

2018 年,中共中央办公厅印发《关于加强公立医院党的建设工作的意见》(中办发〔2018〕35 号),明确公立医院实行党委领导下的院长负责制,院长是医院法定代表人,在医院党委领导下,全面负责医院医疗、教学、科研、行政管理工作。

在医院党委会主要负责"把方向"的前提下,医院行政领导主要负责"怎么办"的具体业务。

作为医院行政业务层面的重要决策机构,院长办公会是公立医院行政领导成员集体研究、解决全院行政业务重要问题的决策性会议。会议定期召开,一般每1~2周召开一次,必要时也可随时召开。院长办公会须有过半数组成人员出席方可正常举行。院长办公会组成人员为全体院级领导,必要时相关部门负责人也可参会,党委书记、副书记、纪委书记视需要参加会议。

1. 院长办公会决策内容

院长办公会决策的主要内容如表 2-3 所示。

表 2-3　院长办公会决策的主要内容

序号	主要内容
1	传达上级文件、指示精神,制定本院学习、贯彻执行的意见和方案
2	讨论通过年度计划、工作总结、经费预算、决算及其他重要文件
3	讨论制定全院各项规章制度,研究执行措施
4	听取各分管院长的工作汇报,研究处理各部门存在的问题
5	对全院的业务建设、行风建设、劳务分配、职工福利、行政管理、人事、外事、财务、奖惩、经济核算、仪器设备、后勤、保卫、基本建设等问题进行研究,并作出决策
6	研究处理重大突发性事件

2. 院长办公会决策程序

(1) 提出议题:一般由分管院长提出需要研究讨论的议题,院长办公室负责收集汇总,交院长与党委书记确定,再由院长或院长授权的副院长召集。

(2) 决定问题:按照少数服从多数的原则形成会议决定,以赞成人数超过应到会人数的半数为通过;如对重要事项意见分歧较大时,应暂缓作出决定,待进一步调查研究、交换意见后再行讨论,必要时提交党委会决定。

(3) 其他要求:院长办公室负责会议记录、整理会议纪要等相关会务工作,将会议讨论决定的工作事项通知相关部门,协助分管院领导负责会议决议、决定的督办检查,并将落实情况及时向院长报告。

(三) 专家委员会

专家委员会可以充分发挥专家学者的参谋咨询作用,对专业性、技术性强的决策事项提供技术咨询和可行性论证,从而增强决策的专业性和科学性。

目前,公立医院的专家委员会主要包括医疗质量与安全管理委员会、护理质量管理委员会、医院感染管理委员会、医学伦理委员会、药事管理与药物治疗学委员会、易制毒化学品管理委员会、病案管理委员会、耗材管理委员会、价格管理委员会、医保管理委员会等。

各类专家委员会是医院党委及行政管理的重要补充。从加强医院管理的角度来讲,为充分发挥好专家治院的作用,尤其要注意以下 3 个方面:

(1) 强化规则意识。要把专家治院的具体实施方法、路径、项目以"章程"的形式固定下来。因为章程是医院一切工作的统领,内部管理机构、管理制度、议事规则、办事程序等内部治理结构和权力运行都必须依章程为规则。

(2) 不流于形式。决策者,特别是书记、党委委员以及行政办公会的参与者,这些有决策参与权的人,在骨子里要有尊重专家、愿意倾听专家意见的意识,不能流于形式。

(3) 提升专家素质。既然是专家就应该真有水平,在专业性、技术性强的决策事项上有能力提出自己专业的科学的见解,能够为正确决策,避免错误提供技术咨询和可行性论证。

医疗质量与安全管理委员会以及医保管理委员会的决策内容示例分别如表 2-4、表 2-5 所示。

表 2-4　医疗质量与安全管理委员会的决策内容示例

序号	主要内容
1	负责全院的医疗质量、护理质量、院感、药事、医技质量等工作
2	负责对医疗质量管理和人员进行质量教育和培训工作,不断提高全院员工质量意识,树立质量第一的观念
3	制定医院质量管理目标方案、管理标准及质量控制评价体系并组织实施;制定有关质量管理制度,进行质量考核和奖惩
4	根据医院发展情况,调整和修订医疗服务质量管理与质量控制评价体系,保证医疗服务质量得到持续改进
5	负责组织和实施医疗、医技、药事、护理、院感质量的检查、评价、考核、提出整改措施和反馈情况、检查落实等工作
6	协调各部门、科室及各个质量管理环节,组织科室质量管理小组开展活动;负责督促检查各科室、各部门的质量管理工作
7	负责调查分析医院发生的医疗、护理缺陷的原因,判定缺陷的性质,制定改进或控制措施;组织医疗差错和医疗纠纷、医疗事故的鉴定工作
8	做好医疗服务质量分析,为院领导决策提供参考;学习国内外先进管理经验,不断提升医疗质量管理水平;组织医护人员进行业务学习、"三基"培训考核;对开展新技术、新项目进行审核并按规定上报
9	每季度召开一次委员会工作会议,讨论和审定医疗质量、护理质量、院感、药事、医技质量管理中存在的问题,提出并落实整改措施,特殊情况可随时召开会议

表 2-5　医保管理委员会的决策内容示例

序号	主要内容
1	在院长的领导下,全面领导并负责医院的医保管理工作的开展
2	做好医保政策规定的宣传培训工作,增强全院职工的医保法律意识和执行医保政策的自觉性
3	制订医保办工作范围、工作制度和相关人员的岗位职责
4	督查医保管理工作具体事务的执行是否符合有关政策规定,讨论决定对新政策的理解、掌握和具体执行落实方案
5	督查医保相关协助部门的政策执行是否落实到位
6	讨论医保剔除情况及整改对策,讨论医保工作中存在的问题,商讨解决方案
7	组织制定和督查医保管理评审制度及奖惩制度的落实
8	组织制定和督查临床医务人员在执行医保制度中的规范条例和奖惩制度

　　各委员会主任全面负责委员会各项工作,副主任协助主任做好委员会相关工作,秘书在委员会主任的领导下负责开展委员会的日常工作,组织筹备委员会会议并负责会议的记录和会议文件的保管。

(四)职工代表大会

　　医院职工代表大会是医院民主管理的主要组织形式,并接受医院党委的思想政治领导。职工代表大会参与医院的民主管理，维护职工的合法权益，发挥桥梁与纽带作用。医院工会为职工代表大会闭会期间的日常办事机构，代表和组织职工进行民主管理、民主决策和民主监督，充分发挥院党委联系群众的桥梁和纽带作用。

职工代表大会每年至少召开一次会议，因故不能如期开会，应向代表说明原因。遇到重要事项，经院党委、院长和院工会提议或根据 1/3 以上代表的要求，可以提前召开大会或召开临时代表会议。每次会议必须有 2/3 以上代表出席方为有效会议，大会表决必须有全体代表半数以上通过方为有效。

1. 职工代表的构成

（1）医务人员、后勤人员、管理人员不少于代表总数的 70%。

（2）医院机关各部门至少有 1 名职工代表。

（3）女职工和青年职工代表应占适当比例。

（4）科级以上管理干部不超过代表总数的 30%。

2. 职工代表大会决策的主要内容

（1）职工生活福利年度计划。

（2）建购职工住房。

（3）职工住房调配方案。

（4）有关职工生活福利管理方面的其他重大事项。

3. 职工代表大会的决策程序

（1）会前准备：成立由党、政、工三方组成的会议筹备组，提出会议方案；提出会议议题、收集提案；召开预备会议，确定主席团组成。

（2）会中决策：各代表组对各项决议、决定草案提出意见，主席团修改后提交大会全体表决；代表通过无记名投票、举手方式或其他方式表决议案，半数代表人员通过为有效；表决结果由主持人当场宣布。

第三节　医院相关业务部门的协作与统筹

医院的医疗服务是一个系统性的工程，需要各个科室、部门之间做到相互配合、相互促进、相互协作，以此形成一个完整的医疗服务链。医院日常工作开展、各项诊疗活动运行、规章制度落实、医疗信息归集等方面，特别是急危重症患者的抢救、多脏器损伤及复合型疾病的诊治、突发公共卫生事件的应急等，都需要多学科、多部门的集体协作及牵头部门的统筹规划才能完成。在实际工作中，各协作部门之间往往会出现沟通不足、协作不力、信息资讯不对等现象，统筹部门也往往有信息汇总不及时、无法及时统筹各部门等问题，从而导致工作效率低下，工作质量不佳，严重时甚至影响到医疗业务的开展。建立健全多部门、多学科协作与统筹机制是提高管理效率、保证医疗质量、保障患者权益、促进医院高质量发展的有效措施,可以充分调动全院资源,协同发挥最大效益,确保医院管理效率最大化及医院救治效果最优化①。

需要多部门、多学科协作的事项按其业务分管范畴,由分管业务的职能部门牵头,确定协作部门、制定工作流程和工作规范、分配工作任务、协调部门之间的工作并对各协作部门的工作进行监督、总结,对协同工作的有效性进行分析和评价,以确保协作机制有效。协作部门应积极配合参与,建立良好的沟通、交流、协作机制,确保工作顺利完成②。

当职能出现交叉重叠时,或某事项需要多个职能部门负责时,或现有职能涵盖不了新任务、新项目时,为首的职能部门应牵头与其他部门共同协办,必要时由综合职能部门的院长办公室或党委办公室负责部门之间的协调。在协调出现困难时,由分管领导出面协调。对于重要、复杂的事项,可以成立专项工作协调小组,建立其畅通的信息沟通渠道。

本节将分别介绍医院职能部门之间的协作与统筹、诊疗科室之间的协作与统筹、职能部门与诊疗科室之间的协作与统筹。

一、职能部门之间的协作与统筹

医院职能部门是指医院负责各项医疗、行政、保障事务的工作部门。职能部门在医院党委、医院首长领导下,行使行政管理职能,直接参与医院各项工作的组织和管理。为了各项计划目标的实现,各职能部门之间必须密切配合,相互协调,依据正确的政策、原则和工作计划,运用恰当的方式方法,及时排除障碍,理顺关系,促进医院正常运转和全面发展。

近年来,以满足人民群众健康需求为目的的医疗、医保、医药"三医联动"得到了进一步落实,医保制度改革的顶层设计发生了重大变革。2018年组建的国家医疗保障局为新形势下医院的职能部门组织架构提供了新的指导思想。

2018年3月13日,国务院机构改革方案提请十三届全国人大一次会议审议。该方案提出,将人力资源和社会保障部的城镇职工和城镇居民基本医疗保险、生育保险职责,国家卫计委的新型农村合作医疗职责,国家发展改革委的药品和医疗服务价格管理职责,民政部的医疗救助职责整合,组建国家医疗保障局,直属国务院。新组建的国家医疗保障局整合分散在原来四部委的保险职能。国家医疗保障局成立的目的就是统筹和协调多个医疗健康相关职责部门,做到"四权合一",结束之前"九龙治水"的局面,从而提高医疗保障水平,确保医保资金合理使用、安全可控,统筹推进"三医联动"改革,将三种基本医保统一到一个部门进行管理,有效降低沟通协调成本,保证人民群众在同一制度下享受保障,从而促进公平,更好地保障病有所医。

在医院层面,应重视院内运营管理,设置和架构科学、合理、功能齐全的多部门协调运营体系,构建能够将医保、采控、绩效、医生紧密联结的统筹与协调体系。

2017年6月28日,国务院办公厅印发的《关于进一步深化基本医疗保险支付方式改革

① 李爱萍,董晓敏,吴立红.疗养院多科室联合运行模式[J].解放军医院管理杂志,2010,17(4):342-344.
② 彭佑群.建立健全多部门多学科协作机制提高医院管理效率[C].现代医药卫生.2016,32(22),3566-3571.

的指导意见》(国办发〔2017〕55号)指出：①为更好地保障参保人员权益、规范医疗服务行为、控制医疗费用不合理增长，充分发挥医保在医改中的基础性作用，需要进一步深化医疗保险支付方式改革。②要针对不同医疗服务特点，推进医保支付方式分类改革。③对住院医疗服务，主要按病种、按疾病诊断相关分组付费，长期、慢性病住院医疗服务可按床日付费；对基层医疗服务，可按人头付费，积极探索将按人头付费与慢性病管理相结合；对不宜打包付费的复杂病例和门诊费用，可按项目付费；探索符合中医药服务特点的支付方式。④要强化医保对医疗行为的监管，将监管重点从医疗费用控制转向医疗费用和医疗质量双控制[①]。

该意见中提到的"疾病诊断相关分组"(diagnosis related groups，DRGs)，是指按照出院诊断、合并症或并发症、所进行的手术操作以及年龄等相关的医疗要素，将住院病人进行分类和分组的方法，是一种"以病人为中心"的病例组合系统。

DRGs最早于1967年由美国耶鲁大学的Robert B. Fetter及其团队开发，其最初目的在于以病例组合(case-mix)比较出医疗服务提供者的优劣以便作出适当的选择。20世纪80年代初，美国国会将DRGs的预付费制度应用于医保支付。由此可知，DRGs一开始就有监督医疗服务和医保支付的双重功能。因此，在进行医院多部门的协作与统筹时，DRGs工具可作为纽带，协调医保、绩效、病案、临床等部门之间的工作。

通过对病例组合指数(case-mix index，CMI)、DRGs组数、时间消耗指数、费用消耗指数、次均费用、低风险死亡率等重要DRGs指标进行分析，能够轻易在医院多个科室之间进行统筹协作。例如，绩效办和医保科对CMI、次均费用等扣款指标进行分析和比对，互相协同以做到联合控费。

二、诊疗科室之间的协作与统筹

诊疗科室之间协作的主要目的是整合并合理调配医院内资源，加强学科间、科室间人才和技术交流和协调，较好地解决复杂性、复合型疾病、多脏器损伤等单一科室应对救治困难等问题，形成规范的多学科、多科室协调运转体系。

诊疗科室之间的协作模式是由临床科室提出需求，通知医务部；医务部启动多部门协调机制，并通知相关科室人员，通过院内多学科联合会诊，制定诊疗方案。医务部负责协调所需的相关器械、设备和药品。设备科、药学部门等予以配合。需要院外会诊或其他协助的，由临床科室提出建议，医务部负责联系。多部门协作建立在首诊负责制的前提下。

在日常诊疗活动中，有许多需要职责部门统筹，各诊疗科室与医技部门协作的事项，如急诊患者的救治、疑难及危重患者的诊治等。

(一)急诊患者救治过程中的多部门、多学科协作机制

在对急诊患者进行救治时，急诊部负责急诊患者救治的日常协调和管理工作，在紧急情况下，医务部配合急诊部负责调配全院力量对患者进行抢救，如邀请多专科专家进行会

---

① 《关于进一步深化基本医疗保险支付方式改革的指导意见》(国办发〔2017〕55号)

诊、根据病情为患者开通生命绿色通道完善相关检查等。

当急诊患者需要进行手术时，急诊部应作为统筹指导部门负责急诊手术的管理及患者术后的医疗服务，协作部门应包括医务部、护理部、麻醉科、各医技科室、外科系统的各临床科室等。对于此类患者，应由医务部协助急诊部邀请相应外科专科组织急会诊，受邀的临床科室作为协作部门应立即委派副高级以上专业技术职务的医生进行急会诊。在决定急诊手术后，应邀请麻醉医生会诊，并立即开通急诊手术患者生命绿色通道，将患者直接送入手术室，争取在最短时间内实施手术。各医技科室应按绿色生命通道要求优先检查急危重症患者。输血科负责血液的备存，以保证紧急情况下的用血需求。药剂科负责急救药物的准备，在紧急情况下应向附近大型医院求援，保证抢救药品的及时供应。

（二）疑难及危重患者诊治的多部门、多学科协作机制

疑难及危重患者的救治往往涉及多个学科医疗专业，跨专业情况明显，为提高医院疑难及危重患者诊断质量和临床疗效，为患者提供最佳的个体化综合诊疗方案，提高救治成功率，降低并发症发病率[①]，改善患者预后及生活质量，凡是遇到疑难及危重患者或涉及多学科情况突出时，可进行科室间会诊。会诊科室应做好相关安排，患者所在科室必须按多学科会诊讨论结果给出的意见进行诊疗，并实时将病人情况反馈相关科室，以便评价疗效。

另外，多学科联合查房诊疗模式是由多学科专家参与患者诊疗的工作模式，能明显提高疑难及危重患者的诊治效果[②]。负责召集各科室的统筹部门应为医务部，协作部门可包括重症医学科、医疗护理专家组成员等。由专科经治医生提出申请，经科主任同意后报医务部审核并通知相关专家参加联合查房。患者主管医生应做好联合查房前资料收集的准备工作，并详细汇报病史和入院后诊断处理情况；参与多学科联合查房的专家应仔细阅读联合查房材料，了解联合查房患者的病情和讨论的内容，对诊断、预后评估、治疗方案等作出判断。

三、职能部门、诊疗科室之间的协作与统筹

医疗质量是医院管理的核心，也是医患双方所共同关注的重要问题。人们的健康意识不断增强，对医院的服务模式、服务范畴、服务要求、服务深度及其可靠性、安全性的综合期望值不断提高[③]，这就要求医院必须坚持以患者为中心，强化医院质量管理，努力提高服务质量。因此，为了提高医疗质量，方便和简化患者的就医流程，进一步优化诊疗方案，医院需要建立由质控办监督和统筹，多部门、多学科全面协作、密切配合的运作机制，从而促进临床诊疗工作的顺利进行。

保障医疗质量需要医院多方面的约束、监管和落实，医院的医疗质量监督无法仅靠一个部门来完成，必须由多个职能部门和诊疗科室共同协作，这样才能确保医疗质量。作为

---

① 李明曲，韩晓红，杨梅，等. 多科合作全程衔接预防护理模式对降低危重患者压疮发生率的效果[J]. 中华护理杂志，2013,4(12)：257-259.

② 陈国栋，吴金荣，周志权，等. 多科室联合腹腔镜手术56例报告[J]. 中国微创外科杂志，2012,12(8)：761-762.

③ 杨玺东. 试论现代医院有效地质量管理[J]. 科技情报开发与经济，2004,14(12)：297-298.

医院的质量管理部门,质控办除了要设立管理制度、质量奖惩标准,还承担着医疗质量的检查、监督、分析、评价等职能。但是,由于专业的局限性、工作量等因素的影响,质量管理部门很难全面管控医院医疗质量。医院学科分化程度高,学科专业难度大,跨专业检查往往容易导致医院质量管理工作流于形式。然而,和质量管理部门相比,医院相关职能部门则具有更强的专业性,更了解相关专业容易出现的质量问题,因此它们能更好地发现医疗安全隐患,提高医院医疗质量水平。

职能部门在发挥专业质量监督管理作用的同时,需经常向临床部门征求意见,并主动与临床科室沟通质量问题,使临床科室对质量问题有清醒的认识,从而在工作中进行预防和改正,减少质量问题发生率。在这一过程中,要充分尊重临床科室负责人,允许提出不同的观点和看法,并依据医院医疗质量管理规定和要求,做好解释工作,讲清楚质量问题的严重性和风险因素,尽可能使被管理者以良好的心态接受建议,从而达到提高质量、减少问题发生率的目的[1]。与此同时,在双向沟通中,职能部门也应根据临床科室的反馈,改善规章制度中明显不合理之处,做到因地制宜,实事求是。

质量检查监督、问题总结分析,不仅仅是对临床科室医疗质量管理的监督,同样也是对职能部门职能作用发挥的评价。因此,质量管理部门有责任将质量检查内容、方法及评价反馈给医院领导和科室及责任人,使医院工作质量持续改进[2],同时要充分利用网络资源,将医院质量管理信息定期公布[3],使医务人员通过网络就可以查询到科室及个人的质量问题及奖惩情况,实现医院质量监督检查公平、公正、公开,形成一个良性的质量管理信息链。

第四节　医疗机构之间的协作与统筹

在一定的区域内,医疗机构应在政府的主导下对初级卫生保健和专科医疗服务之间进行分工。基层医疗机构可以提供初级卫生保健,各级医院分别提供专业的医疗服务,大型医院主要承担疑难重症诊疗、科学研究和教育培训等职责,而大中型医院则主要负责常见病、多发病的诊断和治疗。同时,各级医疗机构在疾病预防、健康教育、人才培养、科学研究、医疗技术和传染病防治等方面开展统筹协作,并为患者提供持续性的医疗卫生服务。医疗机构发挥不同职能,为群众提供不同层级的服务,形成合理的分级诊疗秩序,更好地为人民群众的健康保驾护航。

习近平总书记在党的十九大报告中指出:"中国特色社会主义进入新时代,我国社会主

---

① 包卫华. 团队协作在医院质量管理中的作用[C]. 中国当代医药,2012,19(23):205-206.

② 马丽春,陈校云,夏磊. 如何提高医院质量监督管理的有效性[J]. 中国卫生质量管理,2010,17(1):47-49.

③ 杜德洁,沈萍,张婷,等.《质量公报》在医院质量管理中的作用[J]. 医学研究生学报,2010,23(10):1081-1084.

要矛盾已经转化为人民日益增长的美好生活需要和不平衡不充分的发展之间的矛盾。"而在医疗卫生体系中,医疗资源的不均衡配比已经成为一大难题。上级医院人满为患,下级医院门可罗雀的现象造成了大量的医疗资源浪费。

2009年,中共中央、国务院《关于深化医药卫生体制改革的意见》(中发〔2009〕6号,即"新医改方案")提出了建立城市医院与社区卫生服务机构的分工协作机制[①]。2013年,党的十三届三中全会指出:"完善合理分级诊疗模式,建立社区医生和居民契约服务关系。"然而,如果医疗机构分工协作机制没有建立,则分级诊疗模式很难形成。

2010年,卫生部、中央编办等部委在《关于公立医院改革试点的指导意见》(卫医管发〔2010〕20号)中扩大了医疗机构分工协作的范围,该文件指出:建立公立医院之间、公立医院与城乡基层医疗卫生机构的分工协作机制,其目标是建立富有效率的公立医院服务体系[②]。

我国医疗卫生资源分布不均匀,不仅影响医疗卫生服务的广泛性和公平性,也使整体医疗卫生行业缺乏效率,突出的表现是大医院人满为患,很多基层医疗机构可以诊断的常见病、多发病都流向大医院,结果造成大医院看小病的状态,不仅浪费太多高端资源,也不利于大医院提高自身的质量和竞争力,更不利于疑难重症病人合理使用优质医疗服务。因此,医疗服务提供体系应该是有层级的,这就要求各级医院有效开展分工协作,提高资源利用效率。

在基层医疗机构和大型医院之间实行"双向转诊"协作机制,可以有效地缓解医疗资源浪费、卫生资源不均的问题,实现医院之间协作双赢的分级诊疗模式。在实际运用中,基层医疗机构可以将危重患者和疑难患者上转到大型医院,并派出相关学科医生跟进协作诊疗,从而使基层医疗机构积累对疑难病、危重症患者的诊疗经验;而大型医院可将常见病患者、恢复期患者下转到基层医疗机构,并定期派出临床专家对基层医疗机构进行指导。

开展医疗机构分工协作,形成分级诊疗模式对国家医保、医院本身和病人都有重大意义。对上级医院来说,分级诊疗模式能够有效提高床位利用率,减少平均住院日,从而提高医疗服务体系的效率,为医院节省成本费用,为国家节省医保资金;对下级医院来说,分级诊疗模式能够带来上级医院的病人转诊和技术指导(提供治疗方案),从而提高医疗技术水平和临床诊疗经验。对人民群众来说,分级诊疗模式也有助于解决看病难、看病贵的问题。

医疗服务必须要有分工,也必须要有协作。医学的本质规律要求为居民和病人提供可及性、公平性和连续性的医疗卫生服务,医疗机构是医疗服务的载体,因此,保证医疗服务提供体系层级结构,发展基层医疗卫生服务,并引导大医院和他们开展分工协作,是十分必要的。

---

① 《关于深化医药卫生体制的意见》(中发〔2009〕6号)
② 《关于印发公立医院改革试点指导意见的通知》(卫医管发〔2010〕20号)

第四节　案例研究

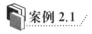 案例 2.1

基于大部制组织架构的医保合理控费实践

公立医院是我国医疗服务体系的主体,应当坚持维护公益性,充分发挥其在基本医疗服务提供、急危重症和疑难病症诊疗等方面的骨干作用,承担医疗卫生机构人才培养、医学科研、医疗教学等任务,承担法定和政府指定的公共卫生服务、突发事件紧急医疗救援、援外、国防卫生动员、支农、支边和支援社区等任务。

新一轮医药卫生体制改革实施以来,随着基本医疗保障制度实现全覆盖,基层医疗卫生机构综合改革整体推进,公立医院改革逐步拓展,医院次均费用上涨幅度得到一定控制。但总体上看,医疗费用不合理增长问题仍然存在,突出表现在部分城市公立医院医疗费用总量增幅较大,药品收入占比较大,大型医用设备检查治疗和医用耗材的收入占比增长较快,不合理就医等导致的医疗服务总量增加较快等。本案例医院——河南省人民医院,通过构建大部制组织架构,打破传统管理架构,整合管理资源,实行大部制、扁平化管理,开启医院在新医改背景下的医保联合控费、精细化管理模式。

一、医保费用管控的背景和目标

为有效控制公立医院医疗费用不合理增长,切实减轻群众医药费用负担,进一步增强改革综合成效,近年来,国家对医保控费越来越重视,出台了一系列文件,提出了具体要求,控制医疗费用不合理增长已从单纯的医保业务工作转变为深化医改的重要内容。2015年10月,国家卫生计生委、国家发展改革委、财政部、人力资源社会保障部和国家中医药管理局等五部门联合印发《关于控制公立医院医疗费用不合理增长的若干意见》(国卫体改发〔2015〕89号),提出费用控制的总体目标是将控制公立医院医疗费用不合理增长作为深化医改的重要目标和任务。2016年,河南省医药卫生体制改革领导小组办公室、卫生计生委、发展改革委、人力资源和社会保障厅、中医管理局联合印发《关于印发河南省控制公立医院医疗费用不合理增长的实施方案的通知》(豫卫医改〔2016〕4号)。2017年,国务院明确下达硬指标,"全国公立医院医疗费用平均增长幅度必须控制在10%以下",医疗费用的增长速度有了明确的"警戒线"。2018年5月31日,国家医疗保障局挂牌成立,整合了原来分散在若干政府部门的医保政策制定、医保筹资、价格制定、医保经办(主要是医保支付业务)、医疗费用与质量管控、医疗救助、医疗服务投入品(主要是药品)的集中招标采购等职能,推动这些领域中的体制改革成为国家医疗保障局的主要工作,其中统一医保监管,严格控制医疗机构不合理的医疗费用支出,确保医保基金安全、健康运行,成为其主要职责。2019年1月30日,国务院办公厅《关于加强三级公立医院绩效考核工作的意见》(国办发〔2019〕4号)中明确将费用控制作为三级公立医院绩效考核的二级指标,通过考核门诊和住院患者次均费用变化,衡量医院主动控制费用不合理增长情况。在2020年对二级公立医院绩效考核中,控费指标也有所体现。

医院控费的动力,一是来源于医院的社会责任,二是基于医保基金的压力,三是医院可持续发展的需要。有效控制医药费用,降低运行成本,减轻病人费用负担是公立医院承担社会责任的具体体现,也是公立医院财务管理的根本出发点和落脚点,加强医保控费迫在眉睫,提高基金使用效率刻不容缓。如何精准找出医疗费用增长中不合理的部分,如何分类施策才能撬动医疗领域供给侧结构性改革,怎样对症下药才能实现标本兼治,成为一连串亟待解决的命题。

二、医院运营战略方案及实施

拥有100多年历史的河南省人民医院,根植于中原大地,秉承"仁爱、博学、严谨、卓越"医院精神,服务保障人民群众健康,担当人民医院社会责任,在深化现代公立医院改革的进程中,铸造了"人民医院服务人民、百年省医健康福音"值得信赖的品牌形象。

近年来,河南省人民医院围绕"人才、学科、互联智慧健康服务"工作主线,坚持"多区多院规模适度、重点学科特色突出、内涵发展文化引领、互联智慧健康服务"发展战略,全力构建以多区多院为实体、以互联智慧健康服务为全域功能的医疗健康服务系统。

(一)构建大部制医保控费管理方案

本案例医院在深化现代公立医院改革的进程中,推行扁平化、高效能、大部制内部组织架构,运营管理更加高效;打破传统管理架构,整合管理资源,实行大部制、扁平化管理,在河南省内率先成立运营管理部、患者体验服务部等,管理效能充分释放;2016年,在国内较早成立运营管理部,下设医保办,DRGs办,绩效办,采供办4个办公室。

本案例医院通过建立大部制加强医院运营协调管理,专注于研究医院内部医保费用合理的运用及管控,实行全院多部门联动的医保管理长效机制;将医保、采供、DRGs、绩效等部门联合,其目的是围绕医院经济工作,以战略服务为主线,为医院领导提供决策参考,强化内部运营,做好外部协调;创新医保管理,通过费用预警机制、医保联络机制、分析通报机制、绩效挂钩机制、药物反馈机制等制度建立全院联动的医保管理长效机制,将医院内部医保控费体系的精细化管理推向一个高峰。同时,本案例医院探索创立了PDDIA医保互联互控的管理模式,与2018年成立的国家医疗保障局紧密呼应。所谓PDDIA就是采供(purchase)、医生(doctor)、DRGs(diagnosis related groups)、医疗保险(insurance)和绩效(achievements),以下简称"PDDIA"无缝链接办公新型管理模式。

在运营管理部及PDDIA医保互联互控管理模式形成之前,本案例医院医保办公需要和财务部、医务部、采供办等进行协同会议才能形成决议,这样对于医保管理来说是极为复杂的,不仅要预约财务部,还要预约医务部等,有些一次会议无法形成共识的问题需要分多次会议进行,如此不仅浪费时间,还降低了办事效率。随着运营管理部及PDDIA医保互联互控管理模式的诞生,本案例医院从过去的粗放式医保管理模式步入精细型医保管理模式,真正实现了各部门的无缝对接与有效链接,开启了医院在新医改背景下的医保联合控费、精细化管理模式。

（二）建立医保管理反馈分析、持续改进机制

（1）建立联络员制度，"一对一"联系，深入病区定期指导、宣传医保政策，协助质控员监管病历质量。

（2）组织专家参加病历院内外审核，负责医保经办机构病历的抽调工作，保障及时寄送。

（3）督促医生分析病历扣款原因，组织医生进行申诉，反馈。

（4）协调沟通，争取政策支持，加强与人社、卫生主管部门的联系，争取新政策支持。

（三）建立医保病历督导审核机制

医务部作为医保控费的主要职能部门，对医疗服务行为和费用调控进行引导与监督制约。

（1）负责病历的日常监管工作，督促各科室对病历审核把关。杜绝无医嘱收费、告知不清等现象发生。

（2）质控员负责对本病区医保病人出院的签字审核，确保病历记录的完整性。对省医保执行额度进行查询、动态控制。

（3）审核病历的书写质量、检查、治疗和用药指征以及病历的完整性。由病案室对省医保病历进行终末质控，进一步确保整份病历的真实、完整。

（四）药学部建立医保用药动态评价、指导机制

（1）实行"不合理用药双反馈制"。对病人的用药进行全覆盖的动态评价监控，指导医生合理用药，将不合理用药情况向药学部、医保办双反馈。停止部分主任处方权。

（2）对拒付病历的"不合理用药"分析评价。以书面形式申诉理由，为减少扣款提供依据；同时对拒付金额较大、排名靠前的部分药品，提出整改意见。

（五）财务部建立费用监管机制

（1）对病人参保身份分类。病人入院交押金时提示病人尽快按照医保类别刷卡（交表）登记。以方便临床针对性选用目录内药品和检查、诊疗项目。

（2）加强对病人的收费管理。日常强化对错收费、多收费、套编码收费、无医嘱收费现象的监管，减少因收费不规范带来的扣款损失。

（3）完善制度和办法，制定管控方案。完善成本管控手段，强化预算支出控制，建立业务科室成本指标的考核、评价、通报制度。牵头开展成本控制年活动，出台《河南省某三甲大型公立医院成本管控年活动实施方案》《河南省某三甲大型公立医院关于印发控制医药费用不合理增长管理规定(暂行)的通知》《河南省某三甲大型公立医院关于印发医用耗材专项整治活动方案的通知》等文件。

（4）建台账，抓落实。对材料细化分类，合理分工，实现材料管控任务分解实施。建立管控台账和设定时间节点，每项任务都设有责任部门，定期监督和通报落实情况和任务进度。在科室控费的基础上，开展项目成本和病种成本的测算。不断完善医药控费管理制度，并加大对材占比、药占比等KPI绩效考核力度。实施院内科室级预算控制，并纳入绩效考核。

（六）招标采购部门建立耗材及试剂降价谈判机制

（1）成立医用耗材降价领导工作小组，采供办负责降价工作的全面落实。

（2）召开科主任专题会议，要求全院医护人员必须全力配合、主动支持降价工作。

（3）通过多种方式召集500余家供应商谈判，将临床使用量大、价格高、社会关注度高的耗材作为重点对象反复谈判，降幅在5%～15%不等。本案例医院耗材与试剂价格在河南省公共资源交易中心挂网，供全省医疗机构参考借鉴，在一定程度上起到了引领作用。

三、主要成果及社会反响

本案例医院通过调整医院功能定位和发展战略，紧抓医保改革趋势，重点举措从2016年的"压减床位规模、调整学科结构、提升质量效能、优化全程服务"到2017年的"调结构、重质量、建制度、提效能、抓项目、优服务"再到2018年的"质量安全年、成本管控年、优质服务年"，一直促进着医院的健康发展。

医保控费源于医保收入有限与人民群众对医疗服务需求不断增长的矛盾，在医保基金供给总量适度增长的同时，大力提升医疗服务的质量和效益，更好满足人民日益增长的美好生活需要，是医保控费的本质。

本案例医院在创新合理控费的制度、机制、方法和措施上有所突破，探索研究医保控费新体系，通过内部控制研究如何打破临床与行管、后勤部门的隔阂与瓶颈，为了医保控费的同一目标，使双方有机地结合在一起，相互监督，不仅节约了时间、人力、资源、资金等成本，还进一步提升了控费效果，提高了工作效率和基金效益。构建内部控制下的"全院联动""部门联动""医管联动"的医疗保险控费体系，对于缓解医保费用的飞速增长起着举足轻重的作用，对于医院内部和谐有着极大的帮助，自上而下统一思想，必能把医保费用控制在合理的范围之内。在保证医疗质量和安全的前提下，降低住院次均费控用，切实减轻患者负担和医保基金压力，使医、患、政府多方受益。

该体系构建成功之后，其相关的考核指标与多部门联动的方案经验还具有推广的价值，也取得了良好的社会反响：

（1）政府决策采纳。本案例医院绩效薪酬改革方案分别在《河南省人民政府办公厅关于推进城市公立医院综合改革的实施意见》和《河南省人民政府办公厅关于建立现代医院管理制度的实施意见》中得到采纳。

（2）推广应用。该方案得到河南省深化医药卫生体制改革领导小组办公室、河南省卫生和计划生育委员会、国家卫生计生委医院管理研究所、河南省医院协会的推广应用。

（3）来院参观学习。本案例医院作为国内大型的综合医院，其成功经验得到业内同行的认可。近年来，国内有100多家医院来院参观学习，并有多家医院借鉴医院做法对本单位实施了绩效改革，可见，本案例医院绩效改革方案对国内大型综合医院具有普遍的适用性和指导性。2017年度，医院荣获省直公立医院绩效考核排名第一的好成绩。

实践表明，本案例医院通过建立大部制组织架构加强医院运营协调管理，实行了全院多部门联动的医保管理长效机制的措施，从控制和医疗保险费用管理入手，成效显著，保证了医院的良好运行和健康发展。医院组织架构内部协同与费用一体控制的做法，已经得到省内外同行的认可和借鉴。

综上所述,探讨合理医保控费方法措施,回顾总结实践经验,才能设计符合市场规律的医院经济运行机制,运用经济管理手段科学引导控费。医保支付方式改革既让医疗机构降低了医药费用标准,又使医疗机构的医疗费用透明化。因此,医院多部门精诚合作,共同探索科学稳妥、切实可行的控费方式,推进方式改革,探讨其应用,控制医疗费用不合理增长,促进卫生资源公平分配;以提高医疗服务质量为前提,提高公民健康水平,为新医改方案的成功起到促进作用,也有利于实现医疗保障制度的广覆盖和医疗服务利用的可及性。

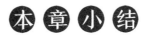

医院作为一个复杂的组织系统,要实现高效率的管理,就需要科学地设置组织架构,建立优化的管理体系,把医院医疗和经营管理活动的各环节、各要素紧密地结合起来,通过建立精细、责权明确的组织架构体系,能够明确组织内部成员的岗位、责任和作用,保证资源和信息流通,实现医院的战略目标和核心竞争力。本章介绍了不同专业性质、领导体制下与之匹配的医院组织架构及特点,介绍了医院各决策机制下的主要决策内容和决策程序,探讨了医院相关业务部门之间如何相互配合、相互促进、相互协作,从而形成一个完整的医疗服务链,充分调动全院资源,协同发挥最大效益,促进医院高质量发展。

【关键概念】
医院组织架构、医院决策机制、组织协作
【思考拓展】
1. 如何将贵单位的战略目标与组织架构相结合?
2. 试分析贵单位当前决策机制及程序是否存在缺陷。
3. 结合贵单位实际情况,试设计贵单位的组织架构。

第三章

医院预算管理

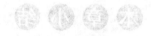

第一节　医院预算管理概述

根据《中华人民共和国预算法》《政府会计准则制度》等法律法规,以及中共中央、国务院《关于建立现代医院管理制度的指导意见》(国办发〔2017〕67号)、《关于推动公立医院高质量发展的意见》(国办发〔2021〕18号)和国家卫生健康委、国家中医药管理局《公立医院全面预算管理制度实施办法》(国卫财务发〔2020〕30号)等深化医药卫生体制改革的相关政策文件精神,医院预算管理既是医院组织管理过程中的重要管理方法,也是医院资源分配的重要手段。要实现持续规范公立医院经济运行、达到提高资金使用和资源利用效率的目的,实施全面预算管理、强化预算约束与预算绩效评价是必然举措。

医院预算是指医院按照国家有关规定,根据事业发展规划和年度工作目标,在强化成本控制基础上、按法定程序批复后实施的年度财务收支计划。医院所有收支应全部纳入预算管理范围,总体按照"统一领导、分级管理"的原则,通过对医院人、财、物等所有资源进行分配、控制、评价的过程,实现促进医院安全高效运营的目的。医院全面预算是指涵盖未来一定期间内医院所有运营活动过程的计划,全面预算体系由业务预算、财务预算、资本预算等构成,既是反映医院日常经济活动的收支预算,也是反映医院资本化投入以及资金筹措与使用的预算。其以医院战略为导向,根据"全预算口径、全员性参与、全过程管理、全方位覆盖"的管理要求,注重"业财融合",促进医院全员能够接受预算目标并积极实施,最终实现医院战略目标。

一、医院预算管理的原则

医院预算是国家预算的重要组成部分,应建立健全全面预算管理的基本原则,以保障国家下达的卫生事业任务能够顺利完成。

(一)战略性原则

全面预算管理与医院发展战略规划是相辅相成的互动关系。医院设定的发展战略目标是在综合分析和科学预测的基础上的中长期规划,是全面预算管理活动的导向标;医院制定的年度工作计划和编制的全面预算都需要参照战略规划,是战略的具体落实,服从医院的发展战略目标,符合医院总体的运营方针。医院预算围绕医院的战略目标和业务计划有序开展,通过战略地图、平衡计分卡等管理工具描述、分解战略目标,并将其细化为预算绩效目标,从而引导各预算责任主体聚焦战略、专注预算执行、达成绩效目标以及实现医院战略。

(二)控制性原则

医院对运营活动全过程的控制贯穿全年。只有通过及时监控、分析、反馈、考核等举措,对预算执行结果进行数据统计以及原因剖析,才能把握预算目标的实现进度并实施精准评价,确保预算目标实现的同时对运营决策提供有效支撑。

(三)融合性原则

在医改提出的巨大挑战之下,粗放的管理模式已不再适应医院实际发展的需要。因此,医院应当基于业财融合的全面预算管理模式,以业务为先导、以财务为协同,将预算管理嵌入医院运营管理活动的各个领域、层次、环节,将预算管理与业务活动紧密结合,使预算贯穿于医院整个业务活动的始终。

(四)平衡性原则

预算管理广度与深度的提升带来更多矛盾与冲突。医院应平衡长期战略目标与短期计划目标、整体利益与部门局部利益、业务收入与成本支出、运营效率与作业动因等关系,确保医院年度预算收支平衡,促进医院可持续发展。

(五)权变性原则

全面预算管理需在医院预算管理委员会的领导下开展工作。预算按规定流程一经确定,一般不予调整,以体现预算管理的刚性约束。当内外部环境发生重大变化时,则应按规定流程调整预算,并对预算外发生事项严格一事一议,结合实际情况予以考虑。

(六)绩效性原则

编制预算要具有可操作性,要能量化数据,以使得具体执行、分析、考核评价等均具备可行性,这样才能真正将绩效理念和方法融入预算管理的全过程,确保预算可落地实施、执行结果可绩效评价、存在问题可整改到位、评价结果可应用于次年预算安排及政策调整。

二、医院预算管理的意义

医院全面预算管理是医院管理的重要组成部分,是医院经济管理的主要抓手。医院实行全面预算管理,有利于贯彻执行国家卫生政策,实现战略目标;有利于强化政府监管,提升财务管理水平;有利于保证收支平衡,防范财务危机;有利于强化财务分析,便于成本控制及绩效考核。建立完善全面预算管理体系,是保障医院预算有效执行,从而促进医院达成发展目标的重要保障。因此,构建完善的全面预算管理体系具有重要意义,其主要体现在以下四个方面。

（一）落实医院战略规划目标

实现医院的预算目标，才能实现医院的战略规划。缺少预算目标的战略规划是空洞的，缺少战略指导的预算目标是盲目的。不同阶段时期的预算目标确保了医院的长期稳定发展——短期预算能促使日常业务活动顺利进行，中长期预算则能推动组织愿景实现。

（二）明确医院运营工作计划

全面预算是对运营目标予以细化与量化。医院应基于战略规划，确定运营目标，并通过预算编制、预算实施和预算控制等一系列举措，不断提高医院运营管理水平，确保医院运营目标的实现。

（三）监控医院量化经济指标

全面预算管理体系的建立使得医院的量化管理成为可能。医院一方面能够围绕预算的量化目标组织日常运营，另一方面则能以量化指标对运营活动进行有效的监督与控制，通过对预算执行偏离项目的分析，寻找医院运营过程中存在的问题，并予以有效解决，从而有效地控制和分散医院的运营风险。

（四）促进医院良性健康发展

医院预算全面反映医院整体运营活动情况。预算管理主体全面，预算管理部门各司其职，形成管理合力；预算管理过程全面，包括预算编制、审批、执行、分析与反馈、调整和考核的全过程。因此，有效发挥预算管理在医院经济运行中的主导作用，能促进医院高质量健康有序发展。

三、医院预算管理组织架构和责任分工

医院预算管理组织体系由全面预算管理的决策机构、工作机构、执行机构及监督机构组成。医院应建立完善的预算管理组织架构，并明确相应的管理职责，通过预算编制、审批、执行、控制、分析、调整、考核等一系列预算管理环节，实现预算管控的全过程。

（一）医院预算管理组织架构

根据医院的性质类型、收支规模等因素的不同，医院的预算管理组织体系的具体设置也有所不同，但一般情况下如图 3-1 所示，均包括预算管理的决策机构、工作机构、执行机构及监督机构，负责预算编制、审批与下达、预算执行、预算分析与反馈、预算调整、预算考核等一系列预算管理活动。它是预算管理有序开展的基础环境，医院预算管理能否正常运行并发挥有效作用，它起着关键性的作用。

（二）医院预算管理机构及人员

预算管理的每个机构均有不同的责任分工。预算决策机构及工作机构的组成人员往往也是预算执行机构中的责任人，因此具有双重身份。由此可见，预算管理的各个机构之间并非绝对的相互分离。但在预算各业务环节中，仍要增强内控意识，做到不相容业务相

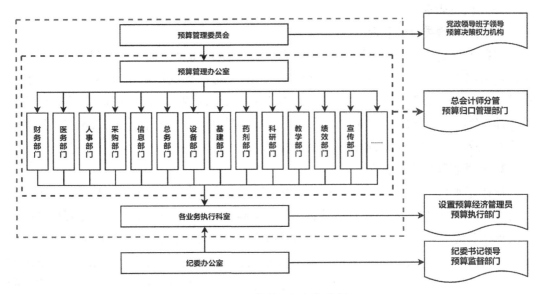

图 3-1　预算管理组织架构图

互分离。

1. 预算管理决策机构

预算管理委员会是医院预算管理的决策机构,一般由医院领导班子成员组成,医院主要领导任委员会主任,总会计师任副主任主抓预算管理工作。预算管理委员会在预算管理机构中居于领导核心地位,具有决策职能,是医院预算管理相关问题讨论解决的最高决策机构。

2. 预算管理工作机构

预算管理办公室作为预算管理委员会下设的工作机构,通常由总会计师领导,财务部门牵头,根据医院具体组织架构设置的不同,由院办、医务、人事、绩效、基建、总务、设备、药剂、科教、信息等相关职能部门共同组成。预算管理办公室也是预算归口管理部门,具体负责预算的编制、审核、执行、控制、分析、调整及考核等一系列工作。归口管理部门的审核把关,可以提升医院预算编制的规范性、科学性和预算控制的有效性,保障年度预算有效执行。

3. 预算管理执行机构

预算管理执行机构是医院内部各部门及业务科室,其利用分配到的资源开展业务工作,完成工作目标。预算管理执行机构应当在预算管理办公室预算归口管理部门的指导下,组织开展本部门的预算管理工作,设置科室经济管理员,并使科室经济管理员与预算管理部门成员之间相互协作,共同完成预算目标的分解、细化、执行、监控职能,从而严格执行审批下达的预算。

4. 预算管理监督机构

医院纪委办公室作为监督机构,监督年度预算的管理程序是否合法合规,对监督结果进行反馈,促进预算健康有效执行。同时,年度预决算事项必须通过医院职工代表大会审议。

（三）岗位职责

1. 预算管理委员会职责

预算管理委员会负责审议全面预算管理的规章制度，批准全面预算管理的组织机构及工作机制，审议全面预算编制的原则、程序和要求；负责定期或不定期召开预算工作会议，指导和督促预算管理办公室工作的组织和实施；审议全面预算管理工作报告；审议年度预算目标及年度预算方案；审议预算调整事项；审议预算执行报告及决算报告；审议预算考核评价办法及评价结果；审议预算管理相关的其他重大事项。

2. 预算管理办公室职责

预算管理办公室负责根据战略规划和运营目标，制定年度预算指标；起草全面预算编制的方针、程序和要求；起草全面预算管理的规定制度；编制总预算草案及预算责任部门归口的预算细化草案，提交预算管理委员会审议；定期组织开展预算管理工作会议，组织落实年度预算执行，开展执行分析与反馈，对预算实施过程中遇到的问题进行讨论，提出解决方案；建立经济管理员队伍，培训指导科室做好预算规划及执行管理；负责落实预算实施中的内、外部协调工作；负责组织开展预算年度考核工作，提出考核方案提交预算管理委员会审议；编制医院决算报告，开展决算分析，经预算管理委员会审定后对外报送上级主管及财政部门审批；完成预算管理委员会交办的其他事项。

3. 预算经济管理员职责

各科室设置兼职预算经济管理员岗位，具体负责科室预算管理工作。经济管理员定期参加医院全面预算工作会议，熟悉预算工作要求及具体情况，及时向科主任汇报并在科室会议上传达会议精神；按规定时间和要求，结合科室发展计划，在科主任的指导下编制并提交年度科室预算申请，配合完成采购论证；根据归口部门预算批复，执行年度预算，负责对预算执行中的问题向预算管理办公室进行反馈，并提出合理建议；配合预算管理办公室做好预算的综合平衡和执行监控，及时按要求解决本科室预算执行中存在的问题；执行其他预算管理相关任务。

4. 预算管理监督机构职责

医院预算监督责任由医院纪委办公室承担，其主要职责是监督预算编制内容是否合法合理，预算编制及申报流程是否合规；预算执行是否执行政府采购制度或院内相关制度；预算考核是否合理公正；检查是否执行"三重一大"制度，有权检查或抽查重大项目投资决策前论证资料以及大额资金使用情况。

第二节　医院预算全过程控制

医院的预算全过程控制是指运用全面预算管理工具对医院的各项业务及经济活动进行全方面控制。其贯穿年度整个管理过程，涵盖了预算编制、审批与下达、执行、分析与反馈、调整、年终决算、考核、绩效评价的预算管理环节。医院通过全面预算管理的全过程控制，确保其战略规划目标的实现。

一、预算编制

医院必须高度重视和加强预算编制工作，遵循科学原则和合理方法编制预算，坚持"以收定支、收支平衡、统筹兼顾、保证重点"，原则上不得编制赤字预算。

（一）预算编制原则

医院预算编制的过程中应遵循以下原则：

（1）合法合规性原则。预算收支必须是符合国家法律法规的合法收支，违规收费、超标准支出均不得纳入预算范畴；同时，预算编制应当遵循党风廉政建设等相关规定要求，确保预算编制合法合规。

（2）目标导向性原则。医院预算的编制过程是为实现年度发展目标而制定计划、配置资源的过程。预算编制应以实现年度目标为导向，优化资源配置，考虑各类政策性及内、外部环境风险，提前规划预测，促进目标实现。

（3）政策性影响原则。医院预算编制应充分考虑政策性因素对医院内、外部环境以及医院运营的影响，综合考虑年度收支业务变化，关注医、教、研各方面的发展需求变化。

（4）时效性原则。预算编制应以医院发展规划为基础，按照年度工作任务安排预算。年度预算编制时应同时考虑预算安排的连贯性和工作衔接，确保各项工作开展的时效性。

（二）预算编制方法

预算编制方法很多，在实际编制预算时应该根据医院业务特点，针对不同的预算项目选择合适的方法，一般会综合运用多种预算编制方法。

1. 零基预算法

零基预算是指以零为基础编制的计划和预算，不受前期实际执行结果和以往某些预算框架的约束，是从根本上考虑预算项目的必要性和规律，根据实际需要对项目进行重新评价，从而避免原来不合理的费用开支对费用预算编制的影响。因此，其具有能够充分、合理、有效地配置资源，减少资源浪费的优势，并有利于把医院的中长期目标和短期目标有机结合。零基预算法主要适用于不经常发生或者预算编制基础变化较大的项目。

2. 固定预算法

固定预算法又称静态预算法，是按照某一固定的业务量编制预算的方法。固定预算法在编制预算过程中，只依据某一业务活动水平确定相关数据，简单易行，工作量少，但存在适应性差、可比性差等缺点。固定预算法通常适用于固定费用或者数额比较稳定的预算项目。

3. 弹性预算法

弹性预算法是对固定预算法进行改进的一种方法，其在按成本（费用）习性分类的基础上，根据量、本、利之间的依存关系编制预算。弹性预算是以预算期间可能发生的多种业务量水平为基础，分别确定与之相应的费用数额而编制的、能适应多种业务量水平的费用预算,可以随着业务量的变化而变化,反映该业务量水平下的支出控制数,具有一定的伸缩性。弹性预算法一般适用于与业务量有关的成本(费用)、收益等预算项目。

4. 增量预算法

增量预算法又称调整预算法,是指以基期成本费用水平为基础,结合预算期业务量水平及有关影响成本因素的未来变动情况,通过调整有关原有费用项目而编制预算的一种方法。增量预算法一般适用于影响因素简单且以前预算开支合理的项目。

5. 滚动预算法

滚动预算又称连续预算或永续预算,是指在上期预算完成情况的基础上调整和编制下期预算,并将预算期间连续向前滚动推移,使预算期间保持一定的时间跨度。按照滚动的时间单位不同可以分为逐月滚动、逐季滚动和混合滚动。其主要通过逐期调整来确定一个更好反映现实的预算,从而实施预算控制。滚动预算法一般适用于规模较大、时间较长的工程类或信息化建设项目等。

(三)收入预算编制

医院预算总收入包括事业预算收入、财政拨款预算收入和其他预算收入。其中,事业预算收入包括医疗预算收入及科教项目预算收入。医疗预算收入是根据为患者提供医疗服务、开具医疗票据所取得的收入;科教项目预算收入是医院取得的,除财政补助收入外,专门用于科研及教学项目的补助收入。财政拨款预算收入主要根据财政补助标准及相关规定予以财政核定。其他预算收入涵盖捐赠收入、利息收入、食堂收入、科技成果转化收入等。医院总收入预算编制表格式如表 3-1 所示。

表 3-1 医院总收入预算编制表 金额单位:元

项目	本年 1~8 月实际执行数		本年预计执行数			次年预算数	
	金额	预算执行率	金额	预算执行率	同比增长率	金额	同比增长率
一、总收入							
(一)财政基本补助收入							
占总收入比							
(二)医疗收入							
(三)其他收入							
捐赠收入							
利息收入							
租金收入							
(四)科教项目收入							

1. 医疗收入预算编制

1）编制医疗业务量预算

业务科室编制业务量及业务指标预算。全面预算编制工作启动前,财务部应制定收入编制依据,为业务科室科学编制收入预算提供材料支撑。财务部首先应整理医疗业务量及各项业务指标的上年度以及本年度的预算执行数据,业务量及业务指标执行情况需要细化到各业务科室;其次应根据医院中长期战略规划、下年度医院业务工作计划、年度政策性影响因素,撰写医疗业务量预算编制注意事项。而业务科室应依据财务部提供的资料及自身科室实际发展情况,上报医疗业务量预算及业务指标预算,并提供编制说明。

财务部统计汇总和分析业务数据。各临床业务科室通过预算信息化平台上报业务量数据,经合规性审查通过。财务部负责归纳汇总数据,统计医院整体及各业务科室业务量及各项业务指标数据,并予以分析比较;分析近3年或近5年的平均增长率,提供给医务部作为医疗收入编制审核依据,从而合理预计医疗收入及明细构成。

医务部审核确定业务量及业务指标预算数据。医务部收到财务部提供的预算材料及各业务科室预算明细后,根据医院中长期战略规划以及下年度医院业务工作计划,制定医院总体、平衡各业务科室的业务量及业务指标预算数据,严格控制医疗费用不合理增长,尤其是患者均次药品、卫生材料、检查检验费用的不合理增长。如有新技术、新项目或者病种难度提升导致的均次费用的大幅度增长,各临床业务科室需要同时提供医疗收入预算的补充说明材料。

财务部根据医务部提供的预算编制资料,编制医院总体医疗收入预算,上报预算管理委员会核定,核定后业务量及业务指标反馈给业务科室。

2）编制医疗收入预算

在编制医疗收入预算时,如表3-2所示,预算管理部门应统计近5年或近3年平均增长率、本年度预计执行情况、本年度预计增长情况、剔除非正常性因素后本年度预计增长情况、下一年度预算安排情况等信息,并提供相应预算编制说明。获批后的医疗收入预算通过结构类、效率类指标进行分解下达至业务科室。

表 3-2　医疗收入预算编制汇总表

项目	单位	近5年平均增长率	近3年平均增长率	本年1~8月实际执行数	本年1~8月执行数同比增长率	本年预计执行数	本年预计执行数同比增长率	次年预算数(医务部)	次年预算数同比增长率(医务部)	次年预算申报数(预算管理委员会审定)	次年预算申报数同比增长率
门急诊人次	人次										
出院人次	人次										
手术例数	人次										
门急诊次均费用	元										
门诊收入	万元										
出院病人次均费用	元										
住院收入	万元										
医疗收入合计	万元										

3）编制医疗收入结构预算

医院医疗收入，如表 3-3 所示，可具体拆分为药品收入、卫生材料收入、检查检验收入、医务性收入四部分。这里的医务性收入一般指医疗收入中剔除药品收入、卫生材料收入、检查检验收入后的收入。在进行医疗收入结构预算时应同时关注四部分的收入与占比情况，并依据当年实际执行情况、预计执行情况合理确定次年预算数。

表 3-3　医疗收入结构预算表　　　　　　　　单位：万元

项目	本年 1～8 月执行数		本年预计执行数		次年预算数	
	金额	同比增长率	金额	同比增长率	金额	同比增长率
1. 药品收入						
药品收入占比						
2. 卫生材料收入						
卫生材料收入占比						
3. 检查检验收入						
检查化验收入占比						
4. 医务性收入						
劳务性收入占比						

4）编制人均医疗收入预算

人均医疗收入预算体现效率指标，可显示人力资源配置是否合理、医疗业务量安排是否合理等。具体编制如表 3-4 所示。

表 3-4　人均医疗收入预算明细汇总表

项目	本年 1～8 月执行数		本年预计执行数		次年预算数	
	金额	同比增长率	金额	同比增长率	金额	同比增长率
（一）医疗收入类别						
1. 门诊收入（万元）						
门急诊收入占比						
门急诊次均费用（元）						
门急诊人次数（人次）						
其中：医保人次占比						
门急诊手术人次数（人次）						
其中：医保人次占比						
2. 住院收入（万元）						
住院收入占比						
出院病人次均费用（元）						

（续表）

项目	本年1～8月执行数		本年预计执行数		次年预算数	
	金额	同比增长率	金额	同比增长率	金额	同比增长率
出院病人数（人次）						
其中：医保人次占比						
住院手术人次数（人次）						
其中：医保人次占比						
（二）人均效率						
人均医疗收入（万元）						
每医生医疗收入（万元）						
每医生门急诊人次数（人次）						
每医生门急诊手术人次数（人次）						
每医生出院人次数（人次）						
每医生住院手术人次数（人次）						

2. 财政补助收入预算编制

财政补助收入是指医院根据部门预算隶属管理，从同级财政部门取得的各类补助收入。医院财务部门根据上级管理部门及财政部门的规定编制财政补助收入预算，预算内容包括基本支出补助收入及项目支出补助收入。财政补助应严格按照规定的预算项目及补助标准进行申报，如人员经费补助预算应根据单位实际在编人员数以及财政核定的人均补助标准进行测算。因政策性因素影响申请的财政补助预算应有充分的理由和科学的依据。

3. 其他收入预算编制

捐赠管理部门结合本年度捐赠收支情况及下年度捐赠工作意向或计划制定捐赠收入预算；财务部根据资金预算安排计划制定利息收入预算；总务部根据人力资源部提供的人员安排计划、物价上涨水平及食堂整体安排制定食堂收入预算；财务部根据科研部上报的已签订的转化合同或转化计划制定科技转化成果收入预算。

4. 科教收入预算编制

科研部根据科研经费管理办法等医院制度、教育部根据教育经费管理办法等医院制度，以及本部门工作计划，测算本年度预算预计执行情况并制定下年度科教项目预算安排。

科研项目预算编制应当设置预算汇总表，如表3-5所示，以反映当年预计数、下年收入、下年支出、下年结余情况；还应当反映课题资金来源情况等。科研项目预算编制说明应当反映各项目的主要资金用途，以及各项目的预计绩效情况，即各项目的科研成果，如论文发表、成果转化情况等。

表 3-5　科研项目预算汇总表　　　　　　　　金额单位：万元

课题来源	本年预计结余		次年收入预算		次年支出预算		次年结余预算	
	数量（个）	结余	数量（个）	金额	数量（个）	金额	数量（个）	金额
国家级								
省部级								
市级								
局级								
基金会								
其他								
合计								

　　教学项目预算编制应当设置预算汇总表，如表 3-6 所示，以反映当年预计结余额、下年收入、下年支出、下年结余、项目明细等情况。教学项目预算编制说明应当反映各教学项目的主要资金用途，以及教学项目的预计绩效目标，即教学项目预计产生的教学效果，如培训人数、培训合格率、社会效应、满意度等。

表 3-6　教学项目预算汇总表　　　　　　　　　单位：万元

项目	本年预计结余	次年收入预算	次年支出预算	次年结余预算
进修班 1				
进修班 2				
课程 1				
课程 2				
教学项目 1				
教学项目 2				
合计				

（四）基本支出预算编制

　　基本支出预算是指医院维持日常运营所必需的资源耗费及损失。编制基本支出预算必须根据各科室实际业务发展需求，运用零基预算等编制方法，同时根据支出标准并参考历年预算执行数据。

1. 编制基本支出预算指标

　　基本支出预算编制应当设置预算指标，如表 3-7 所示，这些指标应综合反映基本支出与收入、人员数等预算编制项目之间的联动，如人均工资总额、支出结构、医疗成本费用、支出项目与业务收入比等指标，其能反映基本支出预算与人力资源预算安排之间是否合适，与相应的收入预算之间比例是否合适，并能根据医疗收入结构预算来安排相应的医疗支出预算，根据药品及可收费卫生耗材的零差价率确定药品费支出及可收费卫生材料支出，根据不可收费卫生材料支出历年增长情况、百元医疗收入（不含药品收入）卫生材料消耗等指标因素综合预计不可收费卫生材料支出。同时,在相应指标中可增加院际之间数据或同类医疗行业平均值进行对比参考,为预算编制提供参考依据。

表 3-7 基本支出预算指标表

项目	本年预计数		次年预算数	
	合计	增长率	合计	增长率
(1) 月均从业人员数(人数)				
其中:在编人员人数(人数)				
(2) 人员经费占总支出比				
在岗人员人均工资总额(万元)				
其中:在编人员人均工资总额(万元)				
人均社保费用(万元)				
(3) 药品费占总支出比				
(4) 材料支出占总支出比				
(5) 能耗费用、物业管理费和维修费用占总支出比				
(6) 百元医疗收入(不含药品)卫生材料支出(含低值易耗费和其他材料)(元)				
(7) 百元业务收入物业、维修消耗水平(元)				
(8) 百元业务收入能源消耗水平(元)				
(9) 医疗成本费用率				
(10) 学科建设人才培养经费占医疗收入比				

基本支出预算编制应提供主要支出增长结构明细表,该表还应反映主要支出财政补助情况。该表的设置可以显示医院的支出增长情况、支出结构、财政资金来源承担情况等。涉及重大金额项目,应当另设立明细表并重点说明。具体如表 3-8 所示。

表 3-8 基本支出预算明细表　　　　　　　　　　　　　单位:万元

项目	本年1~8月执行数		本年预计数		其中财政资金来源		次年预算数		其中财政资金来源		
	金额	同比增长率	金额	同比增长率	金额	占总支出比	金额	同比增长率	金额	同比增长率	占总支出比
支出合计											
一、人员经费											
其中:工资总额											
(一)工资性福利支出											
1.基本工资											

（续表）

项目	本年1~8月执行数		本年预计数		其中财政资金来源		次年预算数		其中财政资金来源		
	金额	同比增长率	金额	同比增长率	金额	占总支出比	金额	同比增长率	金额	同比增长率	占总支出比
2. 津贴补贴											
3. 绩效工资											
4. 伙食补助费											
5. 外单位编制及特返聘人员											
（二）其他人员经费											
1. 社会保障费（含住房公积金）											
2. 其他对个人和家庭补助支出											
离退休人员费用											
（三）工会经费和福利费											
二、公用经费											
1. 卫生材料费											
其中：可收费卫生材料											
不可收费卫生材料											
2. 药品费											
3. 固定资产折旧费											
4. 无形资产摊销费											
5. 提取医疗风险基金											
6. 能源消耗支出											
7. 物业管理费											
8. 维修费											
9. 劳务费											
10. 办公费、印刷费及邮电费											
11. 低值易耗品及其他材料费											
12. 其他费用											
三、其他支出											
其中：食堂支出											

2. 管理流程

基本支出预算编制应严格按照规定的申报流程,完成"二上二下"的编制:

(1) 预算管理办公室一般根据本级财政及主管部门的预算文件及时间要求,提前在年中召开全院的全面预算启动会议,由所有业务科室经济管理员与预算归口管理部门负责人参加,对上年度预算考核情况、本年度预算执行情况进行总结,制订预算申报表的格式或内容,培训和布置下年度预算编制要求,正式启动次年度预算编制工作。

(2) 业务科室根据科室发展需求,编制部门的基本支出预算,经科主任及分管院长审核确认后提交预算需求;预算管理办公室对各科室预算需求进行分类汇总,并反馈给预算归口管理部门。

(3) 预算归口管理部门根据各条线发展目标与计划,综合多方面因素编制预算归口管理部门预算报告上报预算管理办公室。一般情况下,责任分工如下:人力资源部和绩效管理办公室负责人员经费预算及绩效奖金预算;教育部负责员工培训预算;院长办公室负责出国及招待等方面预算;物资管理部负责医疗设备、一般设备及医疗耗材采购预算;后勤保障部负责能源、物业、工程维修等方面预算;信息部负责信息化项目预算;科教部负责科研、学科建设和人员培养预算;药剂科负责药品采购预算;医务部负责医疗业务指标预算;财务部汇总平衡整体预算。

(4) 预算管理办公室审查和汇总各预算归口管理部门的预算编制报告,根据预算主管部门和财政部门对预算编报的具体要求,结合医院发展规划核定基本数据,测算各种影响医院收支的因素,形成医院收支预算草案。收入预算包括医疗收入、财政补助收入、科教项目收入和其他收入;支出预算包括医疗成本、管理费用支出、财政项目补助支出、科教项目支出和其他支出。医院收支预算草案需报预算管理委员会审批。

(5) 预算管理委员会对医院总预算草案审议通过后,预算管理办公室会根据当地规定,一般在9月份左右通过财政平台上报预算主管部门和财政部门,完成"一上"预算上报;收到预算主管部门"一下"批复意见后,预算管理办公室根据批复数进行预算调整,参加预算主管部门组织的年度预算专家评审会议,根据评审意见编制"二上"预算报告提交预算管理委员会审议;预算管理委员会审议"二上"预算,预算管理办公室一般在11月份左右通过财政平台上报"二上"预算。

(6) 预算管理办公室根据"二下"预算数将预算控制数录入预算信息化系统,次年1月1日正式启用当年预算执行;次年收到部门预算正式批复后,根据批复金额调整系统控制数。

(五) 项目支出预算编制

项目支出是指在限定金额以上、专款专用独立执行的项目支出,是对基本支出的补充,是医院发展不可缺少的预算支出。项目支出通常分为房屋修缮项目、大型甲乙类专用设备、一般通用设备、开办费项目、信息化项目、其他专项等。

1. 严格执行项目管理制度

1) 项目论证机制

项目论证是指项目的鉴定和可行性研究。医院应建立项目论证制度,通过邀请有关各方专家对项目立项的必要性、项目意向的合理性、投入经济效益及社会效益、实施方案可行性以及项目绩效目标的合理性等予以评估,根据评估结论进行科学立项,作为预算安排的重要依据。只有通过专家论证后的专项,才能纳入项目库并进行预算申报。

2) 建立滚动项目库

根据预算管理规定及财政相关文件规定,医院必须编制中期预算,建立滚动项目库。医院应建立项目库管理制度,以支持中期规划的编制及专项管理。该制度中应明确:医院应结合中长期发展规划编制项目库,只有入库的项目才能纳入年度预算考虑,以符合医院战略发展目标;应根据支出需求按轻重缓急的原则将已纳入年度预算考虑的项目纳入预算安排。

3) 项目全生命周期管理

逐步实施项目全生命周期管理,项目库与预算安排相互衔接,项目支出细化,能够全面反映项目的预算执行情况,项目支出预算编制应当设置汇总表,该表应当反映当年预计数和下年预算数,以反映专项完成情况;还应当包括资金来源情况,以反映项目财政资金占比情况。各项目预算编制说明应当包括项目概述、项目申请理由、项目主要资金安排、项目责任部门及项目绩效目标等。项目支出预算汇总表格式如表 3-9 所示。

表 3-9 项目支出预算汇总表 金额单位：万元

项目	本年预计数				次年预算数			
	数量(个)	金额	资金来源		数量(个)	金额	资金来源	
			财政资金	自有资金			财政资金	自有资金
一、房屋设施修缮项目								
二、开办费项目								
三、设备购置项目								
四、信息化项目								
五、其他项目								
合计								

2. 管理流程

医院一般由基建部负责新建项目、房屋修缮项目预算;设备部负责专用设备和一般通用设备采购预算;信息部负责信息化项目预算;科研部负责学科及人员建设项目预算;开办费项目预算则一般是由后勤相关部门共同合作申报。

(1)预算归口管理部门根据预算主管部门下发的项目预算申报通知,启动项目预算申报,收集各业务部门专项需求,组织院内项目论证,编制专项预算申请报告,经预算管理委员会审议通过后上报预算主管部门。

(2)预算主管部门统一组织专家论证后,反馈论证意见。各预算归口管理部门,根据年度专项填报要求及预算主管部门论证意见反馈,填报专项预算,主要内容包括项目概况、申请理由、项目是否支持战略规划、保证项目支出的制度和措施、项目实施计划、项目总目标、年度绩效目标及分阶段绩效指标等。预算管理办公室汇总专项预算批复资料,完成"一上"预算申报。

(3)收到预算主管部门"一下"批复意见后,预算管理办公室根据批复数进行预算调整,并参加预算主管部门组织的年度预算专家评审会议,根据评审意见编制"二上"预算报告提交预算管理委员会审议;审议通过后,通过财政平台完成"二上"申报。

(4)收到正式预算批复后,预算管理办公室根据"二下"预算数将预算控制数录入预算信息化系统,启动项目预算执行。

(六)现金流量预算编制

现金流量预算是反映医院一定期间现金流入与现金流出情况的一种财务预算,是医院资金管理的依据,也是医院能否持续经营的基本保障预算。其从现金的流入和流出两个方面,揭示一定期间经营活动、投资活动和筹资活动所产生的现金流量。现金流量预算以业务活动预算、资本性支出预算和筹资预算为基础,反映预算期间现金流量的方向、规模和结构;以现金流入、流出的净值反映医院的支付能力和偿债能力。通过编制现金流量预算,可以合理地安排、处理现金收支及资金调度的业务。现金流量预算表一般由医院财务部门负责编制。

1. 业务活动产生的现金流量

通过对医院业务活动现金流量的分析及预测,可以发现医院在收取医疗业务款时存在的风险,以及医院在现金列支方面存在的风险。为解决业务活动现金流量内控管理问题,医院应制定各业务活动相关制度及内控机制,以确保产生的业务活动现金流量是客观合理的。

(1)业务活动产生的现金流入一般包括:开展医疗服务活动收到的现金、财政基本支出补助收到的现金、财政非资本性项目补助收到的现金、从事科教项目活动收到的除财政补助以外的现金。

(2)业务活动产生的现金流出一般包括:发生人员经费支付的现金、购买药品支付的现金、购买卫生材料支付的现金、使用财政非资本性项目补助支付的现金、从事科教项目活动支付的除财政补助以外的现金支出。

2. 投资活动产生的现金流量

通过对投资活动现金流量分析及预测,可以测算出项目的必要收益率,以此测算出边际效益最合理的投资决策信息。投资活动产生的现金流量预算数的确定可以根据医院的投资计划、更新改造计划以及有关的资本项目规划来确定。

(1)投资活动产生的现金流入一般包括:医院需要报废技术落后或陈旧不能使用的医疗设备器械,从而取得处置固定资产、无形资产和其他长期资产收回的现金净额;收回投资所收到的现金;取得投资收益收到的现金;收到其他与投资活动有关的现金。

(2)投资活动产生的现金流出一般包括:购建房屋、设备等固定资产、购置软件等无形资产和其他长期资产所支付的现金;按规定审批后对外投资所支付的现金;按规定取得子公司及其他营业单位支付的现金净额;支付其他与投资活动有关的现金。

3. 筹资活动产生的现金流量

通过对筹资活动现金流量的分析及预测,医院可以在考虑筹资成本效益的前提下,在自有资金无法满足运营或投资活动需求时,按规定审批后进行外部融资,以筹集运营发展所需要的资金。筹资活动产生的现金流量预算数的确定主要依据医院筹资计划的借款合同、融资租赁合同等。

(1)筹资活动产生的现金流入一般包括:取得财政资本性项目补助收到的现金、吸收投资所收到的现金、取得借款收到的现金、收到其他与筹资活动有关的现金。

(2)筹资活动产生的现金流出一般包括:偿还债务支付的现金、融资租赁支付的租赁费、偿还利息支付的现金、支付其他与筹资活动有关的现金。

(七)预算编制环节的管理目标

预算编制环节的管理目标如下:

(1)合理设置预算目标,确保预算资源配置符合医院年度目标和工作计划,保障方案科学合理、可操作。

(2)明确预算编制的要求、内容、流程,细化预算编制工作,确保预算数据计算有据,合理安排预算编制流程时间节点,以提高预算编报的科学性、合理性、准确性和及时性。

(3)确保预算编制过程中医院内部各部门间沟通协调充分,信息传达有效。

二、预算审批与下达

基层预算单位的部门预算按"二上二下"的流程通过预算主管部门上报财政部门后,根据规定地方各级预算由本级人民代表大会审查和批准。各级预算经本级人民代表大会批准后,财政部门应当及时向本级各部门批复预算,各部门应当及时向所属基层单位批复预算。本章医院内部运营管理中的预算审批特指医院内部预算编报审批和预算执行分配审批。

(一)管理流程

1. 预算编报审批流程

预算编报审批主要审批预算申报项目的合法性、合理性、可行性和效益性。该阶段审核的内容主要包括预算收支是否有赤字、预算收支科目是否正确、预算收入测算是否准确、预算支出是否超标准、汇总的部门预算数是否与财政部门下达的预算支出控制数一致等。不同的审批岗位关注不同的审批内容,承担不同的审批责任。

(1)科室或部门负责人审批本科室或部门申报预算项目的真实性、理由的充分性、金额的准确性,以及申报预算项目是否符合科室业务发展需求。

(2)业务分管院长审批申报的预算是否合理,是否符合条线业务发展规划。

(3)预算归口管理部门审批预算是否符合年度预算申报要求,是否对项目预算进行科学性论证并根据"轻重缓急的原则"进行排序。

(4)预算分管院长审批分管条线内整体预算的合理性,即整体预算是否符合医院年度发展规划。

（5）预算管理办公室审批预算申报程序的完整性，整体预算勾稽关系是否正确，申报材料是否符合编制上报要求。

（6）预算管理委员会审批年度预算是否符合医院发展规划及业务需求，并作出年度预算的决策审批。

2. 预算执行分配审批流程

预算执行分配审批是指预算方案经预算管理委员会审议同意后，预算管理办公室将预算指标分解细化给各预算归口管理部门，目的是设定预算执行目标，确保预算执行可控。

（1）预算管理委员会根据财政部门及主管部门预算批复数据，明确预算下达总体方向及要求。

（2）预算管理办公室细化分解预算指标，报预算管理委员会审议通过后下达给各预算归口管理部门。

（3）预算归口管理部门审核条线下达指标是否满足年度工作需求，本着提高资金使用效率的原则，确认年度预算指标，签订年度预算分配执行协议，并反馈给各预算申报科室及部门。

（二）管理目标

预算审批与下达环节的管理目标如下：

（1）预算审批依据科学。参考以前年度的预算执行数据、同期预算执行情况对比数据、同类医疗行业经验数据、政策性因素影响分析、中长期发展规划及本年度业务工作计划等，对预算进行科学论证。

（2）预算审批的责任主体明确。实行分级审批制度，预算归口管理部门根据资源优先配置原则，审核业务部门上交预算；预算管理办公室审核预算归口管理部门上交预算报告内容的完整性、合规性和准确性；预算管理委员会根据医院中长期业务规划及年度业务计划审核预算管理办公室提交的年度预算报告的完整性、合理性和科学性。

（3）预算批复方法合规。按照法定程序审批预算，加强部门沟通协调，保证预算审批符合预算管理制度，不相容岗位职责分离，相互制约。

（4）预算批复细化可控。将按照法定程序审批的预算在单位内部进行指标的层层分解，确保预算指标落实到各预算归口管理部门，各预算归口管理部门落实到各业务项目和业务科室。

（5）确保预算下达的时效性。保证预算下达及时，以确保各业务部门工作的正常进行。

三、预算执行

（一）管理流程

所有预算支出均按照授权审批的原则，实行预算范围内授权审批，杜绝预算执行过程中超预算及预算外开支的发生。对于特殊事项支出，按照"一事一议"的原则实行院务会审批决策。具体管理流程如下。

1. 基本支出预算执行

基本支出预算执行是指经法定程序审查和批准的预算支出的具体实施过程。医院预算经过指标分解，核准下达至各预算归口管理部门。各预算归口管理部门根据下达的预算安排支出，确保预算有效执行。预算管理办公室通过信息化系统，对各预算科目进行管控。预算归口管理部门及各审批责任人，通过审批系统对预算支出的合理性、规范性、科学性进行控制。

（1）年度预算下达后，预算管理办公室负责将预算项目、预算金额、预算归口管理部门等信息维护进预算管理系统和OA支出审批系统，实施信息化管控。

（2）支出预算经办人根据年度预算批复情况申请使用。在OA支出审批系统中提出预算资金使用申请后，需上传原始凭证，并先经由申请部门负责人、申请部门分管院长审批，再经预算归口管理部门负责人、财务负责人、预算归口管理部门分管院长审批（法人授权决策审批），超出分管院长授权范围的需经总会计师以及院长决策审批（根据医院的支出授权决策审批制度执行），审批完成后经办人将所有材料送达财务稽核人员稽核。

（3）通过OA支出审批系统，实时获取及反馈预算科目、预算明细、预算金额、在途资金、剩余预算数、本次执行数等信息。

（4）财务稽核人员审核线上及线下票据的一致性、复核审批过程是否合规。稽核未通过的退回重审，稽核通过的流转给出纳岗位进入付款环节。

（5）办理完毕的报销单信息传输至预算管理系统，并生成预算费用报销单及自动生成会计凭证，同时在预算执行分析表中按预算归口分类统计所有预算项目执行金额和执行率。

2. 项目支出预算执行

项目支出预算执行是指经法定程序审查和批准的专项预算，在预算主管部门规定的程序及医院专项支出执行制度指导下具体实施的过程。专项支出预算执行控制是为了维护医院预算管理的严肃性和杜绝预算执行过程中违规行为而采取管控措施的过程。

专项预算执行应遵循《中华人民共和国政府采购法》《政府采购集中采购目录及标准》《中华人民共和国招投标法实施条例》等以及医院"三重一大"相关制度。医院应加强项目执行规范管理，努力提高项目绩效和资产使用效率。

（1）年度专项支出预算批复后，预算管理办公室将项目预算编号、项目名称、预算金额、预算归口管理部门等信息维护进预算管理系统，并通知项目预算执行部门启动项目预算执行。

（2）项目预算执行部门根据项目性质进行分类。属于非政府采购项目的，项目执行部门应根据专项批复要求以及签订的合同文本履行；属于政府采购项目的，严格根据政府采购相关规定履行政府采购及招标流程。

（3）项目预算执行部门对进口设备采购项目，应根据预算主管部门统一安排申请进口论证，逐级上报论证材料，取得财政部门同意进口采购意见批复材料；进口论证完毕项目及不涉及进口采购事项的项目,在政府采购平台中录入采购信息申请政府采购编号;获取政府采购编号后,项目执行部门在主管部门专项管理平台中录入项目信息,进行采购需求申请审批。

(4) 获得财政采购批复告知单后,项目执行部门应根据批复单首先区分线上或线下两种形式执行采购,在政府采购平台中启动项目招标,委托政府采购中心(有资质的第三方中介机构)进行招标,确认中标单位;根据招标结果,项目执行部门经医院规定流程,通过合同会签后,与中标单位签订项目执行合同,严格按照合同约定条款执行。

(5) 项目支出发生时,项目执行部门根据项目执行进度,在专项支出审批系统中上传相关原始凭证,提出预算资金执行申请,关联相应合同,完成预算专项支出审批,由出纳办理付款手续。

(6) 项目执行部门应在预算主管部门专项预算管理模块中进行操作,上传项目合同文本、招投标材料、原始发票等执行材料,经单位财务部门负责人复核及总会计师审批后,提交预算主管部门审定或主管部门委托的第三方会计师事务所审计,通过后拨付项目资金,完成项目执行。

(二)管理目标

预算执行环节相应的管理目标如下:

(1) 预算执行主体明确,责任划分清晰。通过授权审批,明确各预算审批岗位职责明确,审批权责清晰。

(2) 建立预算执行监控机制,确保预算执行过程可控。通过预算信息化系统,自动控制预算执行额度,实时反馈各项目预算总额、在途资金、预算余额等信息,预算归口管理部门可以及时获取及控制预算执行进度。

(3) 建立项目资金管控机制,保障专项执行进度。对财政专项资金建立信息系统予以管理和审批,随时监控预算资金执行进度,督促项目有效执行。

四、预算分析与反馈

预算分析与反馈是全面预算管理体系的重要组成部分,是保障预算有效执行的过程管理。其主要通过对不同期间预算执行偏差数据进行分析,跟踪预算执行效率指标,揭示预算执行中存在的问题及其产生的原因,采取有效措施控制预算执行进度,全面、真实反映医院预算的执行情况,并为实施预算考核和奖惩提供依据。

(一)管理流程

预算分析与反馈分三个层面:首先,预算归口管理部门通过支出审批系统,实时了解分管预算科目及项目的预算执行进度,按照年度计划合理调控;其次,预算管理办公室监控每月执行情况,每季度对整体预算执行率、归口管理部门预算执行率、科目预算执行率等数据进行汇总,与历年数据进行比较,重点分析偏离度较大的项目,反馈给预算归口管理部门,同时对偏离项目及异常情况给出说明,并制定控制改进措施,形成书面报告上报预算管理委员会;最后,预算管理委员会对预算执行实施总体管控,决策与指导预算管理办公室预算管控工作。

1. 预算归口管理部门分析管控

预算支出审批系统在审批流程中能够根据预算管理系统反馈的预算数及执行数据,实时反馈支出科目总预算、已执行预算、在途预算、预算余额数等信息。预算归口管理部门在审批过程中应实时关注执行进度,严格按照年度计划控制预算执行进度。

2. 预算管理办公室整体预算分析反馈

预算管理系统实时统计支出审批系统传输过来的预算执行信息,计算各预算项目执行率。预算管理办公室应及时关注系统反馈的各类预算执行率指标,掌握预算执行进度,定期统计汇总预算项目及预算归口管理部门预算执行情况,向预算归口管理部门反馈预算执行中存在的异常情况;调查异常原因,并督促归口管理部门采取管控措施。

3. 预算管理委员会全面管控

每季度预算管理会议后,预算管理办公室对预算执行情况形成分析报告,上报预算管理委员会;预算管理委员会对存在的问题进行讨论,审定预算管控措施并指导落实;预算管理办公室持续监控预算执行状况,在下一季度预算执行汇报中反馈管控效果。

（二）管理目标

预算分析与反馈环节相应的管理目标如下:

（1）确保预算分析内容的真实、完整、准确、及时。预算分析应剖析执行中存在的问题,客观反映预算执行现状。

（2）定期进行预算分析,强化指标对比分析以及预算执行率分析,对执行偏差较大的项目采用因素分析法等,揭示预算执行中存在的问题。

（3）建立健全预算反馈协调机制,使预算分析和反馈有效衔接、提出改进建议,提高预算管控效率。

五、预算调整

预算调整是指当政策因素或医院运营环境发生变化,预算出现较大偏差,原有预算不能满足医院发展需求时所进行的预算修改。经过批准的年度预算,原则上不予调整;确因政策性因素或特殊原因需进行预算调整,应上报预算主管部门审核,经财政部门审批后方可调整。

（一）管理流程

（1）预算归口管理部门提出书面预算调整申请,说明调整理由、提出预算调整的初步方案。

（2）预算管理办公室汇总各预算归口管理部门的调整申请,组织进行论证;根据政策性因素或特殊情况进行预算影响测算,编制医院预算调整报告,提交预算管理委员会审议。

（3）预算管理委员会对预算调整报告进行讨论,并提出审核意见,必要时对调整事项作深入的调查研究和论证。预算管理办公室将审核通过的调整报告上报预算主管部门审批。

（4）预算主管部门经财政部门审批同意的预算调整批复后，预算管理办公室根据批复意见，调整年度预算，更新预算管理系统年度预算控制数据，启动调整预算执行。

（二）管理目标

预算调整环节相应的管理目标如下：

（1）预算调整理由充分，非政策性或特殊情况预算不予调整，申请调整预算的项目、金额有据可依，论证充分。

（2）预算调整上报材料真实、完整，符合医院实际现状。

（3）预算调整审批流程合理设置，预算调整申请与审批岗位分离，明确审批责任、权限，确保程序执行有效。

六、年终决算

财务年终决算是指年度终了医院根据会计核算资料对会计年度内的业务活动和财务收支情况进行综合总结的结算工作。财务年终决算可以综合反映医院财务状况、各项资金管理情况以及财务管理水平。只有做好财务年终决算工作，才能将前一年度经济运营活动进行全面的汇总和反映，从而为下一年度的经济运营工作安排及决策提供真实的数据和有效的参考信息，强化对年度预算的执行力度和监督力度，为医院加强财务监督和内部控制提供保障。

（一）管理流程

1. 做好年度关账准备

决算报表中的许多数据都来源于会计信息系统，财务部门应在日常会计核算中把好原始凭证的审核关和凭证录入的复核关，并做好财务部门与业务部门的数据核对工作；在核对无误的情况下做好关账准备，以保障数据的准确性及一致性。

2. 做好年度决算工作

根据上级部门关于启动决算工作的通知，财务部门应派相关人员参加预算主管部门组织的决算工作会议，对相关工作人员进行决算培训，确保及时了解决算报表的编制要求，全面掌握决算报表编制所需相关资料。

3. 编制决算报表及报告

预算主管部门下发财政对账单及决算工作要求。财务部门决算编制人员下载决算工作软件，根据年度关账汇总的当年数据及预算主管部门的决算工作要求，在决算系统内编制各项决算报表。编制人员应当严格按照预算主管部门规定的格式、内容和时限编制决算报表和报告。

主要决算编报体系包括：①基础数据表。其反映医院收支预算执行结果、资产负债、人员机构、资产配置使用以及事业发展成效等信息；②填报说明。其是对基础数据表编报相关情况的说明，包括医院基本情况、数据审核情况、年度主要收支指标增减变动情况以及重大事项或特殊事项影响决算数据等;③分析评价表。其通过设定的表样和自动提数功能,对决算主要指标进行分析比较,揭示医院在预算编制、预算执行、会计核算和财务管理等方面的情况和问题;④分析报告。其根据分析评价表中反映的问题和收支增减变动情况进行分析,重点分析医院预算执行情况、资金使用情况、财务状况,以及医院主要业务和财务工作开展情况等。

除做好决算报表外,财务部门还应根据预算主管部门的要求提供其他决算相关报告,如年度财务分析报告、年度成本核算与分析报告等。财务部门也应向医院职工代表大会提供医院预决算报告,接受职工代表监督及意见反馈。

4. 做好对账及决算审核工作

编制人员需就当年收到的财政拨款与财政部门提供的对账单进行核对,核对一致应在决算报表的财政拨款收入中反映。编制完成后,财务部门应安排专人进行审核,审核人员应当汇总与决算相关的各类资料重点进行审核。审核时重点关注决算报表的内容是否完整,有无缺表、少表、漏填指标等问题;决算报表数据是否真实、准确,与会计账簿的相关数据是否一致,与预算主管部门以及医院内部各部门提供的对账数据是否相符;计算是否正确,决算报表数据是否符合报表间、报表内各项目间的逻辑关系,数据的计算是否正确。

审核工作完成后,审核人员要进行签字确认。针对审核中发现的问题,财务部门要组织进行集中研究,分析查找产生问题的原因,并及时报告预算管理委员会,以便于进一步提升决算编报质量。完成审核工作后,编制人员将决算报表报送医院财务负责人审核、总会计师审核、单位法定代表人审核,并加盖公章。财务部门将审核完成的决算报表及报告提交至预算主管部门。

5. 通过决算会审并正式提交决算资料

预算主管部门组织对决算报表及报告进行会审。财务部门根据预算主管部门的会审意见,对决算报表及报告进行修订,修订后正式提交。通过会审后,财务部门需按医院制度,对年度决算会议培训资料、年度决算会议文件精神、决算编制过程资料、决算全审和会审意见资料、决算报表及报告终稿进行归档保存。

6. 接受审计监督并整改

每年决算结束,接受预算主管部门委派的审计事务所对于医院经济运营数据进行审计。医院应提供所需要的审计材料,对审计中提出的问题进行沟通解答,接受审计提出的整改要求并进行改进。

7. 分析和运用决算数据

医院决算报告不仅反映医院的预算执行情况,更重要的是提供可供分析的运营数据。医院应通过加强决算分析工作,考核内部各部门的预算执行情况、所占用和耗费资源的情况、资金发挥效益的情况,针对存在的问题提出改进建议,真正建立起决算与预算有效衔接、相互反映、相互促进的机制,从而进一步提升单位的内部管理水平,提高财政资金使用效率。

(二)管理目标

年终决算环节的管理目标如下:

（1）真实、准确、完整地反映各项资金管理情况、财务状况以及管理水平。

（2）提高预算管理的监督和执行力度，为加强财务监督和内部控制提供保障。

（3）为下一年度的经济运营安排及决策提供真实的数据和有效的参考信息。

七、预算考核

预算考核是对预算执行情况的考核评价，其以预算编制内容为基础，以预算管理者及执行者为考核对象，以预算完成相关指标为考核标准，通过预算执行结果与预算指标的比较分析，落实责任、评价业绩、实施奖惩。预算考核对于发挥预算约束与激励功能、增强预算刚性、强化预算执行、确保预算目标实现具有重要作用。预算目标的细化分解与激励措施的付诸实施，可以达到提升医院预算管理效率目的。预算考核结果是预算绩效奖惩及以后年度预算安排的重要依据。

（一）管理流程

预算考核主要分为三个层面：预算编制考核、预算执行考核、预算年终考核。主要考核对象是各科室预算经济管理员、各预算归口部门经济管理员、各预算归口部门负责人、各条线预算分管领导。通过将考核与奖惩挂钩，能不断提升预算管理重视度及管理水平。

1. 预算编制考核

预算管理委员会根据制定的预算编制绩效考评标准，对预算编制各环节责任科室及责任人进行考评，以提高科室经济管理员及各责任部门的积极性，规范、科学、全面、准确地编制年度预算。

1）考核内容

预算编制主要考核内容包括预算经济管理员预算培训会议参会率；科室年度预算申报的及时性；科室年度预算编制的全面性；科室年度预算编制说明的详实性；预算归口管理部门预算编制重要性、及时性、合理性、规范性；预算管理办公室预算编制的及时性、沟通协调性、规范性；预算管理委员会预算审批及决策的及时性、规范性。

2）考核方式

根据各科室预算编制情况，按照考核方案，考评评选出优秀经济管理员及优秀预算归口部门管理员予以激励。考核指标达标项目数达到合格标准，评为合格；考核指标基本达标，评为良好；考核指标完全达标，评为优秀。

2. 预算执行考核

为加强全面预算管理，提高预算内控管理能力，确保各项业务指标的完成率，预算管理办公室对预算归口管理部门年度预算执行情况进行统计汇总，将预算执行数与预算指标进行对比分析考核，提出考核结果及奖惩建议；预算管理委员会根据考核标准对预算归口管理部门经济管理员、预算归口管理部门负责人、预算管理办公室进行业绩评价、落实绩效奖惩。

1）考核内容

设置预算项目执行率指标、预算管控工作量指标、政府采购完成进度等指标。设置基本预算分值、项目预算分值和预算管理分值等维度。政府采购专项分别从项目招标完成率、合同签订率、资金支付率三个维度进行考核。

2）考核方式

如表 3-10 所示，可以从基本预算执行情况、专项预算执行情况及预算管理等维度进行考核打分，季度考核实行定额分制（可根据医院实际情况制订项目、分值以及评分标准），并将考核得分纳入医院干部季度绩效考核指标体系，与预算管理部门负责人的季度绩效奖励直接挂钩。

表 3-10　预算季度执行考核指标

项目	内容	分值	评分标准
基本预算	预算项目数		按照年度预算协议签订内容，按预算归口部门分管预算项目数确认分值
	预算项目金额		按照年度预算协议签订内容，按预算归口部门分管预算金额确定分值
	季度执行情况		按预算归口部门分管预算科目的预算执行率与预算序时进度偏离度，并结合不同预算科目的权重确定分值
项目预算	预算项目数		根据财政批复，按预算归口部门分管专项项目数确认分值
	预算项目金额		根据财政批复，按预算归口部门分管专项预算金额确认分值
	季度执行情况		（1）第一季度按项目进口论证、采购需求完成情况确认分值； （2）第二季度按项目招标完成率为主要考核权重确认分值； （3）第三季度按项目合同签订率为主要考核权重确认分值； （4）第四季度按项目资金支付率为主要考核权重确认分值
预算管理			按照参加各类预算会议出勤情况，提供预算资料的及时性、准确性等考核确定分值
合计			

基本预算分管金额和项目预算分管金额考核标准可根据每年年初预算分配金额进行调整，但一经调整，当年预算分管金额考核标准不得随意变更；财务部根据季度预算执行考核得分报绩效管理办公室予以考核绩效兑现。

3. 预算年终考核

为进一步做好全面预算管理工作，应制定全面预算年终考核方案，把预算的结果管理与业绩评价有机结合。

1）考核内容

年终考核应将管理指标与绩效指标相结合、定性指标与定量指标相结合、财务指标与非财务指标相结合，突出预算项目年末执行率、政府采购项目年度完成情况。如表 3-11 所示，财务类及非财务类指标，可根据医院实际指标获取情况以及成本效益原则进行选择使用。

表 3-11　预算年度考核指标

考核指标		内容
财务类	预算管理指标	预算收入执行率、预算支出执行率、工资总额执行率、财政专项执行率、业务收支结余率等
	风险管理指标	资产负债率、流动比率、速动比率等
	资产运营指标	总资产周转率、流动资产周转率、应收账款周转天数、存货周转率等
	成本管理指标	医疗成本费用率、百元业务收入能源消耗、百元业务收入物业管理费、百元医疗收入卫生材料支出等
	收支结构指标	药占比、耗占比、医疗服务收入占比、人员经费支出比率、管理费用率、高值耗材支出率等
	发展能力指标	总资产增长率、净资产增长率、固定资产净值率等
非财务类	业务量指标	门急诊人次、实际占用床日、手术人次、出院人次等
	费用控制指标	均次费用增幅、均次药品费用增幅等
	医疗质量指标	日间手术占择期手术比例、出院患者手术占比、出院患者微创手术占比、出院患者四级手术占比、出院诊断符合率、治愈率、手术等待天数等
	工作效率指标	病床使用率、病床周转率、平均住院天数、每名医生日均业务量等
	持续发展及创新能力指标	每百名卫技人员科研项目数、每百名卫技人员科技成果转化金额、新技术新项目数等

2）考核方式

应设置基本分值、管理分值、预算年末执行分值、项目预算完成分值以及绩效指标分值，全方位对预算管理的全过程进行年末评分，并将考评结果与年终绩效挂钩，实现预算管理与绩效管理的融合，最终达到控制成本，完成预算目标的年度任务。

（二）管理目标

预算考核环节的管理目标如下：

（1）建立健全预算绩效考核机制，确保预算考核公平、公正、科学、合理。

（2）通过预算考核，使预算管理不会流于形式，预算业务得以有效控制，以达到不断提升预算管理水平的目的。

第三节　医院预算绩效管理环节

加强预算绩效管理是增强预算支出责任，优化公共资源配置，提高公共产品和服务质量的重要举措。将预算项目的事前绩效评估、绩效目标管理、绩效跟踪监控管理、绩效评价及评价结果应用管理纳入预算管理的全过程，是提高财政资金使用效益，科学化、专业化、精细化管理的重要内容。根据《财政部关于印发〈项目支出绩效评价管理办法〉的通知》（财预〔2020〕10 号）等文件规定，要加快建成"全方位、全过程、全覆盖"的预算绩效管理体系。因此，医院应当注意避免追求局部利益的短期目标而偏离医院长期目标，真正将绩效评价与预算的科学化、精细化管理有效衔接,确保每一笔资金用在刀刃上,深入贯彻落实"花钱必问效,无效必问责",切实提高预算管理的权威性和约束力。

一、项目绩效评估

医院申报预算项目应根据要求做好项目申报的材料准备,包括项目立项所依据的政策或文件,项目立项的必要性、项目实施方案的可行性、项目内容的合规性、项目编制的科学合理性等,并由主管部门牵头开展项目绩效评估。

二、绩效目标管理

(一)设置绩效目标

只有以绩效为导向的专项预算编制,才能使得资金使用效率最大化。绩效目标是预算绩效的起点,是预算执行的方向,是监控预算和评价反馈的依据,引领绩效预算全过程。在设置绩效目标时,要考虑指标的合理性和科学性。应设定多维度的目标,细化和量化具体指标值,并按综合考察预算的绩效情况。财政专项类别包括基建项目、开办费项目、修缮项目、设备购置项目、信息化项目等,应根据不同的项目设置不同的具体绩效目标。绩效目标应当根据 KPI 关键指标设定原则,设置符合项目特点及用途的核心绩效目标,围绕产出、效益、满意度三个指标维度,分别从数量、质量、时效、成本的几个方面不断细化完善,提升绩效目标的编制质量,为后续的绩效跟踪及评价奠定基础。

(二)绩效目标审核与批复

预算管理办公室汇总各预算归口部门编制的预算绩效目标,统一提交预算管理委员会进行审议。预算管理委员会要根据医院总体发展战略、预算支出结构和重点方向、绩效目标与项目的相关性、可行性等进行审查。预算绩效目标要符合部门和项目特点,预算绩效目标审核的主要内容包括完整性、全面性、准确性和可行性。对于不符合要求的目标,预算部门要进行讨论修订。通过审核后,由预算管理委员会按规范格式下发至各预算归口部门。批复的绩效目标要清晰、可量化,以便于在预算执行过程和评价过程中的监控比照。预算归口部门在收到批复的绩效目标后,按要求落实预算工作,细化预算支出项目。批复的绩效目标原则上是不予调整,如需调整,应按规定程序报批,通过审核后执行。

主管部门重点审核医院提交的预算项目的绩效目标与预算项目的匹配性,以及目标的完整性、规范性、合理性。绩效目标的总体要求是要全面覆盖项目、政策、整体支出,需导向清晰、具体细化、合理可行,这样才能确保后续预算编制质量。

绩效目标下设置二级指标及三级指标,指标的设置中一般都会存在各种问题,如:目标值未量化,使用提升、完善、促进、改善等字眼;目标值与指标不匹配,项目目标值与绩效指标关联度不大;目标值设置不合理,目标值设置低于历史已达标准;指标设置与预算内容关联度不高,指标设置与项目支出内容无关;指标设置过于宏大宽泛;产出、效果指标设置单一,三级指标设置数量较少,未能体现项目特点;二、三级指标不匹配或错配;指标考量不全面,涉及多个子项目的,产出、效果指标仅考虑部分项目内容,未能全面反映所有项目内容的产出和效果情况;将目标作为指标,文字宽泛描述等等问题。

绩效目标的设置具有刚性约束,是预算安排的前提条件,对于未按规定编报绩效目标或者绩效目标质量差、审核未通过的不予安排预算。

三、绩效跟踪

各预算归口部门应按批复数安排预算执行工作。为了保证执行效果,在预算执行期间要按照已设定的预算绩效目标,对绩效运行及预期目标实现程度进行控制和管理,包括监控预算执行进度、确保资金支出合规性、评价预算绩效目标的阶段性完成情况等。要重点分析跟踪实际完成值与计划完成值之间的偏差情况,根据绩效跟踪发现的问题,及时提出改进措施。预算管理办公室和医院内部审计机构还要对预算执行的流程及程序、采购招标活动、合同付款的手续及付款方式等进行严格的监督检查。

各预算归口部门应加大绩效自评价力度。对预算批复的项目绩效目标完成绩效自评,采用定量与定性评价相结合的方法,对项目总体绩效目标、各项绩效指标完成情况以及预算执行情况等进行绩效自评。定期开展专项预算绩效目标自评工作,包括绩效目标完成百分比或情况描述,对于偏差情况予以描述并说明原因,及时采取调整措施,促进绩效目标的完成。

四、绩效评价与整改

预算绩效评价是全过程预算绩效管理的重要手段。为了不断提高医院预算管理水平,及时发现管理过程中的缺陷与不足,预算管理委员会可以聘请第三方绩效评价机构或要求预算管理办公室根据预算项目的功能定位、预期效果等对预算开展绩效评价。

实施绩效评价时,要关注预算管理工作的质量和效率、预算执行情况和执行效率、预算资金的使用效益和效果、预算绩效目标的落实情况。尤其是大型项目的资金使用,在进行评价时应主要关注预期目标完成情况、完成的质量、及时性和项目完成后产生的社会效益和经济效益等方面。

对于绩效评价中发现的问题,预算归口部门应当及时、全面地剖析问题产生的原因,并提交整改落实方案,上报预算管理委员会审核,并根据预算绩效管理委员会审定的整改措施及时落实整改。

五、绩效评价结果运用

绩效预算的考评结果应与项目负责部门绩效考核、项目负责人绩效薪酬、职业晋升等挂钩,从而对预算执行部门按规定进行奖惩,对预算执行中未达到预期目标的责任人进行问责,考评结果作为以后年度预算编制和安排预算的重要参考。绩效评价结果应与政策调整、安排下年度预算相结合,从而发挥预算约束与激励作用,提高预算执行的严肃性,不断调整优化以后年度预算支出结构,进一步加强预算管理,提高资金的使用效益。

六、预算信息公开

根据预算信息公开的要求,应将部门预算及重点项目预算信息公开,特别是金额较大、影响面较广的重要预算项目,必须全部实行预决算信息公开(国家涉密的项目除外)。公开的内容包括项目概述、立项依据、实施主体、实施周期、实施方案、绩效目标、预算收支情况、绩效评价结果等信息。

第四节 案例研究

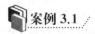 案例 3.1

医院预算控制管理系统信息化建设实践

预算控制管理体系建设必须融入医院整体信息化规划,才能发挥最大的运行效率,实现资源共享。本案例根据医院预算内控制度构建了一套基于预算控制的医院内部控制信息化软件系统,框架如图 3-2 所示。该系统是一个将事前、事中和事后控制相结合,现金

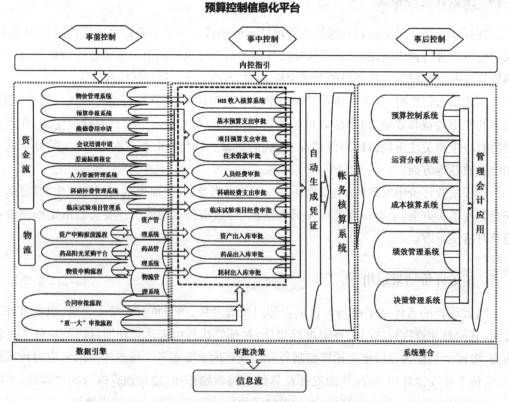

图 3-2 医院预算控制管理系统构成图

流、物资流与信息流相统一的预算管理信息化平台。该系统集多项管理系统一体化,共享于集成化平台上,实现网页端和手机端同时实施运行;将由多岗位参与的流程置于预算管理信息化平台,便于所有经办人员使用;在防范经济风险,有效提高预算执行率及医院运行效率的同时,实现业财融合一体化建设模式。

在预算控制管理体系建设设计之初,本案例就梳理了医院目前现有的管理系统之间的衔接关系,包括预算管理系统、账务核算系统、成本核算系统、绩效管理系统、决策分析系统、人事管理系统、HIS收入核算及药品管理系统、物资管理系统、资产管理系统、科研管理系统、临床药物试验管理系统等经济管理系统,考虑了管理系统之间互联互通接口方案,从而实现了资源管理体系的构成。

一、预算事前控制

预算事前控制模块是一个资源获取系统,主要控制预算支出发生前的业务,包括"三重一大"审批流程、合同审批流程、培训申请流程、各种费用标准审核流程,如:差旅费费用审核流程,出国费费用审核流程,汇率换算流程,物资及固定资产申购、采购、报废流程等,通过预算事前控制为预算支出提供前端引擎信息。

(一)预算项目授权审批

支出审批权限授权书用于预算管理项目的授权分配,样式如图3-3所示。医院院长根据预算管理委员会成员不同的分管职责,将预算管理项目授权给相应的分管领导,区分预算业务性质,制定相应的授权项目、授权金额、授权期限。支出审批权限授权书须经法定授权人和被授权人签字确认后生效。该授权书的制定与实施,不仅规避了权利的过于集中,并且使预算项目支出得到严格监控,经济风险得到有效控制。

支出审批权限授权书 　　　　　授权书编号:

被授权人姓名		被授权人职务	
授权预算管理项目及额度			
授权期限	年　月　日至　　年　月　日		
授权人姓名		授权人职务	
授权人签名确认			
被授权人签名确认			

图3-3 支出审批权限授权书

授权审批信息化平台(图3-4)根据支出审批权限授权书内容,将预算项目名称、预算项目编码、费用类型与预算管理系统实时同步;根据资金来源不同和分类流程不同,配置相应的报销流程类型、明确审批责任人及审批金额。通过此平台,一方面可对预算项目进行筛类,对医院所有的预算支出流程进行划分;另一方面,可与预算管理系统进行有效衔接,便于预算执行管控和预算信息同步。

(二)预算申报

全员参与预算管理过程,才能更好地发挥预算管理的效能。预算申报流程分为业务科

自筹预算项目授权审批管理

每2小时从EAS同步一次，类型、科目、编码禁止修改，若修改会被同步覆盖！删除时请

高级搜索

创建日期	分配流程	科目名称	科...	费用类型	费...	责任部门	预算分管...	权限金额
2019-04-...	公用支出...	社会保障缴费	0...	社会保险费	0...	人力资...		6000000...
2019-04-...	公用支出...	福利费	0...	福利费	0...	财务科		6000000...
2019-04-...	公用支出...	工会经费	0...	工会经费	0...	财务科		6000000...
2019-04-...	公用支出...	离休费	0...	离休费	0...	人力资...		20000.00
2019-04-...	公用支出...	退休费	0...	退休费	0...	人力资...		20000.00
2019-04-...	公用支出...	退职费	0...	退职费	0...	人力资...		20000.00
2019-04-...	公用支出...	抚恤金	0...	抚恤金	0...	人力资...		20000.00
2019-04-...	公用支出...	生活补助	0...	生活补助	0...	人力资...		20000.00
2019-04-...	公用支出...	医疗费	0...	医疗费	0...	人力资...		20000.00
2019-04-...	公用支出...	购房补贴	0...	购房补贴	0...	人力资...		20000.00
2019-04-...	公用支出...	其他对个人家庭补助支出	0...	其他对个人家庭...	0...	人力资...		20000.00
2019-04-...	公用支出...	办公费（消耗）	0...	办公费（消耗）	0...	物资管...		6000000...
2019-04-...	公用支出...	办公费（报刊杂志等）	0...	办公费（报刊杂...	0...	后勤保...		20000.00
2019-04-...	公用支出...	图书费	0...	图书费	0...	科研部		20000.00
2019-04-...	公用支出...	印刷费（后勤）	0...	印刷费	0...	后勤保...		20000.00
2019-04-...	公用支出...	印刷费（消耗）	0...	印刷费（消耗）	0...	物资管...		1000000...
2019-04-...	公用支出...	水费	0...	水费	0...	后勤保...		6000000...
2019-04-...	公用支出...	电费	0...	电费	0...	后勤保...		6000000...
2019-04-...	公用支出...	电话通讯费	0...	电话通讯费	0...	后勤保...		6000000...

全选　< 1 2 > 第 1 页　100 条/页 | 共168条

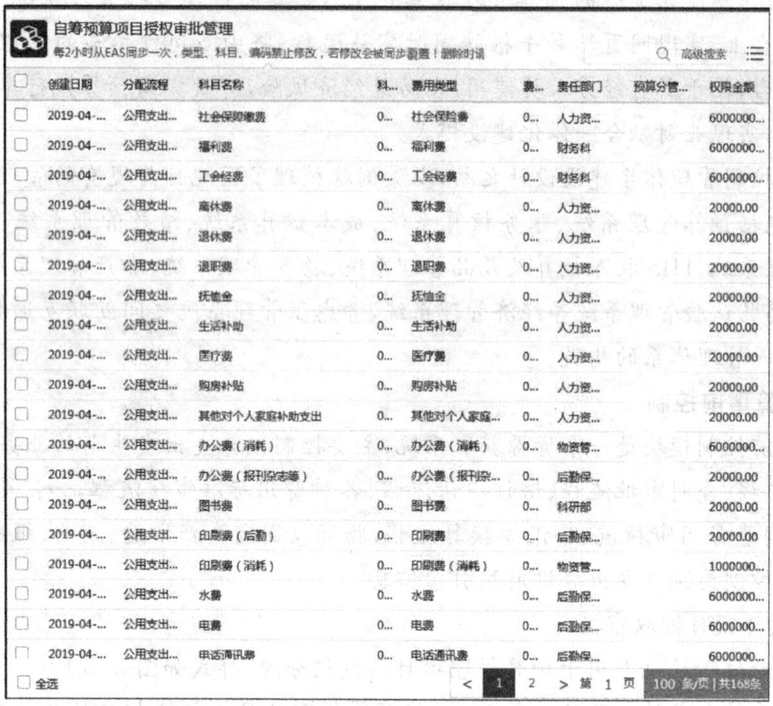

图 3-4　授权审批信息化平台

室预算申报流程和预算归口管理部门预算申报流程。

由于预算申报流程具有涉及的科室多、预算科目多、预算归口管理部门多、数据信息多等特点，为使该流程发挥最大的效用，在预算管理信息化平台后台中，专门设置预算申报科目维护模块，将基本预算科目与专项预算科目予以区分维护；由预算管理员对其设置"含义"，培训负责预算申报科目的人员能掌握了解科目概念。同时，对科目的定义中增设预算归口管理部门，预算管理员能将业务科室申报的预算项目根据预算归口管理部门进行快速的分类汇总，方便提交给相应的预算归口管理部门；对预算科目下置"明细科目"，该项目可以由预算管理员进行维护，也可由流程填报人进行填写，使得预算编制更为细化和科学。由于医院经济业务特点，预算项目多达上千个，对业务科目预算申报流程仅开放需要填报的预算项目，对预算归口管理部门开放相应的预算项目，以便于填报人在预算申报时能快速寻找需要使用的预算项目。

由于手工数据汇总的效率低且效果差，故在信息化平台报表模块中设置业务科室预算申报流程分析报表和预算归口管理部门预算申报流程分析报表。通过对流程中已嵌入信息的筛选，可以获得各种维度的分析报表。预算管理员可以通过对业务科室预算申报流程设置"预算归口管理部门"筛选项，筛选出所有科室申报的关于某个预算归口管理部门的预算报表，有效节约原来线下手工汇总所需耗用的时间和精力，具体如图 3-5 所示。

预算归口管理部门预算申报如图 3-6 所示，除了沿用业务科室预算申报流程的便利性，还增加了预算工作的信息沟通功能，即预算管理员将业务科室预算申报流程分析报表

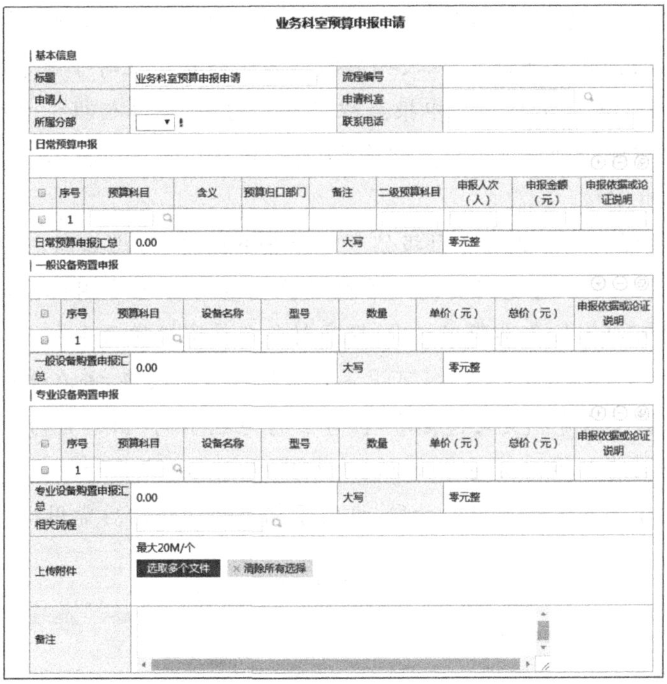

图 3-5　业务科室预算申报图

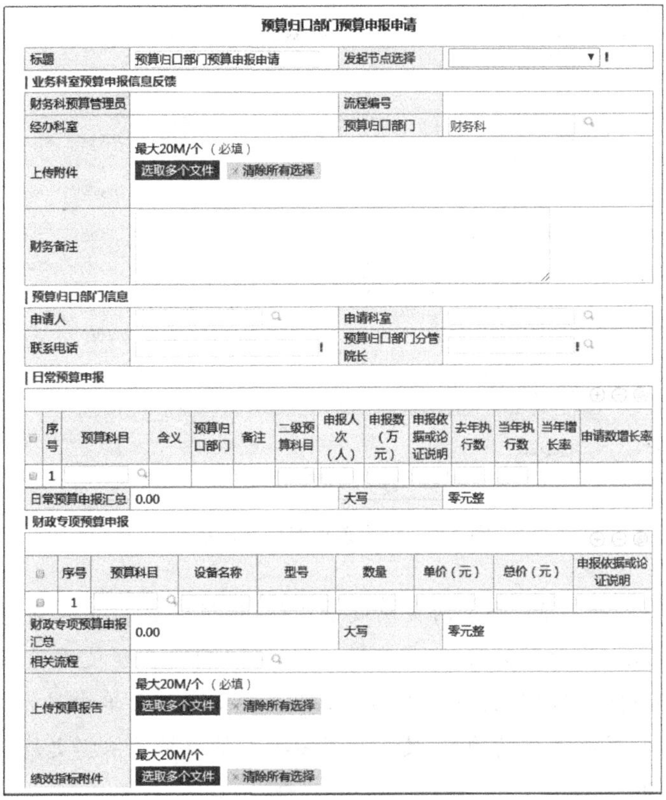

图 3-6　预算归口管理部门预算申报图

汇总的信息作为附件上传至该流程,并列明相关预算归口管理部门预算申报的要求和时间节点,发送给相应的预算业务科室,以便相应的预算业务科室及时了解掌握预算相关信息,将预算沟通环节置于流程中。预算申报流程将预算沟通、预算数据汇总统计、预算材料可追溯、预算流程可追溯等功能置于信息化平台,有效提升了预算申报工作的管理效率。

（三）费用标准审核

费用标准审核模块中可设置各种报销费用标准审核流程,比如国内差旅费、出国费、会议费、讲课费等,员工可以通过网页端或手机端自主查看各类费用标准,便于规范使用经费;同时财务人员可以审核各类费用标准,提高财务人员审核的效率和效果。

如图3-7所示,通过信息化平台,可设置费用标准审核模块,并在平台中维护各类费用规定标准,如：根据差旅费相关文件标准,区分出行地点不同、出行月份不同住宿费标准均有所不同,伙食补助费和市内交通费补贴均有相应规定。将这些标准维护在费用标准设置模块中,一方面便于不同流程表单的读取,也便于相应制度修订后费用标准的更新。

国内差旅费标准审核申请

中心办关于差旅费及公务机票购买管理实施细则

基本信息

标题	国内差旅费标准审核申请	紧急程度	正常
经办人		经办科室	
电话		编号	CLSH2020050001
所属分部		填报日期	2020-05-06
关联流程			

详细信息

人员性质	在职人员	报销途径	科研
差旅起始日期	2019-03-11	差旅结束日期	2020-01-15
申请备注	车票		

费用明细

发票照片	出差月份	地点	住几晚	人数	报销标准（元/每人每天）	开票金额	复核金额	财
车票照片.docx市内交通费报销单…	3月	上海		35	80	2789.00	2789.00	
DINGTALK_IM_1624084114.JP…	10月	上海		1	80	25.00	25.00	
车票.JPG	10月	上海		1	80	23.00	23.00	
DINGTALK_IM_682100441.JP…	10月	上海		1	80	25.00	25.00	
DINGTALK_IM_3526903128.JP…	10月	上海		1	80	25.00	25.00	
DINGTALK_IM_3174766519.JP…	10月	上海		2	80	85.41	85.41	

注意：1、如费用项目为"住宿费"，则"住几晚"为必填项，否则流程退回处理。2、报销标准为每人每天限额。3、公务机票：在职工不能自行购买，必须由公卫中心指定有订票资格的人员进行电话或网络订票。具体制度请查看中心办〔2015〕7号发文。

附件

总金额	2947.41		
单位已承担金额		个人实报实销金额	2947.41

图 3-7 国内差旅费标准审核图

出差人员可以在出行前,登录网页端或手机端,通过筛选出差地点和月份查询相应文件规定的住宿费标准、伙食费标准、市内交通费补贴,以确定合理使用范围。财务人员可以通过出差人员报账时上传的相关发票及其他附件,以及流程表单中显示的费用标准,来审核发票可报销金额,提高审核精确度,使报销时审批人员审核的依据更清晰明了。

（四）合同签审

根据合同性质类别不同,合同分为采购合同、科研合同、服务合同、基建合同、其他合同。系统对不同性质类别合同设置了不同的签审流程，在流程中嵌入党政联席会议精神通知、增设法务意见、内审室意见以及纪委书记意见，从法律及内控的角度规范合同审批。如图 3-8 所示，流程中设置合同金额，后续与报销流程对接，进行合同金额执行控制。流程中嵌入合同书名称、甲乙丙三方等合同信息，以便于利用预算管理信息化平台分析报表模块对合同审批流程进行多维度分析。

采购合同签审流程

基本信息			注：30万元以上合同请上传党政联席会议精神通知！
标题	采购合同签审流程	紧急程度	正常
经办人		经办科室	物资管理部
申请人		申请科室	物资管理部
申请日期	2019-11-04	流程编号	CGHT2019110401
详细信息			
合同类型	物流类	金额范围	30万元以上
主管科室	其他	经办方是否申请方	是
经办方申请方是否同一分管领导	是		
党政联席会议精神通知	院务会精神.JPG　525K		
合同信息			
合同书名称	合同	甲方	
乙方		丙方	
合同收付类型	付款合同	合同份数	3
合同金额（元）	1800416.00	金额大写	壹佰捌拾万零肆佰壹拾陆元整
有效期	96个月		
合同附件	合同.pdf　1223K		
中标通知书	中标通知书.pdf　44K		
其他附件			
备注	2019开办费项目		

图 3-8　采购合同签审图

（五）“三重一大”审批控制

“三重一大”集体决策是指重大事项决策、重要干部任免、重要项目安排、大额度资金的使用必须经集体讨论做出决定。属“三重一大”范围内的事项，按规定须先提交医院院长办公会（院务会）讨论决定，再提交党委会讨论决议。根据“三重一大”制度，系统中明确了哪些属于“三重一大”事项以及事项对应的金额标准。关于“三重一大”的金额，各家医院可以根据各自的业务规模以及管理规定，兼顾风险控制原则设置不同的标准。在申请院务会审核流程中和合同审批流程中嵌入“三重一大”信息，以提高党政领导班子整体工作效能，并留有过程管理痕迹，实现决策的科学化、规范化和民主化。

二、预算事中控制

预算事中控制模块主要是针对预算执行过程的控制，其根据财务预算科目的不同予以划分，一般包括行政经费支出审批流程（包括公用经费支出和人员经费支出）、科研经费支出审批流程、药物临床实验经费支出审批流程、财政专项支出审批流程、物资和固定资产采购支出审批流程、药品支出审批流程、其他往来支出审批流程等。预算事中的控制可以与审批信息的预算事前控制相关联，如“三重一大”审批流程、合同审批流程等，从而获得审批相关信息，便于审批人员的判断和决策；同时可以自动链接预算控制模块，自动获取各支出项目的预算科目及预算金额、剩余预算金额、在途资金等信息，自动扣除预算执行数，实时控制预算执行状况。

(一) 行政经费支出审批

行政经费支出预算审批流程用于医院公用经费和人员经费报销审批。该流程直接对接预算管理系统的预算管理模块，便于预算信息的直接获取或管控，同时对接账务凭证处理模块，实现账务凭证的自动生成。

如图 3-9 所示，以公用经费支出审批流程为例，该流程主要有以下特点：合同管控信息便于按照合同约定条款及付款方式等，严格合同执行管控；支出审批授权信息，控制相应责任人审批权限；预算执行管控信息控制预算执行与反馈；账务凭证借方要素，传输给凭证处理系统后，可以批量维护贷方科目，从而自动生成财务会计凭证和预算会计凭证；汇款信息便于在预算管理信息化平台后台报表模块中生成汇款信息报表，可用于出纳网银付款；成本核算信息便于成本核算数据结果的统计，通过凭证处理系统结账后，将最终成本核算所需信息传输给成本管理系统，自动生成科室成本核算报表。

公用支出预算审批流程

基本信息

标题	公用支出预算审批流程（自筹）	申请日期	2020-05-11
经办人		单据编号	GY20200379
经办人电话		所属分部	
申请人		申请科室	物资管理部
关联流程			

详细信息

支出内容	专家论证费。		
附件	专家论证表.JPG 243K 专家论证意见.JPG 250K 专家咨询费统计表.xls 22K 全部下载		
预算归口部门*	院长办公室	附件张数	1
付款方式	个人汇款	如选择"个人或供应商汇款"，但未填写对应的汇款信息，流程退回处理。	

费用明细

	序号	费用使用部门	金额	备注
	1	物资管理部	2500.00	5位专家
累计金额	2500.00	累计金额（大写）	贰仟伍佰元整	

预算信息

预算科目	行政劳务咨询（非本单位）	费用类型	行政劳务咨询
预算科目编码	0002.12.03	费用类型编码	0012
预算数	270000.00	剩余预算数	219000.00
在途资金	0.00	已执行率	18.89%
本次执行数	2500.00		

个人汇款信息

	序号	工号	姓名	科室	人员性质	金额	身份证号（非本单位职工需填）

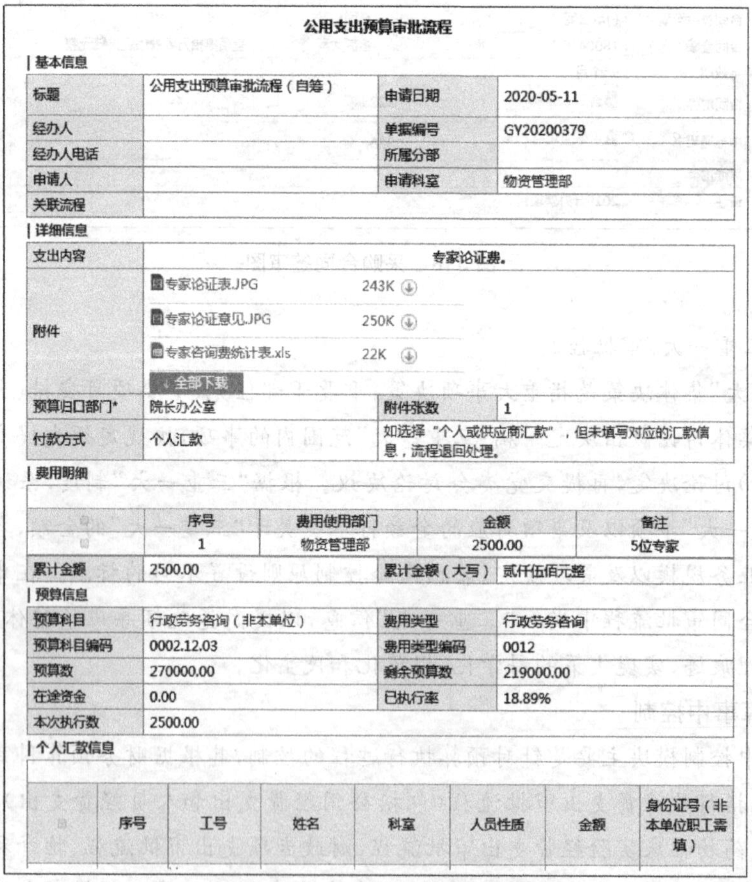

图 3-9 公用支出预算审批图

（二）财政专项支出审批

财政专项支出审批流程的审批项目包括财政专项及政府采购专项。为严格规范财政资金的使用，需单独设置此流程。该流程直接对接预算管理系统专项预算管理模块中的预算信息，以便于预算信息的实时管控；同时对接账务凭证处理模块，实现账务凭证的自动生成。

该流程主要有以下特点：涵盖支出审批授权信息、预算执行管控信息、账务凭证要素、合同金额管控信息、质保金信息、入库环节确认信息，以确保财政资金报销审批的规范性。

（三）科研经费支出审批

科研项目管理系统是科研部门建立的、专门用于科研项目管理的软件，涵盖项目立项、科研项目合同、科研课题任务书及科研课题预算明细等信息。预算审批平台上的科研经费支出审批流程直接对接科研项目管理平台中的预算信息，实现预算信息的实时获取及管控；链接账务系统的科研项目辅助核算明细库，确保流程最初发起的科研项目均为到账项目，报销审批后可自动扣减科研项目管理系统中的相应预算金额；如涉及科研经费采购固定资产或者药品耗材的，还需物资采购归口部门出入库的办理记录及负责人签名确认，从内控角度规避自行采购的风险。同时报销单对接账务凭证处理模块，便于账务凭证的自动生成。

该流程主要有以下特点：涵盖支出审批授权信息、预算执行管控信息、账务凭证要素、合同金额管控信息、入库环节确认信息，以确保科研资金报销审批的规范性。

（四）GCP[①]临床药物试验经费审批

随着具备临床试验资质的公立医院所开展的药物临床试验项目的不断增加，临床试验经费的核算和管理已经成为财务部门的重要业务之一。但由于国家层面缺乏对临床试验项目经费的管理办法，经费管理存在着以下问题和困难：①原经费管理制度中的经费分配比例过于单一，不适应医院和临床试验的发展要求；②经费管理制度更新不及时，进而影响药物临床试验的可持续发展；③项目经费超支，归还不及时；④虽然临床试验项目总经费存在结余，但由于缺乏信息系统管控及入账时间差，部分项目账面出现赤字现象，并且项目赤字涉及经费较多，如果不定期清理账务，不容易发现部分项目的赤字问题，项目经费管理不严谨；⑤原有GCP经费管理模式下，经费经办人及负责人对经费使用情况需要手工记录或者咨询财务部进行查账，无法实时获取经费收支执行情况数据，致使工作效率低，预算控制无法开展，差错率上升，存在内控风险；⑥未达成信息化管理的项目多，汇总报表数据工作量大，数据准确性欠缺，不能高效提供数据，不利于项目精细化管理。

因此，如图3-10所示，在完成经费管理系统模块的整体设计时，在系统中还建设了涵盖从项目立项、项目合同签订、收款管理、发票管理、经费预算录入分配、经费预算调整、项目支出执行、预算控制、执行统计分析、项目结项、至结余资金管理的资金全过程管控流程，并予以信息化实施，从而有效提高资金管控效率，防范内控风险。同时完成接口设计，实现

---

① 即Good Clinical Practice，药物临床试验质量管理规范。

与其他系统的对接,实现数据共享在系统管控方面,通过系统设置审批权限、项目预算、自动控制流程走向及预算额度,自动统计项目收支情况及执行进度,为项目管理提供工作举措参考建议。

GCP项目支出预算审批申请

基本信息				
标题	GCP项目支出预算审批申请- -2020-04-23	申请日期	2020-04-23	
经办人		流程编号	GCPZC20200169	
经费本编号	GKT659	项目名称(EAS)	GKT659	
是否要入库	否		如选择"是",但未填写对应的物资及固定资产入库信息,流程退回处理。	
关联流程				

报销信息				
隶属项目	GKT659	项目编号	GKT659	
费用科目	项目成本费->受试者招募费和补偿费(含交通补贴)	预算信息	授予预算总额:525,581.00 **可使用预算:58,315.10** 已使用金额:467,265.90 在途资金:0.00	
支出金额	125656.00	金额大写	壹拾贰万伍仟陆佰伍拾陆元整	
支出说明	GKT659 受试者招募费			
附件	支款单.pdf 484K ⬇ GKT659 招募协议.... 930K ⬇ 发票.pdf 376K ⬇ 第十九次院务会精神.jpg 2547K⬇ 全部下载			
入库附件				
附件张数	4	付款方式	供应商/外单位汇款	

个人汇款信息									
	序号	工号	姓名	科室	人员性质	金额	身份证号(非本单位职工需	银行名称(非本单位职工需	银行账号(非本单位职工需	(非本市)12位行号(非本单位职工需

图3-10 GCP项目支出预算审批图

该流程主要有以下特点:在内控管理方面,以内控规范为指引,设计项目经费审批流程,实现不相容岗位相分离;规范项目合同签订、采购事项、培训差旅等支出标准,规范资金使用。

在平台整合方面,项目预算事前申请、支出审批流程相关联,提升资金管控效率,手机端、电脑端操作同步,提升工作效率;完成自定义统计报表的设计开发,提升项目数据分析能力,设计开发一套适用于所有药物临床试验项目的自定义报表,对项目总体执行进度、各种类型的项目、不同期间、不同科目分别统计分析,开展经费执行分析;实现GCP项目经费信息化管控,通过GCP经费管理系统建设,在完善经费管理制度的基础上优化流程,将流程表单信息化,对包括项目立项、合同签订、发票管理、支出审批、项目结项、财务验收、结余资金管理项目资金的全过程进行系统管控,确保 GCP 项目经费支出严格按照合同约定合法合规执行;将 GCP 经费管理系统纳入医院整体 HRP 系统建设,实现经费管理系统与 GCP 项目管理系统、账务核算系统、预算管理系统、OA 审批系统的数据共享,提升工作效率与项目精细化管理水平。

(五)物资和固定资产采购支出审批

物资和固定资产采购支出审批流程直接对接账务凭证处理模块,实现物资及固定资产购置付款业务的账务凭证自动生成。由于根据物资和固定资产系统的入库凭证,可自动生成物资和固定资产购置入库账务凭证,故支出审批流程仅对入库付款信息进行审批并进行付款账务处理。

该流程主要有以下特点:物资和固定资产系统模板,可批量导入物资和固定资产系统中的入库信息;支出审批授权信息、预算执行管控信息、账务凭证要素、汇款信息,与物资和固定资产管理系统的对接,充分展示了业财融合在资产管理中的运用。

三、预算事后控制

预算事后控制系统包括预算支出审批项目凭证转换系统和预算分析系统,主要功能是对预算执行数据的统计反馈分析、账务核算系统的对接。通过预算事后控制系统与其他管理系统的无缝连接,可以增强数据分析和应用能力,发现医院运营管理中存在的问题,为医院管理提供意见和建议。

(一)自动生成账务凭证

预算支出审批项目凭证转换系统能读取办公平台中支出审批流程批准的会计凭证借方信息、物资管理系统中入库凭证借贷信息、HIS 业务系统会计凭证借贷信息,从而自动生成账务凭证。财务人员主要进行审核,大大降低了会计凭证录入人员的工作量,有效提高了工作效率,同时实现了系统数据共享,降低了二次输入的误码率,通过信息化建设实现业财融合一体化。

由于凭证信息来源于不同的业务系统,凭证处理的难易程度也不同,因此自动生成账务凭证有两种形式:一是从业务系统直接推送完整的财务会计凭证和预算会计凭证到账务系统中暂存,由会计审核无误后提交归档,该形式主要是物资系统的固定资产和物资出入库凭证,以及 HIS 系统的收入相关凭证和药品出入库相关凭证;二是从预算管理信息化平台中的各种报销流程中将每笔业务的借方信息推送到账务凭证处理系统,由出纳批量选择贷方科目,形成完整的财务会计凭证和预算会计凭证到账务系统中暂存,由会计审核无误后提交归档。

(二)产出账务系统分析报表

预算分析系统主要包括财务分析模块和预算管理模块。财务人员通过账务系统报表功能,将定期需要分析的数据转化为电子报表,结账结束后可以自动生成相应的分析报表,以提高数据汇总分析的效率。财务人员的分析工作可以转化为挖掘数据,即通过各管理系统的互联互通抓取数据,优化信息系统获取更多数据,选取数据分析维度,更好地向管理者展现数据背后所隐含的经济业务现状,并提出合理化建议及发展方向。

一般总账会计定期会在账务系统中形成一系列财务用报表,但由于数据信息庞大,财务人员手工分析汇总数据提供分析报告存在不及时、不准确和不灵活等问题。预算分析系统则能通过在账务系统、成本核算系统、HIS 系统中根据管理会计的不同需求编制自定义报表,将同比数据、环比数据、结构比数据、预算执行数据等信息反映于报表中,并根据管理需要形成不同维度的财务分析报表,结账后点击计算功能键,可自动生成各类分析报表和透视图,从而提高分析工作的效率和效果,也为建立综合运营分析系统打下坚实的基础。在此基础上,预期形成的分析数据集成化平台,充分体现了管理会计在信息系统中的运用。图 3-11 为医疗收入变动因素图。

医疗收入变动因素表

项目	本年	上年	同比变动 增减额	增减率%	因素影响
医疗	=总医疗收入预算执行表!F5	=总医疗收入预算执行	=D5-E5	=F5/E5	
其中: 药品	=总医疗收入预算执行表!F13	=总医疗收入预算执行	=D6-E6	=F6/E6	
均次费用变化对门诊收入变动的影响					=F12*D11/10000
其中, 对药品影响					=F13*D11/10000
诊次变化对门诊收入变动的影响					=F11*E12/10000
其中, 对药品影响					=F11*E13/10000
门诊诊人次数	=医疗业务数据执行表!F7	=医疗业务数据执行表	=D11-E11	=F11/E11	
门急诊次费用	=D5*10000/D11	=E5*10000/E11	=D12-E12	=F12/E12	
其中, 门急诊次均药品费用	=D6*10000/D11	=E6*10000/E11	=D13-E13	=F13/E13	
医疗	=总医疗收入预算执行表!F15	=总医疗收入预算执行	=D14-E14	=F14/E14	
药品	=总医疗收入预算执行表!F24	=总医疗收入预算执行	=D15-E15	=F15/E15	
床日费用变化对住院收入变动的影响					=F21*D20/10000
其中, 对药品影响					=F22*D20/10000
床日变化对住院收入变动的影响					=F20*D21/10000
其中, 对药品影响					=F20*D22/10000
实际占用床日数	=医疗业务数据执行表!F15	=医疗业务数据执行表	=D20-E20	=F20/E20	
其中, 实际占用床日费用	=D14*10000/D20	=E14*10000/E20	=D21-E21	=F21/E21	
其中, 实际占用床日药品费用	=D15*10000/D20	=E15*10000/E20	=D22-E22	=F22/E22	
医疗	=D14	=E14	=D23-E23	=F23/E23	
其中, 药品	=D15	=E15	=D24-E24	=F24/E24	
出院者均次费用变化对住院收入变动的影响					=F30*D29/10000
其中, 对药品影响					=F31*D29/10000
累计出院病人数对住院收入变动的影响					=F29*E30/10000
其中, 对药品影响					=F29*E31/10000
出院病人数	=医疗业务数据执行表!F10	=医疗业务数据执行表	=D29-E29	=F29/E29	
出院病人次均费用	=D23*10000/D29	=E23*10000/E29	=D30-E30	=F30/E30	
出院病人次均药品费用	=D24*10000/D29	=E24*10000/E29	=D31-E31	=F31/E31	

图 3-11 医疗收入变动因素图

（三）设置后台统计分析管理功能

预算管理信息化平台是一个集成化平台,所有职能科室都可以经预算管理办公室统一核准后,在此平台上将涉及业务活动的审批流程予以维护;也可以实施与相应的管理系统进行联通,将一些数据及信息进行互相读取和共享,有效提升预算管理工作效率。平台所涵盖的信息量非常庞大且运用有效。

预算管理信息化平台可以在后台设置报表分析模块,根据使用者需求产出不同的统计数据,如根据不同的合同审批类型统计审批次数及审批金额、发票签批的笔数等。平台的构建旨在利用流程表单中的信息为管理者提供多维度的分析报表,以便于用于工作总结和管理决策。

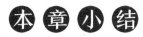

　　全面预算管理是反映医院在一定的期限内对各项业务活动做出的总体预测计划。医院应根据现代医院管理制度的要求以及公立医院高质量发展的意见,建立健全全面预算管理制度。本章涵盖了医院预算管理概述,以及包括预算编制、审批与下达、执行、分析与反馈、调整、决算和考核等重要环节在内的预算全过程闭环式管理流程描述。实施预算全过程管理的同时,应注重对预算项目的绩效管理,包括绩效目标管理、绩效跟踪与评价、绩效评价结果应用以及绩效评价信息公开等环节。本章的案例研究阐述将医院全面预算管理与经济活动的业务环节相融合,建立预算事前控制、事中控制与事后控制相结合,资金流、物流与信息流相统一的预算管理信息化平台,通过信息化手段提升医院的预算管理效率。做好预算收支控制的同时,也应不断完善各类项目经费的管理,如科研项目经费以及药物临床试验经费的信息化管理,提升各类项目经费管理效率。预算管理应从管理会计的角度根据不同需求产出管理会计报表,以便于管理决策。医院预算管理通过合理分配人、财、物等资源,预测内外部政策影响与需求,监控医院发展目标的实施进度,并将预算管理与成本管理、绩效管理相结合,有效促进医院发展战略目标的实现。

　　【关键概念】　全面预算管理、全过程管理、绩效评价、信息化平台
　　【思考拓展】
　　1. 如何将贵单位的战略目标与预算管理相结合?
　　2. 如何通过作业预算将预算管理与成本管理有机结合?
　　3. 结合贵单位实际情况,试设计贵单位的预算考核指标体系及其相关权重。

第四章

医院资产管理

第一节 医院资产配置概述

一、医院资产配置的含义

医院资产，是指医院占有、使用的，依法确认为医院所有，能以货币计量的，并能给医院带来一定的经济利益的经济资源。

医院资产配置是指财政部门、主管部门、医院根据医院履行职能的需要，按照国家有关法律、法规和规章制度规定的程序，通过购置或者调剂等方式为医院配备资产的行为。

医院资产配置应当符合以下条件：①现有资产无法满足医院履行职能的需要；②难以与其他单位共享、共用相关资产；③难以通过市场购买产品或者服务的方式代替资产配置，或者采取市场购买方式的成本过高。

医院资产配置应当符合国家卫生健康委员会、住房和城乡建设部以及国家发展和改革委员会等部门联合发布的《综合医院建设标准（2021 版）》《精神专科医院建设标准（2016版）》《中医医院建设标准（2021 版）》等规定的配置标准，严格坚持"从实际出发，从严控制、合理配置"的原则。

二、医院资产配置的基本原则

（1）统筹规划原则。医院资产配置应符合所在地区城镇总体规划、区域卫生规划和医疗机构设置规划的要求，充分利用现有卫生资源和基础设施条件，避免重复建设。

（2）科学布局原则。医院资产配置应符合国家现行的有关标准、规范和定额、指标的规定。

（3）协调发展原则。医院资产配置应根据医疗服务需求，坚持医院公益性为前提，合理确定资产规模，满足医院功能需要，充分发挥投资效益，提高医疗服务能力。

三、医院资产配置的主要指标和具体要求

本书以《综合医院建设标准(2021版)》为例,具体解释医院资产配置的主要目标和具体要求。

综合医院的建设规模,应根据当地城市总体规划、区域卫生规划、医疗机构设置规划、服务人口数量、经济发展水平、疾病谱和发病率、卫生资源和医疗保健服务的需求状况进行综合平衡后确定。

综合医院的资产配置,主要由场地、房屋建筑、建筑设备和医疗设备等项目组成。场地包括建设用地、道路、绿地、室外活动场地和停车场等。房屋建筑主要包括急诊、门诊、住院、医技科室、保障系统、行政管理和院内生活用房等。建筑设备包括电梯、物流、暖通空调设备、给排水设备、电气设备、通信设备、智能化设备、动力设备、燃气设备等。医疗设备是指单独或者组合使用于人体的仪器、设备、器具、材料或者其他物品,也包括所需要的软件。

医疗设备是医院资产的重要组成部分,对提供优质的医疗服务至关重要。据统计,我国各级医疗机构医疗设备总资产在医院资产的平均占比超过50%。因此,以下主要阐述医疗设备配置的主要指标和具体要求。

随着医疗技术的不断进步,医院设备配置数量与种类也日益增加与更新。现阶段医院设备预算编制要根据医院基本情况、运行绩效、疾病手术覆盖、临床专科服务能力、医技科室服务能力、临床路径单病种等情况,充分结合医院发展规划,资金落实,医疗、教学、科研需求,现代医疗科技发展趋势,所在地区经济发展状况,设备厂商维修支持等因素,既要考虑经济实用,又要关注医疗设备技术发展,列明需要,综合平衡后制订。

一般医疗设备的配置,应根据医院的不同功能、专科特长和所承担的医疗诊断、疾病预防、康复保健工作任务,参照有关基本医疗装备配置标准的规定执行。

大型医用设备的配置,应按国家相关规定执行。配置大型医用设备要充分兼顾技术的先进性、适宜性和可及性,促进区域卫生资源共享。

在制订医院设备配置时需遵循与医院建设、规划、配置标准等相关的政策、法规、区域性文件及相关临床医技质控等管理规定,以保证配置设备合理、合法、合规、合用。具体政策、法规等管理规定包括但不限于《医疗机构管理条例》《医疗机构设置规划指导原则(2021—2025年)》《三级综合医院医疗服务能力指南(2016年版)》《三级医院医疗设备配置标准》《中医医院医疗设备配置标准(试行)》《县级医院医学装备配置标准》《大型医用设备配置与使用管理办法》等。

第二节　医院资产配置及使用管理程序

医院应建立由院领导直接领导,以财务处为常设机构,以医学装备处、后勤保障处、基

建处、药剂科、审计处等部门参与的管理机构,负责全院资产的配置和使用管理工作。

医院资产实行院、科两级负责制。科主任(或部门负责人)对本科室(部门)固定资产管理负总责。各科室(部门)对所领用的资产负有保管权和使用权,确保设备设施的安全与完整。

医院所有资产统一领导、统一管理、统一调配、统一计划、统一核算。建立资产从"购买(建造)—入库(装备、后勤、基建、药剂)—出库、科室领入—科室消耗—成本核算"严密的流程管理制度,完善财务部门、资产管理部门、使用科室"三账一卡"制度,保证账账、账卡、账实相符,并健全资产保管使用制度,保障资产管理有章有序。

一、医院资产配置管理程序

医院配置资产要履行合法的审批程序。年度部门预算编制前,医院资产管理部门会同财务部门审核资产存量,提出下一年度拟购量限额以上资产计划,报主管部门审核。主管部门根据各单位资产存量状况和有关资产配置标准,汇总各单位资产购置计划,报同级财政部门审批。同级财政部门根据主管部门审核意见,对资产购置进行审批。经同级财政部门批准的资产购置计划,医院应当列入年度部门预算,并在上报年度部门预算时附送批复文件等相关资料,作为财政部门批复部门预算的依据。

医疗设备的配置管理包括如下内容:

(1)大型设备的配置规划的购置审批管理。医院申请配置大型医用设备,应当符合大型医用设备配置规划,与其功能定位、临床服务需求相适应,具有相应的技术条件、配套设施和具备相应资质、能力的专业技术人员。医院配置的大型医用设备应当依法取得医疗器械注册证或备案凭证。申请配置甲类大型医用设备的,向国家卫生健康委员会提出申请;申请配置乙类大型医用设备的,向所在地省级卫生健康行政部门提出申请。医院取得大型医用设备配置许可证后应当及时配置相应大型医用设备,并向发证机关报送所配置的大型医用设备相关信息。医院申请配置大型医用设备当如实、准确提交下列材料:①大型医用设备配置申请表;②医疗器械使用单位执业许可证复印件(或医疗器械使用单位设置批准书复印件,或符合相关规定要项的从事医疗服务的其他法人资质证明复印件);③统一社会信用代码证(或组织机构代码证)复印件;④与申请配置大型医用设备相应的技术条件、配套设施和专业技术人员资质、能力证明材料。

(2)医疗设备年度预算的购置审批管理。各科室应根据业务发展和实际需要,于每年年中,在规定时间内通过 OA 系统向医学装备处提出购置申请。医学装备处进行汇总、初步审核后提交设备管理委员会讨论审核。审核通过的购置预算,报院长办公会和党委会审核,通过后报院预算管理委员会纳入医院下一年度的预算。医学装备处根据医院下达的年度预算,按照临床科室的需求,有序安排采购。

(3)计划外设备购置审批管理。没有纳入年度预算而实际工作中确实急需购买的医疗设备,由使用科室在 OA 系统上提出计划外购置申请。专用设备总价低于 5 万元的,由分管院长审批;专用设备总价大于等于 5 万元的,须报院长办公会和党委会审批。

（4）租用、借用设备审批管理。由使用科室通过 OA 系统提出申请，说明租用、借用事由，并进行成本效益、社会效益分析，先后由科主任、医学装备处、财务处、审计处、监察处等部门审核。职能部门审核通过的租用、借用申请，由医学装备处向院长办公会和党委会汇报、审核，必要时由使用部门科主任参加。同意租用、借用的固定资产，经固定资产管理员审核三证齐全的，签订租用、借用协议，由医学装备处参照固定资产管理独立造册。

（5）捐赠设备的审批管理。接受捐赠的医疗设备，必须以医院法人名义接收，任何科室和个人一律不得接受捐赠。初步达成捐赠意向的，由医学装备处向院办统一申请，走 OA 审批流程。OA 审批流程通过的，与捐赠方签订捐赠协议，并办理捐赠设备的入库及领用手续。捐赠设备金额大于 1 500 元以上的，应按固定资产相关规定进行管理。

（6）科研教学设备的购置审批。因教学、科研等需要购置新的固定资产，须向预算管理部门提出申请，审批通过后由医学装备处转采购中心按照流程采购。

二、医院资产使用管理程序

医院应根据医院资产不同类别和特性，针对货币性资产、库存物资、固定资产、无形资产、对外投资等不同形式的资产制定使用管理的具体制度和流程。本章主要围绕医疗设备等固定资产的使用管理进行阐述。

（一）医疗设备的使用管理

1. 医疗设备的购置

购置医疗设备应签订购置合同，收到设备以后由医疗设备管理部门审核是否与合同一致，验收合格以后填写一式两联的"新建（购置）医疗设备验收交接记录单"，交接记录应详细填写医疗设备名称、计量单位、规格型号、制造单位、医疗设备原价、使用部门等，并同时对医疗设备进行编号。一联留存、归档，另一联交财务处。财务处根据验收单及发票进行相应的账务处理。领用时应填写一式两联的固定资产出库单，一联由固定资产管理部门留存，另外一联随卡片一起归档到领用科室的"财产分户账"。

2. 大型设备评价与考核

（1）有配置许可证的甲乙类设备，自安装验收后，需每年对照其购置前的论证进行经济效益和社会效益评价，并将结果反馈给使用科室负责人，上报院领导，提交相关会议，作为后期制定设备配置的重要依据。

（2）自筹资金购买可以收费的大型设备，需每季度进行分析评价，并将结果反馈给临床，在适当院级会议上进行点评，并作为以后进行购置评审的重要依据。

3. 医疗设备的调拨、转移及闲置处理

（1）各科室领用的医疗设备，不得随意变动，如因工作需要发生医疗设备移交、变更时，须到医学装备处办理调拨变更手续，由调入、调出科室的医疗设备管理员双方签字确认，同时通知财务处将相关的医疗设备卡片内容进行变更。

（2）未经有关部门的同意，各使用科室无权办理设备转移及处理，一经发现，将追究经办人的责任。

（3）对于科室长期闲置不用的医疗设备，可由医学装备处根据实际情况合理调配给有需求的科室，提高资产的利用率。

（4）使用部门领用比较贵重、方便携带的设备时，医疗设备管理者需登记到具体人。当管理者辞职或其他岗位变动时，应将该设备归还科室，由科室负责人另外指定专人负责，医学装备处固定资产管理员进行监交，并更新固定资产卡片。

（5）医疗设备的清查盘点：①为保护医疗设备的安全与完整，医学装备处会同财务部门及使用科室，对医疗设备进行定期清查、盘点，以掌握医疗设备的实有数量，查明有无丢失、毁损或未列入账的医疗设备，保证账实相符。②盘点结束以后，盘点人员和使用医疗设备科室的负责人在固定资产盘点表上面签字，对清查盘点中出现的盘盈、盘亏等问题，要及时查明原因，由责任科室写出书面说明，由相关管理部门审核批准以后，财务处对医疗设备盘盈、盘亏进行相应的账务处理。③医疗设备毁损，查明是人为因素造成的，应当追究当事人责任。根据设备残值和事性实况，当事人承担部分或全部赔偿责任，并报设备管理委员会核准。

（二）医疗设备报废处置

（1）使用部门有需要报废的医疗设备，应通过 OA 系统由提出申请。

（2）维修组接到医疗设备报废申请后，应到达现场与实物核对该设备名称、型号、固资编号、设备原值、购置日期等相关信息，确定是否在账。符合下列条件之一的允许继续报废流程：①影响使用安全、维修费用比例过高；②性能下降、或维修后达不到设备性能要求、或技术落后将要淘汰；③国家有关部门公布淘汰、禁止产品；④原产品已停产、无零配件供应；⑤使用年限超时；⑥未达到国家计量标准又无法矫正修复、特殊设备强检不合格；⑦相关试剂耗材无注册证亦无替代产品；⑧设备残缺不全或丢失；⑨其他（请说明）。

（3）符合上述条件之一的，维修组在 OA 上签署审批意见，将该设备作待报废医疗设备收回废旧设备仓库暂存，并做好登记和统计工作。

（4）以上待报废医疗设备，由维修组收集整理，报医院资产管理委员会讨论审核。

（5）经医院资产管理委员会审核批准报废医疗设备后，按规定需要进行评估或鉴证国有资产的，应委托具有相关资质的中介机构对国有资产进行评估或鉴证。

（6）上述中介机构出具《因资产报废处置行为涉及的部分资产评估报告》后，医学装备处将报废清单以及该报告报财务处。

（7）《因资产报废处置行为涉及的部分资产评估报告》一式五份，两份上报上级主管部门，一份报院办，一份报财务，一份由医学装备处档案留存。

（8）财务处在主管财政部门网上填写《事业单位国有资产处置申请表》，并将明细和汇总表打印，分别由医学装备处、财务处和院领导审签。

（9）医学装备处将医院国有资产处置申请、《事业单位国有资产处置申请表》和《因资产报废处置行为涉及的部分资产评估报告》一起上报上级主管部门。

（10）收到《事业单位国有资产处置批复书》后，财务处、医学装备处分别及时进行做销账处理。

（11）报废医疗设备的处置，应当通过拍卖或竞价的形式，卖给有废品回收资质的公司。处置价格不得低于资产评估报告的残值 10%；低于 10% 的，应当重新进行评估。

（12）与废品回收公司签订处置协议，购买方需承诺所购报废的医疗设备不得作二手医疗设备使用或销售。

（13）医疗设备处置残值收入，应全额上交医院财务处。

（14）医疗设备处置残值收入，应在当年院务公开中公示。

（15）同意报废的设备，由使用科室提出，应优先安排设备更新。

（三）医疗设备管理工作考评

（1）医疗设备的管理工作应纳入各科室管理工作的重要内容，做到合理使用、妥善保管，其利用率、完好率等指标应作为衡量管理好坏的重要考核依据，对因玩忽职守或违反操作规程，造成财产损失者，当事人或科室必须写出书面报告说明原因，根据情节对当事人或者科室做出处罚。对于积极提高医疗设备利用率，保养良好延长医疗设备使用期限，取得较好社会效益和经济效益的科室和个人，应给予一定的奖励。

（2）每年在全院范围内评选资产管理先进集体奖若干，鼓励重视资产管理的先进科室和个人。

第三节　医院资产配置效益分析

随着社会经济的发展和科学技术的进步，越来越先进的医疗设备被广泛应用于医院的教学科研和诊疗工作之中，有效地提高了医院的社会效益以及经济效益。医疗设备作为医院固定资产的基础组成部分之一，对医疗设备的效益分析对于医疗设备的管理有着极其重要的作用。

随着医院的医疗设备投入由粗放型管理向精细化管理转型，逐步转向以成本控制为核心的经济管理，医院如何运用管理会计的工具，开展医院资产尤其是大型医疗设备的效益分析研究，包括医疗设备的配置管理、使用管理以及绩效管理，对控制医院运行成本，提高资产使用效率，推行精细化管理，具有重要的现实意义。

以下分别介绍经济效益分析评估法、使用效率分析评估法、成本效益分析法、资产经济寿命周期法、全生命周期成本法等五大类适用于医院资产配置和使用效益的评估方法。

一、经济效益分析评估法

（一）直接经济效益分析评估

1. 静态投资分析

1）全年净利润

其计算公式为：

$$全年净利润(年度净收益) = 年收入 - 年总支出$$

其中：年总支出包括水电费用、人员费用、无形资产摊销、维保费、折旧费以及耗材费等。

2）投资收益率

投资收益率是指计算项目在正常投入使用的条件下，项目净收益占项目初始投资的比率。该指标在一定程度上反映了投资效果的优劣，投资收益率越高，表示经济效益越好。其计算公式为：

$$投资收益率 = 年度净收益 \div 初始投资额 \times 100\%$$

3）投资回收期

是指收回投资成本所需要的时间。投资回收期越短，表明资金回收的速度越快，投资的风险越小。若为负数则亏损。其计算公式为：

$$投资回收期 = 设备价格(初始投资额) \div 年净利润$$

4）百元医疗设备固定资产医疗收入

其计算公式为：

$$百元医疗设备固定资产医疗收入 = 年内实现医疗收入(不含药品收入) \div 平均医疗设备固定资产总额 \times 100\%$$

2. 动态投资分析

动态投资分析是在分析时充分考虑投资的时间价值，长期投资时间是影响投资的重要因素，在设备购置时考虑了货币的通货膨胀率及贷款利率等问题。

1）净现值分析

投资项目若干年后的收益与现在同样币值的收益是不等同的。因此，在效益分析中，往往需要把未来的现金流转换成现值来统一比较。净现值法是在考虑货币时间价值的条件下，项目净收益按行业基准折现率折现之后与初始投资之间的差额。通过计算达到使用期限后的净现值与初始投资成本进行比较，或将各种方案的净现值进行相互比较，来选择最优投资方案。净现值越大盈利越高，当净现值为0时，偿还本息后一无所获。当净现值为负数时，该项目收益不足以偿还本息。其计算公式为：

$$净现值(NPV) = \sum_{n=0}^{N} CF_n (1+K)^{-n}$$

其中：N 为计算期年数；CF_n 为第 n 年度的净收益；K 为折现率。

【例4-1】 某公立医院原来已有64排CT，由于临床使用需求不断上升，要求增加配置CT一台，由于资金有限，在选择64排和32排的过程中，运用净现值法进行对比分析，详见表4-1。

表 4-1　64 排 CT 与 32 排 CT 净收益现值对比　　　　　　　　　单位：万元

年份	64 排 CT					32 排 CT				
	成本	收入	成本现值	收入现值	净收益现值	成本	收入	成本现值	收入现值	净收益现值
0	600	0	600	0	−600	320	0	280	0	−280
1	120	480	109.09	436.36	327.27	64	400	58.18	363.64	305.46
2	120	480	99.17	396.69	297.52	64	400	52.89	330.58	277.69
3	120	480	90.23	360.9	270.67	64	400	48.13	300.75	252.62
4	120	480	82.19	328.76	246.57	56	400	38.36	273.97	235.61
5	120	480	74.53	298.14	223.61	56	400	34.78	248.45	213.67
6	1 200	2 400	1 055.21	1 820.85	765.64	560	2 000	58.18	1 517.39	1 005.05

表 4-1 显示，64 排 CT 购入成本为 600 万元；32 排 CT 购入成本为 320 万元。同样使用 5 年后，64 排 CT 的净效益现值为 765.64 万元；32 排 CT 的净效益现值为 1 005.05 万元，远远高于 64 排 CT。因此，选择 32 排 CT 能够获得最大社会效益和经济效益。

2）本量利分析

本量利分析（cost-volume-profit analysis）也称保本分析或盈亏平衡分析，是指在变动成本计算模式的基础上，以数学化的会计模型与图文来揭示固定成本、变动成本、销售量、单价、销售额、利润等变量之间的内在规律性的联系，为预测决策和规划提供必要财务信息的一种定量分析。其计算公式为：

保本服务量＝固定成本÷（次均收费－单位变动成本）

安全边际服务量＝预计服务量－保本服务量

安全边际率＝安全边际服务量÷年预计服务量×100%

本量利分析的优点在于可结合业务情况与设备运营成本进行效益分析，准确度与参考价值更大；缺点在于变动成本具有浮动性，不是固定值，统计比较复杂。

【例 4-2】　本例以某医院 2 台 MRI 设备 2018 年和 2019 年的运行数据为基础，采用本量利分析法对医疗设备的运营效率进行分析。具体分析过程如下。

步骤 1：分析对象

医院 MRI 设备基本情况如表 4-2 所示。

表 4-2　医院 MRI 设备基本情况

设备名称	MRI 1.5T	MRI 3.0T
设备原值（万元）	1 000	1 500
购入年份	2015 年	2017 年
折旧年限	6 年	6 年

步骤2：确定设备收入及成本

设备运行收入数据由从医院 HIS 系统计算取数，按与设备直接相关的收费项目医疗收入统计。

设备运行成本范围的确定以全成本的理念进行计算，既包含设备运行的直接成本，也包含分摊的间接成本及资金占用产生的机会成本。设备运行所有的支出，按医院的业务特点和各类支出费用的经济性质，结合医疗设备成本的特殊情况，最终设备的总成本包括以下 10 项：设备折旧费、设备保修费用、设备年维保费用、人员经费、卫生材料费、房屋折旧费、水电能耗的分摊费用、日常办公费用、管理费用的分摊和设备投资额的机会成本。其中，设备投资额的机会成本是指假设不存在资金使用冲突的条件下，把购买设备的资金以银行一年期的利率存入银行产生的利息收入（假设：一年期存款利率为 3.5%）。医院 MRI 设备成本明细如表 4-3 所示。

表 4-3　医院 MRI 设备成本明细　　　　　　　　　　　　单位：万元

项目	MRI 1.5T		MRI 3.0T	
	2018 年	2019 年	2018 年	2019 年
成本总额	400.16	440.26	616.07	655.74
变动成本小计	271.64	311.74	194.53	234.20
卫生材料费	97.73	102.06	62.57	74.89
人员经费	107.56	135.96	68.86	87.03
日常办公费用	4.81	7.57	3.08	5.56
设备维修费用	5.29	6.34	3.39	4.06
水电能耗的分摊费	56.25	59.81	56.63	62.66
固定成本小计	128.52	128.52	421.54	421.54
设备折旧费	—	—	257.14	257.14
房屋折旧费	0.4	0.4	0.4	0.4
设备年维保费用	65.00	65.00	110.00	110.00
设备投资额的机会成本	63.12	63.12	54.00	54.00

步骤3：分析设备经济效益

大型设备运行的经济效益可以通过本量利分析来计算盈亏平衡点的工作量来评价。医院 MRI 设备经济效益分析如表 4-4 所示。

表 4-4　医院 MRI 设备经济效益分析

项目	MRI 1.5T		MRI 3.0T	
	2018 年	2019 年	2018 年	2019 年
年收入（万元）	1 008.13	1 017.12	821.34	949.87
年总工作量（次）	16 609	16 677	10 632	12 237

项目	MRI 1.5T		MRI 3.0T	
	2018 年	2019 年	2018 年	2019 年
均次费用(元)	606.98	609.89	772.52	776.20
单位变动成本(元)	163.54	186.92	182.96	191.38
单位边际贡献(元)	443.44	422.97	589.56	584.82
固定成本(万元)	128.52	128.52	421.54	421.54
盈亏平衡工作量(次)	2 898	3 039	7 150	7 208
盈亏平衡点作业率	17.45%	18.22%	67.25%	58.90%
安全边际率	82.55%	81.78%	32.75%	41.10%
设备投资收益率	33.71%	31.99%	13.31%	19.07%

本量利分析中安全边际率越高，经营风险越小，运行效益越不错。由表 4-4 可以看出，MRI 1.5T 和 MRI 3.0T 两台设备在 2018 年和 2019 年都有盈利，其中 MRI 1.5T 的安全边际率较高，两年的平均安全边际率为 82% 左右；MRI 1.5T 的投资收益率也较高，两年的平均收益率为 32% 左右。但进一步分析可以看出，虽然 MRI 3.0T 的单位边际贡献大于 MRI 1.5T，但由于 MRI 3.0T 的投资成本是 MRI 1.5T 的 1.5 倍左右，因此 MRI 1.5T 的投资收益率反而大于 MRI 3.0T。

除此之外，医院管理实践中还有采用内含报酬率法(internal return rate method)、现值指数法(present value index method)等多种工具和指标方法对医疗设备的经济效益进行分析评估。

（二）间接经济效益分析评估

资产间接效益是指由于新资产的购置使用而使医院业务量增加等所带来的效益增长部分，包括增加的门诊业务量和住院业务量等。间接经济效益以直接经济效益为基础。直接经济效益是项目投资直接得到的，并能直接计量的经济效益，间接经济效益是不能直接得到、不能直接计量，而给予其他部门、医院及社会的经济效益。评价项目投资的经济效益，不能只看直接经济效益，而应当把直接经济效益和间接经济效益统一起来，才是全面的。在医院里，如果是检查类资产，常以评价住院业务量考虑资产的间接效益；如果是治疗类资产，则常以评价治疗类资产所带来的检查业务量增加为主。

二、使用效率分析评估法

使用效率分析评估法的常用指标和计算方法如下：

(1) 使用人次：设备每天、周、月、年的实际开机服务人次。

(2) 使用时间：设备的实际开机使用时间(按周、月、年)。

(3) 开机率(周、月、年)：开机率＝(开机天数÷工作日天数)×100%。

（4）设备使用率：设备使用率＝（实际工作时数÷额定工作时数）×100％。

（5）设备完好率：设备完好率＝（标准机时－故障时间）÷标准机时×100％。其中，标准机时是指国家法定工作时间（天数×小时）；故障时间是指因设备自身故障不能正常使用的时间。

（6）功能利用率：反映大型医用设备功能的利用情况。功能利用率＝使用功能数÷配置功能数×100％。其中，使用功能数是指大型医用设备已使用的功能数；配置功能数是指大型医用设备所配置的功能数。

（7）工作量预测符合率：反映大型医用设备预测工作量的实现程度。工作量预测符合率＝实际工作量÷预测工作量×100％。其中，实际工作量是指既定时间内，大型医用设备检查或治疗的实际病例数；预测工作量是指大型医用设备配置论证时预测的检查或治疗病例数。

（8）有效利用率：有效利用率＝单台设备使用率×检出阳性率。其中，设备使用率＝（实际工作时数÷额定工作时数）×100％，检出阳性率＝（检查阳性人次数÷检查总人次数）×100％。

（9）医疗设备固定资产平均服务量：每万元医疗设备固定资产平均服务量＝（门急诊人次＋出院人数×3×本院平均住院天数）÷年平均医疗设备固定资产总额×10 000。其中，年平均医疗设备固定资产总额＝（医疗设备资产总额年初数＋医疗设备资产总额年末数）÷2。

三、成本效益分析法

成本效益分析（cost-benefit analysis）通过比较项目的全部成本和效益来评估项目价值。成本效益分析法作为一种经济决策方法，将成本费用分析法运用于医院管理部门的计划决策之中，以寻求在投资决策上以最小的成本获得最大的收益。

成本效益分析法的基本原理是：针对某项支出目标，提出若干实现该目标的方案，运用一定的技术方法，计算出每种方案的成本和收益，通过比较方法，并依据一定的原则，选择出最优的决策方案。在该方法中，某一项目或决策的所有成本和收益都将被一一列出，并进行量化。一般医疗机构对于成本效益分析的期望是达到以下要求：①成本尽量低，效果尽量好；②明确成本上限；③明确期望效果下限；④不同方案之间的效果应该具有可比性。

（一）分析步骤

（1）明确比较方案。

（2）明确最后目的。

（3）确定方案效果。

（4）进行成本排序。

（二）分析比较的原则

（1）成本相等，比较效果。

（2）效果相等,比较成本。

（3）成本和效果都不同,比较单位效果的平均成本。

（4）成本、效果都可以变化时,计算增量成本和增量效果的比率。

【例4-3】 在表4-5的4种医用耗材中选择性能价格比最高的产品,分析过程如下:

（1）耗材1和耗材3效果相同,选择价格低的,因此选耗材1。

（2）耗材2和耗材3价格相同,选择效果好的,因此选耗材2。

（3）耗材1与耗材2比较,效果只差1分,价格差50元,最后选定耗材1。

表4-5　医用耗材价格对比

种类	手术效果	手术时间	减少用药	缩短住院	累计得分	价格(元)
耗材1	12分	10分	10分	12分	44分	250
耗材2	15分	8分	8分	14分	45分	300
耗材3	10分	14分	8分	12分	44分	300
耗材4	8分	12分	10分	12分	42分	400

四、资产经济寿命周期法

（一）资产的寿命周期

资产的寿命周期从不同角度考察有自然寿命周期、技术寿命周期和经济寿命周期三种。

（1）自然寿命周期指设备从全新状态开始使用直到因有形磨损而不能继续使用、报废为止所经历的时间。它主要是由设备的有形磨损所决定的。做好设备的维修与保养,虽然可以延长设备的自然寿命,但是不能从根本上避免设备的磨损。任何一台设备磨损到一定程度时,都必须进行设备更新。

（2）技术寿命周期指设备从开始使用到因技术落后而被淘汰所经历的时间,即设备在市场上维持其价值的时期。它是由设备的无形磨损所决定的,它一般比自然寿命要短。科技进步越快,技术寿命越短。

（3）经济寿命周期是指设备从投入使用的全新状态开始,到因继续使用经济上已经不合理为止的整个时间过程。它是由有形磨损和无形磨损共同作用决定的,一般是设备的最合理的使用年限。

（二）设备经济寿命的测算方法

1. 折旧率法

若设备折旧率充分考虑了设备的有形磨损和无形磨损,其值由2011年发布的《医院财务制度》中规定的医院固定资产折旧年限加以确定,则用折旧率法预测设备经济寿命期是合理的和可行的。

2. 成本法

成本法是测算资产总成本最低的使用年限,该使用年限即为设备经济寿命期。

3. 动态分析法

一般而言,设备经济寿命的测算分为静态和动态两种模式,两者的区别在于是否考虑资金时间价值。动态分析法是指考虑了资金时间价值因素的分析方法。

设 N 为设备的使用年限,P_0 为设备的原始费用,P_N 为设备使用到 N 年末的残值,C_i 为第 i 年的设备使用费(包括运行费 O 和维修费 M)。

1) 静态模式

静态模式就是不考虑资金时间价值的基础上计算设备年平均使用成本 AC_N。AC_N 的最小值的 N 就是设备的经济寿命。其计算公式如下:

$$AC_N = \frac{P_0 - P_N}{N} + \frac{1}{N}\sum_{t=1}^{n} C1$$

其中:$\dfrac{P_0 - P_N}{N}$ 为设备的平均年度资本消耗成本;$\dfrac{1}{N}\sum_{t=1}^{n} C1$ 为设备的平均年度经营成本。

2) 动态模式

动态模式就是考虑资金时间价值的情况下计算设备年平均使用成本 AC_N。AC_N 的最小值的 N 就是设备的经济寿命。设基准收益率为 i,则 AC_N 的计算公式如下:

$$AC_N = \left[P_0 - P_N\left(\frac{A}{P}, i_c, N\right) + \sum_{t=1}^{N} C_t\left(\frac{P}{F}, i_c, t\right)\right]\left(\frac{A}{P}, i_c, N\right)$$

通常,新设备是原始费用高但运行和维护成本低,而旧设备恰恰相反。实际上,一台新设备投入使用后,随着使用年限的延长,平均每年分摊的设备原始费用将越来越少;而与此同时,设备的使用费用却是逐年增加的。因此,随着使用年限的延长,平均每年分摊的原始费用会随着使用费用的增加而减少,直至原始费用的减少不足以抵消使用费用的增加,显然这时继续使用设备并不经济,所以就存在设备的经济寿命。如果过了设备的经济寿命还继续使用设备,经济上是不合算的,称为"恶性使用阶段"。设备的经济寿命是指设备的平均费用最低的使用年限,如图 4-1 所示,N_0 为设备的经济寿命。

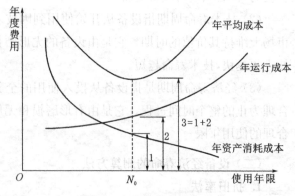

图 4-1　设备的经济寿命

(三)医疗设备的经济寿命与更新决策

设备更新决策是指决定继续使用旧设备还是购买新设备。设备更新的理论基础是设备经济寿命的思想和计算原理。因此,医疗设备的经济寿命其实就是从经济观点确定的设备更新的最佳时间。

1. 医疗设备更新决策的基本思路和原因

医疗设备更新决策的基本思路是：将继续使用旧设备视为一种方案，将购置新设备、出售旧设备视为另一种方案，并将这两个方案作为一对互斥方案按一定的方法来进行对比选优，如果前一方案优于后一方案，则不应更新改造，而继续使用旧设备；否则，应该购买新设备进行更新。

医疗设备更新决策的原因有两种：①技术上原因。设备在整个使用期内并不会过时，即在一定时期内还没有更先进的设备出现。如原有旧设备有故障或有损耗，继续使用有可能影响公司正常生产经营，或增加生产成本。②经济上原因。在技术不断进步的条件下，由于无形磨损的作用很可能在设备尚未使用到其经济寿命周期，就已出现了重置价格更低的同型设备或工作效率更高和经济效益更好的更新型的同类设备。虽然旧设备仍能使用，但使用起来不经济，并且竞争不过其他使用新设备的单位。因此，需要进行更新。

2. 医疗设备更新决策的分析

通常，根据新旧设备的未来使用寿命是否相同，可以采用两种不同的方法来进行决策分析：

(1) 新旧设备使用寿命相同的更新决策。在新旧设备未来使用期相同的情况下，一般普遍运用的分析方法是差额分析法，先求出两个方案（购置新设备和继续使用旧设备）的现金流量之差以及净现值差额，再用净现值法或内含报酬率法对差额进行分析与评价，如果净现值差额大于零，则购置新设备；否则继续使用旧设备。

(2) 新旧设备使用寿命不相同的更新决策。当新旧设备的使用寿命期不相同时，分析时主要采用平均年成本法。固定资产的平均年成本是指该资产引起的现金流出的年平均值。如果不考虑时间价值，它是未来使用年限内的现金流出总额与使用年限的比值；如果考虑货币的时间价值，它是未来使用年限内现金流出总现值与年金现值系数的比值，即平均每年的现金流出。采用平均年成本法进行设备更新决策时，通过比较继续使用和更新后的平均年成本，以较低者为较好方案。

3. 固定资产更新决策需注意的问题

(1) 把继续使用旧设备与购置新设备看成两个互斥的方案。在进行固定资产更新决策时，要注意继续使用旧的资产还是要购入新的资产是两个互斥方案，要分别考察相应的现金流量，再进行价值指标计算，从而得出结论。

(2) 根据新旧设备的使用寿命不同采取不同价值指标和方法分析。根据新旧设备的未来使用年限是否相同，可采取两种不同的方法进行决策分析：若新旧设备的未来考察年限相同，则可使用净现值法或内部收益率法来进行判断，具体既可以计算总量，也可以计算差额；反之，若两个项目考察年限不同，则运用到"不同周期的项目决策"中所说的"年金法"来计算年均净现值。

(3) 根据新设备是否能扩充生产能力，增加收入来选择不同分析方法。如果新设备能提高生产效率、扩充生产能力，从而能增加收入，那么分析现金流量就要考虑增加的收入及降低的成本。可使用一般的价值指标，既可总量分析，又可差额分析。若新设备只是简单代替了原有旧设备，没有改变生产能力，不增加收入，只在一定程度上节约成本，减少现金流出，那么一般通过比较现金流出量的总现值或年均现金流出量来分析。很显然，在收入相同时，现金流出量越低越好。

（4）延长大型医疗设备使用寿命的关键。随着我国医疗体系结构的不断完善，各大、中型医院的大型贵重医疗设备、仪器的数量也不断地增加，因此，如何延长大型医疗设备的使用寿命，保证大型医疗设备的完好率，提高医院的综合效益，是我们医疗器械管理者应该深刻探讨的话题。延长大型医务设备使用寿命的关键包括：①建立大型医疗设备的操作规章制度并严格执行；②制订医疗设备的日常保养要求，规定由临床人员专项负责；③设备管理部门联系生产厂家或维护厂商定期进行预防性维护；④定期对设备的各项功能和技术参数进行监控，满足临床诊断和治疗需求；⑤医疗设备发生故障宜及时维修，修后要保证主要技术参数满足使用要求。

五、全生命周期成本法

全生命周期成本（life cycle cost，LCC），也称全寿命周期费用。它是指医疗设备在有效使用期间所发生的与该产品有关的所有成本，包括产品设计成本、制造成本、采购成本、使用成本、维修保养成本、废弃处置成本等。

对项目、产品进行评价时，在 LCC 最小的基础上，以费用效益、LCC 效益比等作为决策的依据，可使决策更加科学。

随着设备维护成本在寿命周期费用中的比例的增加，在国内外的设备招标评标中，LCC 必将成为用户的一项基本要求，即用户在购置商品时，不仅要考虑购置费，而且要认真考虑整个寿命周期中预期的使用费和维修费的大小，在招标、签约文件中应出现对 LCC 指标的要求，并将此作为今后追究经济责任的依据。

大型医疗设备全生命周期成本计算模型如下：

设备全生命周期成本＝购置成本＋运行成本＋维护成本＋退役处理成本＋故障成本＋废置处理成本

其中：

购置成本＝设备价格＋检验费用＋初次安装调试费用

运行成本＝设备运行过程中各年所消耗的能源费用＋各年所消耗的人工、材料、机械台班费

维护成本＝设备更换时的拆除费用＋为设备更换时的安装调试费用

故障成本＝设备故障导致的惩罚成本

废置处理成本＝设备退役处理成本－设备残值

【例4-4】 某医院用传统的综合评分方法，通过专家打分决定最终采购设备的评分情况如表4-6所示。

表4-6 传统采购综合评分情况

品牌	技术得分	商务得分		总分	排名
		报价	得分		
B品牌	90.53	180	100	95.27	1(中标)
A品牌	92.13	220	81.81	86.97	2
D品牌	94.30	250	72.00	83.15	3
C品牌	96.57	290	62.07	79.32	4

以下分别按10年、20年、30年计算待评估设备的LCC。利率和通货膨胀率分别取7%和10%。购置成本如表4-7所示,运行成本如表4-8所示,维护成本、故障成本及退役成本分别如表4-9、表4-10、表4-11所示,全生命周期成本如表4-12所示。

表4-7 购置成本 单位:万元

品牌	购置成本				
	价格	检验费用	初次安装调试费用	静态成本	动态成本
A品牌	220	30	60	310	310
B品牌	180	30	60	270	270
C品牌	290	30	60	380	380
D品牌	250	30	60	340	340

表4-8 运行成本

品牌	运行成本								
	能耗（万元/年）	人工（万元/年）	材料（万元/年）	静态成本（万元）			动态成本（万元）		
				10年	20年	30年	10年	20年	30年
A品牌	34.3	21	18	364	728	1 092	415.3	973.2	1 722.3
B品牌	42.9	13	14	460	920	1 380	524.2	1 228.3	2 174.5
C品牌	27.4	6	25	280	560	840	319.1	747.5	1 322.8
D品牌	34.3	8	16	351	702	1 053	400.5	938.2	1 660.9

表4-9 维护成本

品牌	维护成本					
	静态维护成本（万元）			动态维护成本（万元）		
	10年	20年	30年	10年	20年	30年
A品牌	62	124	186	73.1	168.6	293.3
B品牌	54	108	162	62.7	143.4	308.8

(续表)

品牌	维护成本					
	静态维护成本(万元)			动态维护成本(万元)		
	10 年	20 年	30 年	10 年	20 年	30 年
C 品牌	38	76	114	45.4	102.9	183.5
D 品牌	34	68	102	40.6	92.0	229.0

表 4-10　故障成本

品牌	故障成本						
	平均故障成本(万元/次)	静态成本(万元)			动态成本(万元)		
		10 年	20 年	30 年	10 年	20 年	30 年
A 品牌	5	10	20	30	11.8	27.2	47.3
B 品牌	5	10	20	35	11.6	26.6	57.2
C 品牌	5	5	10	15	5.9	13.5	22.9
D 品牌	5	5	10	20	5.9	13.5	33.7

表 4-11　废置处理成本

品牌	废置处理成本							
	退役处理成本(万元)	设备残值(万元)	静态成本(万元)			动态成本(万元)		
			10 年	20 年	30 年	10 年	20 年	30 年
A 品牌	4	10	−12	−24	−36	−13.6	−32.6	−56.8
B 品牌	4	10	−12	−24	−42	−13.9	−31.9	−68.6
C 品牌	4	10	−6	−12	−18	−7.1	−16.3	−27.4
D 品牌	4	10	−6	−12	−24	−7.1	−16.3	−40.4

表 4-12　全生命周期成本

品牌	静态 LCC(万元)			动态 LCC(万元)		
	10 年	20 年	30 年	10 年	20 年	30 年
A 品牌	964.5	1 618.9	2 272.9	1 081.9	2 088.6	3 405.4
B 品牌	853.9	1 438.1	2 020.8	947.3	1 822.1	3 564.5
C 品牌	787.1	1 194.1	1 600.9	864.6	1 480.9	2 243.2
D 品牌	714.1	1 088.3	1 461.5	784.9	1 352.1	2 869.7

由表4-6至表4-12可知,传统的采购方法中B品牌设备因为其较低的价格而中标;而通过基于LCC的采购方法可知,价格最低的B品牌设备虽然在采购初期花费的成本较低,但随着企业规划时间的增加,在10年后成本会明显高于C、D品牌设备;若以10年、20年为规划期,全生命周期成本最优的设备是D品牌设备;若以30年为规划期,成本最优的是C品牌设备。

第四节　案例研究

 案例4.1

A 医院设备申购论证

A医院某科室欲购先进的达芬奇手术机器人,预算2 500万元,本已纳入年度计划,后经A医院设备管理委员会听取厂家产品介绍后论证,决定不予以购买,原因如下:①经过A医院经管科测算,投资回收期需要6年,时间较长;②该设备改善的仅是某一学科的某类手术的精准度,不能多学科手术使用,应用范围窄,对于医院整体医疗和学术水平的提高有限,投入产出不成正比;③使用该设备手术的患者需在原有的手术费上加收开机费(含设备的耗材费)约4万元,增加了患者的经济负担;④购置该设备后需要由科室来承担折旧费,测算下来每月需扣发该科室奖金约6万元,会降低科室员工的收入。

当初科室提出采购申请时,是想争取成为我国华南地区第一台装机的科室,以图产生较大的影响力,提升自身在该学科的学术地位和话语权,但在院内各项审批流程等工作开展期间,华南地区已有其他医院率先安装了该台设备,占得了先机,因此投资该设备的宣传价值大大减弱,购置意义已经不大。而节省下来的2 500万元设备预算,可以添置一大批各个科室急需的设备,有效提升全院的运转效率,进而缩短平均住院日,能够在增加收入的同时,提升患者的满意度。

申购计划是设备采购的第一步,在审核计划时,医院相关部门既要考虑到临床技术水平及业务的发展,也要考虑该设备为医院带来的经济效益和社会效益。平衡好两者的关系,把有限的预算花在刀刃上,有助于推动医院平稳、健康发展。

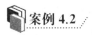 **案例4.2**

B 医院设备采购验收

2018年6月,B医院某科室采购了某品牌的二氧化碳培养箱,签订合同后,供应商按照约定将货品送到医院,医务处、设备科、临床科室及厂家多方到场进行设备查验。开箱后,验收人员对设备外观、配件等进行了查验,在登记设备机身号、生产日期等信息时,发现该设备生产日期为2013年7月,该设备库存时间远远长于B医院规定的两年,对此,验收人员提出了质疑。供应商与 B 医院进行沟通后，决定将设备收回，另外再提供一台新设备进行验收，B 医院表示可以接受。不久，该供应商将新设备送到 B 医院，多方到场进行第二次验收，外观、配件等均没有问题，但在验收人员登记设备信息的时候发现，该新设备的机身号与之前旧设备机身号是相同的，对此，B 医院怀疑此机为前次的旧机翻新，进一步检查发现，该设备底部螺丝的红漆有移位的痕迹。通过 B 医院的坚持追问，供应商承认该设备的铭牌是代理商自行制作的，其实是一台返修设备，随后供应商承诺提供一台全新的设备，并延长保修时间，为了不影响科室的正常工作，B 医院接受了这一方案。

本案例反映的问题是设备供应商不按照相关规定，以次充好、以旧充新，试图侥幸蒙混过关，严重损害了 B 医院的利益。由此可见，设备验收人员应严格按照验收要求，对设备的各方面进行查验，遇到问题及时质疑，最大限度地保障医院及科室的利益。

设备验收工作分为几个步骤：首先是设备验收前的准备工作，根据设备厂家的要求，对设备放置地点的水、电、气及布局等进行安装改造，有辐射伤害的设备、机房还要由国家相关单位进行辐射剂量评估并出具证书；其次是设备的常规验收，主要查看设备到医院后，外包装是否完好无损，设备配置是否跟投标文件一致，文档资料是否齐全等；最后是设备的技术验收，验收必须由相关人员依据法律文件（合同、投标书等）对购进的医疗仪器设备从外部包装到内在质量进行检查核对，并进行安装和开机试验，根据说明书提供的技术指标对各种功能进行调试，确保医疗设备达到设计标准的工作状态，保障医院和科室的利益。

 案例 4.3

C 医院设备管理信息化建设

近年来，大数据、人工智能、云服务、物联网等技术的不断发展为医疗设备全生命周期的动态管理提供了实现的契机，使得相应的管理技术已开始由信息化向智能化发展。C 医院运用物联网技术，将具备智能末端设备和贴上 RFID 的实体通过无线或有线通信网络实现互联互通、应用集成，经无线和有线网络传输到移动终端、嵌入式计算设备和医疗信息处理平台，然后在移动终端、嵌入式计算装置和医疗信息处理平台交换和处理信息。物联网技术带给了资产智能化新型管理方式，完成了人与物、物与物之间的信息交换和无缝衔接，实现了对资产的实时监控、准确管理与信息共享互联。

医疗设备管理依托于完善的设备信息化管理体系，这是设备智能化管理的基础。医疗机构需要对设备管理体系进行规划、构建、应用并逐步完善。目前大多数医疗机构已经开始构建各自的医疗设备全生命周期管理信息化平台，包括设备资产管理、运营效益管理、质量安全管理等重要环节。信息化依赖于建立设备资产管理平台，通过大型设备物联监控完成大型影像设备的实施动态监测，利用智能眼镜实现远程维修指导等技术支持，为设备的高效管理，数据分析和远程指导提供支撑。例如，有的依据财政标准建立，符合医院日常工作资产管理流程及要求，系统软件采用条形码/RFID 对固定资产进行标识，实现了固定资产生命周期和使用状态的全程跟踪。

医院资产管理的信息化、智能化、数据化，完成了人与物、物与物之间的信息交换和无缝衔接,能够实现对医疗设备的实时监控、准确管理与信息共享互联,从而将推动医院管理从"经验即决策"到"数据辅助决策"再到"数据即决策"的变化。

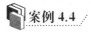 **案例4.4**

D医院设备共享化探索

D医院对医疗仪器设备的器求量较大,心电监护仪、微量注射泵、输液泵、呼吸机、除颤仪等通用型设备配备数量较多且广发分布于全院各科室,上述设备在很多科室出现使用率严重不均衡现象,这种不均衡性体现在不同科室和不同时间段,比如某一个科室在某一段时间内,设备使用率很低,造成资源闲置浪费,但有可能在另外一段时间内,设备使用率较高,出现设备不够用的现象,当设备不够用时,设备使用科室一般采取向其他科室借用或向医院申请购买设备,导致资金的浪费。为此,D医院决定成立医疗设备共享中心,办公室设在医学装备处,并制定相关管理办法,依据手术等级优先、时间等级优先和科内分配决策的原则。手术难度等级越高,使用等级越优先,从而实现设备共用、集中管理、成本均摊、收益共享。

D医院建立设备共享使用制度,可扩大设备的开放范围,减少设备重复购置的现象,提高设备使用效率。以手术内窥镜为例,2019年四级手术使用量为7 072台。搭建设备共享平台后,2021年四级手术使用量为8 024台,增长率为14%;新技术、新项目设备使用量由2019年的1 112台增加到2021年的1 992台,增长率为79%;接台准时率由2019年的43%增加到2021年的79%,同比增长83%。(受疫情影响2020年度数据不作参考)

设备共享是医院发展的趋势,医院应进一步优化操作流程,加强各科室之间的合作,统筹安排,扩大设备的开放范围,减少设备重复购置的现象,做到设备使用高效化,打造设备更广泛、合作更深入、流程更便捷的创新需求一站式设备共享平台。

本 章 小 结

本章针对医院资产,主要是医疗设备,根据使用类别、特性就如何进行合理配置和使用管理以提高医院资产的使用效率和效益进行分析研究。

医院应制定医院资产尤其是医疗设备的配置与使用管理制度并组织实施,开展医疗设备配置与使用行为的评价和监督工作。

医院配置医疗设备,应当符合医疗设备配置规划,与医院功能定位、临床服务需求相适应,具有相应的技术条件、配套设施和具备相应资质、能力的专业技术人员。

医院承担使用主体责任,应当建立健全医疗设备使用评价制度,加强评估分析,促进合理应用。具体评估方法包括经济效益分析评估法、使用效率分析评估法、成本效益分析法、资产经济寿命周期法、全生命周期成本法等五大类评估分析方法。

医院应保证医疗设备的安全性和可靠性,保障诊疗活动的正常开展,同时提高医疗设备的利用率和经济效益,实现医疗设备的规范化、标准化、精细化管理。

【关键概念】

医疗设备、配置和使用、管理程序、评价体系、经济效益分析评估法、静态投资分析、动态投资分析、使用效率分析评估法、净现值分析、量本利分析、成本效益分析法、资产经济寿命周期法、全生命周期成本法

【思考拓展】

1. 目前医院资产配置和使用管理流程中主要存在哪些问题?请举例说明可以采用的解决方案或具体措施。

2. 目前医疗设备采购主要适用哪些法律法规?

3. 医院资产配置效益分析有哪些主要的评估方法?各种评估方法的优缺点及其适用范围是什么?

第五章

医院成本管理①

第一节　医院成本核算与控制概述

一、成本核算与控制的重要意义

著名经济学家、诺贝尔经济学奖得主罗伯特·萨缪尔森(Robert J. Samuelson)指出：成本是许多组织决策管理的核心，组织之所以必须密切关注成本是因为每一美元成本都会减少组织的利润。他通俗而又直接地向我们讲解了成本管理的重要性。对于医院而言，管理者在开展管理活动时都会毫无例外地遇到成本问题，因为准确的成本信息对于任何一家医院的决策质量具有决定性的意义。特别是在医疗卫生体制改革不断深化的今天，医院开展医院成本核算与分析工作，对于提升公立医院精细化管理水平、破除以药养医局面、推动医院转型发展、更好地回归医院公益性质具有重要意义。

（一）确定医疗服务合理补偿、制定服务价格的重要依据

医院在正常运营过程中，医疗活动产生的耗费必须从医疗收入中得到补偿，这就涉及医疗服务价格的制定。在补偿机制改革逐步深入的背景下，公立医院以药补医局面逐渐被打破。取消药品加成(中药饮片除外)后公立医院补偿逐步由服务收费、药品加成收入和政府补助三个渠道改为服务收费和政府补助两个渠道。在这样的背景下，如何确定服务收费所对应的成本数额，对于合理制定医疗服务价格、体现公立医院的公益性质、推动公立医院改革具有重要的意义。

（二）体现支付方式改革对于医院成本核算的具体要求

2016年10月，中共中央、国务院印发的《"健康中国2030"规划纲要》将"全面推进医保

---

① 随着社会办医政策的不断完善，我国以非营利性医院为主体、营利性医院为补充，以公立医院为主导、非公立医院共同发展的多元化办医格局逐步形成。由于公立医疗机构是目前我国医疗卫生服务体系的主体，因此本章主要以公立医院的成本分析与核算作为讨论内容。如无特别注明，本章所指医院，均指公立医院。

支付方式改革,积极推进按病种付费、按人头付费,积极探索按疾病诊断相关分组(DRGs)付费、按服务绩效付费,形成总额预算管理下的复合式付费方式"作为健全医保管理服务体系的主要内容予以部署,医保支付方式的改革已经成为医疗保障制度改革的重点。按医疗服务项目付费作为我国目前的主要付费模式,将逐步被前者所取代,这将引导医院在原有医疗项目成本、科室成本等的基础上不断深入开展病种成本核算与分析工作,以满足支付方式改革对于医院成本核算的相关要求。

(三)考核医院经营水平的重要指标

成本是资源耗费的综合反映,在口径一致的情况下,通过制定一系列的成本指标可以实现同一医院不同时期、不同医院间在资源利用效率方面的对比,从而为考核医院的经营水平奠定基础。对医院成本的核算与分析,也有利于促进医院不断挖掘和利用潜力,合理使用有限资源,达到降低成本、提高服务质量的目的。

(四)医院运营管理决策的重要依据

成本是医院竞争的战略核心。在多元化医疗市场逐步成熟的背景下,只有提供准确的成本资料,才能使预测、决策、分析等活动建立在可靠的基础上,从而为医院管理决策提供有效支撑。

二、医院成本核算与控制的相关概念

(一)医院成本

医院要开展正常的经营活动,必然会消耗一定的人力、财力和物力,因此医院的经营过程也就是资源的耗费过程,同时也是成本(cost)的形成过程。从而成本的现实含义是:为取得各项生产要素以及为实现特定经济目标而发生的资本耗费,是对一定期间经营成果的价值补偿。结合医院的经营过程来看,医院的成本(图5-1),可以表述为提供一定种类和数量的医疗服务过程中所消耗的全部资源(包括物化劳动和活劳动)的货币表现,是费用的对象化,体现了医疗服务的劳动价值。

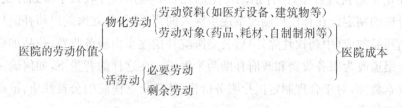

图5-1 医院的成本

(二)医院成本核算

医院成本核算,是指医院将其业务活动中所发生的各种耗费按照核算对象进行归集和分配后计算出总成本和单位成本的过程。医院成本分析是指根据核算结果采取各种方法对成本变动情况和变动原因进行分析,更好把握成本变动规律、提高成本效率的过程。

为了正确反映医院正常业务活动的成本和管理水平,在进行医院成本核算时,凡属下

列业务所发生的支出,一般不应计入成本范围:

(1) 不属于医院成本核算范围的其他核算主体及其经济活动所发生的支出。

(2) 为购置和建造固定资产、购入无形资产和其他资产的资本性支出。

(3) 对外投资的支出。

(4) 各种罚款、赞助和捐赠支出。

(5) 有经费来源的科研、教学等项目支出。

(6) 在各类基金中列支的费用。

(7) 国家规定的不得列入成本的其他支出。

(三) 医院成本核算对象

成本对象是成本分配的目标和需要对其成本进行单独计量的任何活动,其选择取决于要做的决策。因此,成本对象可以是一件产品或一项服务,也可以是一项作业或一个部门。上文已经提到,成本是费用的对象化,因此如果费用无法由相应的成本对象分担,则只能计入当期损益;如该项费用有明确的归集对象或可以采用特定程序向相关成本对象转移,则构成成本。

鉴于医院所提供医疗服务的复杂性,其成本核算对象也是多元化的。医院开展成本管理工作也往往是针对特定对象而言,可以按照科室、医疗组、医疗服务项目、病种(组)等多个维度进行划分,没有固定的模式。而成本的归集与计算,取决于成本核算对象的选取。成本核算对象选取方法的不同,会导致成本核算结果的不同。成本归集与分配作为成本核算的基本内容,并非所有成本与成本对象之间都能够建立起直接分配的关系,因此成本核算的难点在于如何归集间接成本并按照合适的方式进行分配。

(四) 医院成本核算体系

随着支付方式改革的进行,医院成本核算体系正逐步向包括科室成本核算、医疗项目成本核算、病种成本核算等在内的复合型成本核算体系发展。科室成本核算是指以科室作为核算对象进行费用归集和分配,计算出科室在提供医疗服务的过程中发生的费用总和的过程。医疗服务项目成本核算则以各科室开展的具体医疗服务项目为核算对象,通过归集和分配各项费用,计算出各项目单位成本的过程。病种成本核算是以病种(或病种组)为核算对象,按一定的方法归集相关费用计算出病种(或病种组)成本的过程。

三、医院成本分类

按照《医院财务制度》(财社〔2010〕306 号)和《政府会计制度——行政事业单位会计科目和报表》(财会〔2017〕25 号)有关于支出项目的规定,医院成本一般由人力成本、固定资产折旧、无形资产摊销、卫生材料成本、公务费用、业务费用、药品成本和其他成本构成。医院成本的分类还可根据成本核算和成本管理的不同要求,通过如下几个维度来进行划分。

(一) 按费用要素进行划分

按成本与医疗业务量的关系可以将成本划分为固定成本(fixed cost)、变动成本

(variable cost)和混合成本(mixed cost)。

1. 固定成本

固定成本是指成本总额在一定时期和一定业务范围内,不受业务量增减变化影响而固定不变的那部分成本(图5-2),如固定资产折旧、岗位工资、薪级工资等。也就是说,无论医疗业务量如何变化,医院都必须支付这部分成本。单位固定成本随着业务量增加而下降(图5-3)。

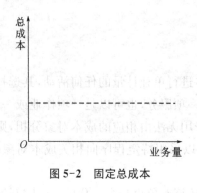
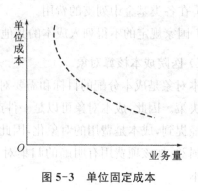

图5-2　固定总成本　　　　　　　　图5-3　单位固定成本

2. 变动成本

变动成本是指成本总额中与业务量增减呈正比例变化的那部分成本(图5-4)。但应注意的是,每一单位服务量的成本额是保持不变的(图5-5),如按业务量计算的绩效工资、药品及可收费耗材等。

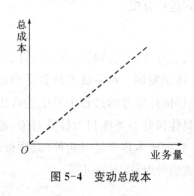
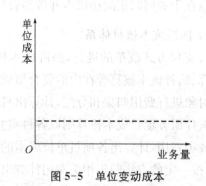

图5-4　变动总成本　　　　　　　　图5-5　单位变动成本

3. 混合成本

混合成本是指成本总额随医疗服务量的变动而变动,但不保持正比例变动关系,从而兼具固定成本和变动成本的特性。混合成本可进一步区分为半变动成本(图5-6),即在某一固定成本基数的基础上,成本随着卫生服务量的增加而呈比例增加,以及半固定成本(图5-7),即在一定卫生服务量范围内保持不变,并随服务量的增加呈跳跃式阶梯增加。医院的水电能源成本、电话通信费就属于混合成本中的半变动成本;医院的麻醉师、检验科检验人员的报酬成本就属于混合成本中的半固定成本。

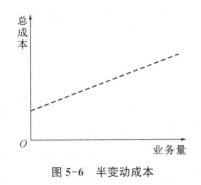

图 5-6 半变动成本

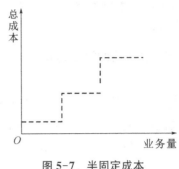

图 5-7 半固定成本

（二）按成本的可追溯性划分

1. 直接成本

直接成本是指能够明确追溯到某一既定成本对象的成本。一般而言,与疾病直接有关的预防、诊断、治疗、康复等所发生的费用为医院的直接成本。

2. 间接成本

间接成本是指不能直接计入既定成本对象,而是需要通过制定一定的标准分摊计入各种服务项目的成本。医院发生的坏账准备、科研费、租赁费、无形资产摊销等都属于间接成本。

直接成本和间接成本是一对相对概念,这完全取决于成本核算的对象。区分直接成本与间接成本,并非单纯按成本项目或费用的性质来决定,还应考虑包括该项成本占医疗成本比重的大小、医院成本管理系统的信息化水平等因素。假定某项成本占医疗成本的比重很小,虽能直接追溯到既定成本对象但需耗费大量精力,此时就需要财务管理人员基于管理效益原则出发,考虑其管理性价比;某项成本确实与既定的成本对象相关联,但通过手工方法难以可靠计量,这时就取决于医院的信息化水平。因此在实物操作中,研究成本的可归集性要比区别直接成本、间接成本显得更加重要。采用科学的方法改善成本的可归集性、提高成本归集的准确率、减少分配方法的随意性,可以有效消除直接成本和间接成本的区别。

（三）按成本的可控性划分

从理论上讲,一切成本都是可控的。按照成本的可控性进行划分,是基于责任成本的角度,厘清成本责任,有利于更好地进行成本控制和业绩评价。

1. 可控成本

可控成本是指某个部门或个人在其责任范围内能够直接加以控制的成本,即通过管理活动可以改变其数额的成本。可控成本的特征是可以准确测量并实现自我调节。

2. 不可控成本

不可控成本是指某个部门或个人在其责任范围内不能控制的成本,其发生的多寡,非某个单一部门或个人可以左右。

可控成本与不可控成本是一对相对概念,某医院的可控成本,可能是另一家医院的不可控成本;某一时期的不可控成本,可能是另一时期的可控成本;长期内的可控成本,在短期内却也有可能是不可控成本。由此可见,可控成本与不可控成本与特定的时间、空间和管理目标存在联系。

(四) 按经营决策的需要划分

1. 机会成本

机会成本就是将同一卫生资源用于另一最优替代方案时,由于放弃原有次优方案而带来的潜在收益,可以看作是做出一种选择而放弃另一种选择的实际代价。在资源有限的前提下,决策就必然包含着机会成本。例如,医院将普外科的部分床位资源调配至心胸外科使用,则该部分床位在普外科预计所获得的经济利益流入就是机会成本;又如,医院决策购入价值 1 000 万元的 CT 机,则 1 000 万元货币资金所能带来的利息收入(或市场资金收益率)就是 CT 机购入决策的机会成本。

2. 边际成本

边际成本是指在原医疗业务服务量的基础上再增加一个单位的服务量所支付的额外成本。经济学的规律告诉我们,当平均成本等于边际成本时,所能获得的经济效益最大,而每单位服务量的平均成本最低。

3. 沉没成本

沉没成本是指由过去的决策造成的已经发生、现已无法收回、并不能由现在或将来的任何决策改变的成本,这部分成本与相关决策的是否执行已经无关,它并不影响将来的成本,也不被现在或将来的行为所改变。

除上述三种成本划分外,与经营决策相关的成本还包括付现成本、可延缓成本、可避免成本等。

(五) 按经济性质划分

1. 显性成本

显性成本是指医院所耗费的生产要素中,必须以货币方式实际对外支付的成本,如支付的医务人员绩效工资、卫生材料费用等。

2. 隐性成本

从经济学的角度讲,隐性成本是一种隐藏于总成本之中、游离于财务审计监督之外的成本,是由于部分行为而有意或者无意造成的具有一定隐蔽性的将来成本和转移成本,是成本的将来时态和转嫁的成本性态的总和,如医疗纠纷引起的医院形象损失、学科调整造成的患者流失等。相对于显性成本来说,这些成本隐蔽性大、难以避免、不易量化。

四、成本的归集与分配

(一) 直接成本

在实务操作中,直接成本与间接成本间的关系是相对的,部分成本往往数额不大、直接追溯困难,部分直接成本虽然与成本对象的因果关系明确,但基于成本效益原则,仍可能按照间接成本进行处理。

按照成本对象不同，直接成本的范围也有所区别。如以科室为成本对象，能归入直接成本的内容包括：由科室直接领用的卫生材料费、科室人力成本、以该科室作为开单科室统计的药品费、该科室所使用的固定资产折旧费与无形资产摊销费、能直接追溯至该科室的公务费用、业务费用等。如以病种为成本对象，则可归入病种的成本包括：该病种直接耗用的卫生材料费与药品费、该病种对应的直接人工费、仅供该病种使用的设备折旧费等。如以医疗服务项目为成本对象，则直接成本可能包括：该医疗服务项目直接使用的卫生材料费、直接人工费等。随着成本对象的逐步细化，对于医院成本管理水平和信息化水平的要求也越高，可归集的直接成本范围也逐渐减少。

（二）间接成本

1. 间接成本的内容

医院的间接成本包括：①间接材料成本，即在医疗过程中耗用，但又无法简单归入某一特定成本计算对象的材料成本。例如，选取病种为成本对象，则在诊疗过程中耗用的棉签、消毒包、绷带等耗材支出由于受患者个体情况及医护人员水平等条件限制，无法准确作为病种的直接成本，因此需要采取一定的分摊方法进行成本对象间的分配。②间接人工成本，即为医疗过程服务但又不直接从事医疗工作的人工成本，如医疗辅助部门的人力成本。③其他可能的间接费用，它是指不属于上述两种类型的间接费用，如管理部门使用的固定资产折旧等。

2. 间接成本的分配依据

一般而言，对间接成本进行分配的依据大致有三种，分别是成果类（即产量、面积）、消耗类（即工资、部分耗材消耗量）和定额类。相关间接成本应选择合理的分配依据，通过制定分配标准的方式，计算出间接成本的分配率，并以此为标准进行成本分配的相关计算。

3. 间接成本的分摊步骤

间接成本的分摊有以下 5 个步骤：①明确成本对象。只有明确了成本对象，才能准确完成直接成本和间接成本的划分。②计算出相应成本对象需要分配的间接成本总额。③明确间接成本进行分配的依据。④计算间接成本的分配率。⑤以间接成本的分配率为基础进行分配。

第二节　资源利用视角下的医院成本管理策略实践

随着医疗卫生体制改革的纵深推进，公立医院面临的外部约束不断加大，在这种形势下，公立医院应转变运行机制，实施有效的成本管理策略和措施。对于现代医院的运营而言，成本管理应大力提升成本效益，在确保公益性的前提下，让投入的资源创造出更大的价值。系统资源约束理论认为，一切系统资源（包括传统的经济资源、非传统资源）皆有现实或潜在的利用价值，系统产出要依赖系统资源支持，同时受其约束。不同的技术水平、资源利用程度、组织运行效率、学习知识能力等对应不同的产出量曲线。从医院运营流程、资源投入与使用的环节来看,要对医院运行过程中的各个环节进行科学合理的管理,力求以最少的资源投入取得最好的经营成果。基于资源利用效果,本书从资源投入的合理性、资源使用的高效性和业务运行的高效率三个方面探讨公立医院成本管理的策略(图5-8)。

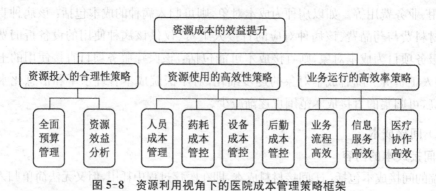

图 5-8　资源利用视角下的医院成本管理策略框架

一、资源投入的合理性策略

公立医院的资源是有限的,资源投入的合理性策略就是要将有限的资源通过一定的方式进行合理地投入与配置,使其产生的效益最大化。为了把握运营活动中各环节的实际运行状况,考虑到医院运行的复杂性,本书采用全面预算管理和资源效益分析,将资源投入的合理性策略转变为可以进行量化分析的内容。

(一)全面预算管理

通常医院的预算管理以项目预算为主,导致项目效益与医院整体发展匹配度不高;收入预算编制信息不对称,资源无法有效投入;支出预算较粗放,无法精细化把控成本;预算无考核,预算执行率较低等问题。为了解决这些问题,有必要引入全面预算管理,即以目标为导向,以资源配置为核心,利用预算对医院内部的所有业务、组成机构和部门等进行分配、考核、控制,将医院的运营活动全部纳入预算管理体系,以便有效地组织和协调各项运营活动,完成医院既定的运营目标。

如图5-9所示,某医院的全面预算管理以资源配置为核心,各业务科室的设备、人力、床位等资源的配置需与科室业务发展目标定位相挂钩。在预算控制方面,按照预算项目具体内容分别设定刚性控制、弹性控制、模糊控制等多种控制方法,由此建立起完整的全面预算管理体系。

(二)资源效益分析

1. 资源项目效益分析

资源项目效益分析主要通过对设备、人员、床位等资源投入产出进行分析,基于成本数据和预算数据来确定资源投入方向,从而将医院有限的资源进行合理地配置。如在进行设备购置与投入时,医院可对该设备的收入来源和预计支出情况进行测算,将其作为设备购置的重要依据之一,并在全面预算体系中予以体现(表5-1)。

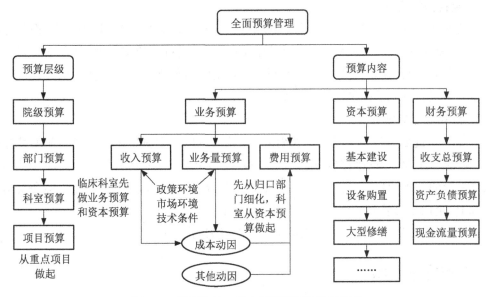

图 5-9 某医院的三级全面预算管理体系架构

表 5-1 设备投入产出情况测算表

一级项目	二级项目	三级项目	单价/元	计量标准/月	数量	费用/元
设备收入	可收费材料收入	可收费耗材利润	—	检查治疗数		—
	直接使用收入	收费标准	250	检查治疗数/例	2601	650 250
		收费标准	350	检查治疗数/例	409	143 150
		收费标准	200	检查治疗数/例	153	30 600
	合计					824 000
设备支出	不可收费耗材支出	不可收费耗材成本	—	例数		
	管理费	放射防护费	1 015	—		1 015
		行政管理后勤费用分摊	41 200	—		41 200
	能耗房屋费	能耗费	1 000	人数/人	6	6 000
		房租	16	独立面积/m²	35	560
	人工费	护士人均人工费	21 743	护士人数/人	1	21 743
		医技人均人工费	19 364	医技人数/人	3	58 092
		医生人均人工费	32 630	医生人数/人	2	65 260
	设备折旧费		—	43 331		43 331
	维修费	设备保修费用	50 000			50 000
	合计					287 201

2. 院科两级运营分析

院科两级运营分析主要通过对科室运营和医院运营的结构分析、趋势分析、损益分析、保本分析、差异分析等，明确科室及业务与医院整体发展目标的契合度，整合不同来源、不同层次、不同结构、不同内容的资源，形成核心资源体系，使之具有系统性和价值性，以引导科室及业务运营发展适应医院整体的发展目标和导向。

3. 行业发展规划分析

行业发展规划分析主要结合政策背景、区域特点以及学科特色等开展的前瞻性分析，参照国际医疗事业的发展情况，分析宏观政策及外部因素对医院运行的影响，明确医院未来发展的导向与规划目标，通过持续不断地资源整合来提升医院及科室发展的竞争优势。

综上，全面预算管理和资源效益分析，明确了业务运营过程中资源投入的必要性和投入量，将资源优先分配到效益最优或最符合医院发展需求的科室和环节。

二、资源使用的高效性策略

在资源实现优化分配之后，资源能否得到有效使用，是成本管理目标实现的关键。医院的医疗成本主要由人员成本、药品成本、耗材成本、设备成本和后勤管理成本五部分组成，是资源使用的实际实施单元。同等资源配置的情况下，这五个部分运行的效率越高，资源产生的效益越高，有助于医院成本管理目标和发展目标的实现。资源使用的高效性策略就是针对这五个方面的成本进行详细分析，尽可能提高资源成本使用效率，一方面以此来指导资源投入，另一方面可以通过重点关注、刚性控制等措施，确保成本开支与资源投入相匹配。

（一）提升人力资源的使用效益

人力资源是医院运营中最基本、最重要的资源。"用对人""培育人"，打造高质量的人才梯队，能有效提高医院的运营效益，降低成本。医院人员情况比较复杂，编内、派遣、外单位编制、返（回）聘、规培生、进修医护并存，且医疗医技领域高学历、高职称人员占比较高，医院的人力资源统筹管理难度较大。因此，"用对人"一方面是对医院所有管理岗位进行定岗定编定酬，不论是什么来源的人员，一律同工同酬；另一方面要进行岗位技能匹配，把有技能的人放在最适合的岗位上。"培育人"则主要是针对有限的人力资源，实行多岗位轮训，培养一岗多能的复合型人才，从而进一步提升人力资源的效率。

（二）有效控制药品和耗材成本

在取消药品加成和限制耗材加价的政策下，有效控制药品和耗材的成本已提上日程。而对于医院运营管理来说，根据政策要求，药品按进价出售，耗材加价率逐年降低，药品和耗材的使用管理容易成为医院成本管理的盲区。在这种情况下，控制药品和耗材的成本主要是控制药品和耗材的管理成本。

以耗材成本管控为例，目前医院的高值耗材基本都已实现条码化管理，管理流程比较严格。而低值耗材由于价值较低，管理一直较为松散。低值耗材虽然单位价值较低，但临床使用量较大,总体价值并不低,因此针对低值耗材可以采取一系列管理举措,弥补管理盲点(图 5-10)。

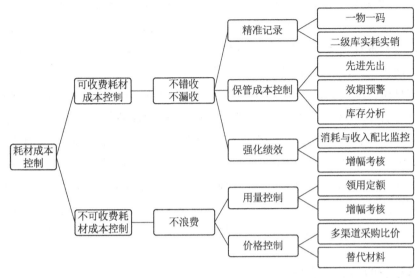

图 5-10 耗材成本管控方法示意图

对于可收费的低值耗材,主要以不错收、不漏收作为管理目标,通过耗材管理信息化建设,耗材管理实行一物一码、二级库实耗实销等措施保证耗材购进、入库、出库、使用都能精准计量;通过耗材先进先出、效期预警及耗材使用量分析等措施,确定耗材合理消耗额度,控制耗材保管成本;通过强调业务科室和护理单元对各种临床低值耗材管理的双重主体责任来带动绩效。业务科室责任通过加大年度成本率考核比例予以反映;护理单元责任则通过护理垂直管理,对各护理单元落实低值耗材专项考核目标。通过落实双重考核,可提高医护人员耗材管理的积极性,有效降低耗材成本。

对于不可收费的低值耗材,领用即为消耗,因此对其管理主要是以不浪费作为管理目标。通过用量控制和价格控制两种渠道,设定领用定额限制、增幅考核指标、多渠道比价以及寻找替代耗材等措施和手段,以实现对于不可收费低值耗材的用量监控。

(三) 提升设备使用效益

设备能否充分利用,直接关系医院的运营效益。提高设备的使用效益,相当于降低了运营成本。设备使用效益的提升主要通过合理维修保养,以及提高设备的闲置率来实现。而合理的维修保养需要制定详细有效的预防性养护计划,为了节省管理成本,可以选择外包维修保养业务。控制设备闲置率需要进行院内设备的共享与调配,并对设备的工作饱和度予以监控。以设备资源调配策略为例,医院所有设备维保修均可在系统内通过维修工单的形式记录相应要素。因此,通过对同类设备在不同科室的效益对比、设备实际工时与额定工时对比,对设备投入、维修费用申报等进行调整和审批,从而指导设备投入调整。同时,对于部分闲置设备或使用量不大的设备,通过采取设备工作饱和度监控的方法,初步实现医院对空闲设备的共享与调配。

（四）有效控制后勤保障等管理成本

后勤保障等管理成本是为了保障医院正常运营的必要开支。如何有效控制后勤保障等管理成本,合理利用资源,全面提高运营效益是医院改善后勤保障等管理成本的重要课题。后勤管理成本与医院成本管理机制和执行状况相关,管理制度越健全,执行越充分,医院后勤管理成本越有效率。总体上,后勤保障成本应该与业务增量测算挂钩,但总额增幅应低于业务增长比例,且归口预算应实行刚性控制。

但也不是说管理成本越低,成本管理效率越高。后勤管理成本与医院的规模成正比,规模越大,后勤管理成本也就越大。一般而言,医院后勤保障等管理成本的管控原则是后勤管理成本的增幅必须要低于业务增长比例,如果没有特别的保障服务范围或内容增加,后勤管理成本就必须刚性控制,不能增长。同时,后勤管理效果与后勤管理人员绩效奖惩挂钩,调动后勤管理人员积极性,如能耗管理是后勤管理的重点,就可将能耗的有效降低与后勤管理人员的绩效挂钩,后勤管理人员便能主动将医院能耗设备替换为节能设备,而且实时关注天气温度变化来调节空调温度,以精细化管理提高管理效率。

三、业务运行的高效率策略

医院的医疗服务种类丰富,综合性专业性强,业务环节繁多,服务流程复杂且突发状况较多。从成本管理角度看,医院业务运行就是将不同的资源分配和资源使用组合在一起,因此规范高效的内部运行机制是实现医院转型发展的关键。医院业务运行效率的提升,一是要通过不断优化业务流程来提升业务流程的效率;二是要通过信息化手段来保障业务运行通畅、高效;三是要有效整合医疗资源,加强医疗协作。三者互相促进,缺一不可。

（一）业务流程高效

临床运营助理模式目前已经在部分地区开展并取得了较明显的成效。首先,围绕财务管理升级及收费模式转变等新形势下医疗卫生工作的需求,通过全面提高与重点培养相结合的方式,培养出一岗多能的复合型经济管理人才。其次,将其下派到临床科室,实现院科两级经济运行管理,一方面帮助科室进行成本可行性分析及有效控制,另一方面帮助科室进行经济效益分析及业务运行流程优化引导,为科室发展决策提供依据,从而进一步提升科室作业价值链。

（二）信息服务高效

医院资源规划系统(hospital resource planning,HRP)的一体化是实现信息服务高效的基础。在物流、资产、人力、财务、专项经费管理、全面预算管理等模块实现互联互通的基础上,各职能部门的基础数据就可进行共享,业务运行的效率和透明度得以提高。对相应科室的重点病种、手术能级等指标基于大量历史数据进行详细分析(如成本贡献率、边际收益)具备了相应的条件,可以推进以病种为基础的医疗数据挖掘应用,加强医疗质量管理,改进临床业务流程,控制医疗费用,提高业务运行效率,保障医疗安全。

（三）医疗协作高效

伴随医学技术发展，学科分类越来越细，专科和亚专科越来越多地出现在临床科室目录中。专科细分给患者带来专业诊疗服务的同时，也占据越来越多的优质医疗资源，导致成本上升。多学科协作（multi-disciplinary team，MDT）模式作为整合各学科专业技术团队优势的有效手段，由不同专业背景专家为患者量身定做诊疗方案，从而提供专业化、精准化、个体化、规范化和全程、全方位的"一站式"诊疗服务。这一模式有利于医院整合医疗资源，避免治疗不足、过度治疗、重复治疗、无效治疗，节约时间及经济成本。

综上，完善的成本管理框架体系能够根据资源成本属性有针对性地进行成本管控，提高了资源投入和使用效率，避免了成本管控"一刀切"的局面，较好地兼顾了医院各方面运营发展的需求。

当然，不同医院的实际情况不同，其实际管控的侧重点和方法不尽相同。各医院在开展成本管理过程中，应充分结合自身实际，从资源投入的合理性、资源使用的高效性和业务运行的高效率三个方面出发，设计有针对性的具体措施。

第三节　新医改下医院病种成本核算实践

一、DRGs 病种组成本核算概述

（一）实施背景

近年来，随着取消药品加成、限制医疗器械加价、强化费用控制、薪酬制度改革和养老保险改革等一系列政策不断叠加，公立医院经济运行状况普遍下滑，加强成本管理、提高内部管理的精细化水平势在必行。与此同时，国家层面先后印发了《关于推进按病种收费工作的通知》（发改价格〔2017〕68 号）和《关于进一步深化基本医疗保险支付方式改革的指导意见》（国办发〔2017〕55 号）等文件，要求全面推行以按病种付费为主的多元复合式医保支付方式，按病种收付费改革已经成为大势所趋。

（二）相关概念界定

1. 单病种

单病种通常是指某一单纯性的、一般不会或没有产生并发症的疾病，目前的单病种分类多达上万个。基于单病种开展的成本核算是对某一单纯性疾病（不包括合并症、并发症）的治疗全过程进行成本测算的过程，其成本对象一般是疾病诊断本身。

2. DRGs

DRGs 是一种病例分类法，它依据国际疾病分类准则，在考虑患者疾病诊断、并发症和合并症、手术、出入院情况以及患者个人状况（包括性别、年龄、体重等）的基础上，将住院患者分为若干病例组合,因此,其本质上是一个诊断相关组合的概念。分组数量视地方分组的标准与分组原理而存在一定差异,比如美国改良版国际化 DRGs 分组共分为 992 个病种组,北京疾病诊断相关分组 2008 版为 631 组、2014 版为 751 组[①],上海疾病诊断分组为 665 组(AR-DRGs 5.2 版本)[②]。总体而言,目前公认的诊断相关组合分组结果一般都在 500 个至 1 000 个之间。

3. 单病种与 DRGs 的关系

从概念上来讲,由于 DRGs 同时考虑了病种组内的同质性与组间的差异性,并充分考虑了包括疾病严重程度在内的诸多相关性因素,因此其实质上是基于单病种的深化运用。经过国内外 40 余年的实践,DRGs 现已被广泛应用于包括医疗费用控制与支付方式选择(如 DRGs-pps)、病种成本管理(如 ABC-DRGs)等管理领域。

从成本对象的角度分析,基于单病种开展的成本核算工作是对某一单纯性疾病(不包括合并症、并发症)的治疗全过程进行成本测算的过程,其成本对象是疾病诊断本身,因此往往只能覆盖有限的疾病种类。而 DRGs 则以病种组合(case-mix)为成本对象开展管理,显而易见,其成本对象的覆盖面、管理的有效性和可操作性均优于前者,因此基于 DRGs 来开展病种成本方面的相关研究逐渐成为目前的主流方向。

4. CMI

病例组合指数(case-mix index, CMI)是指医院的出院病人例均权重,跟医院收治的病例类型有关。CMI 作为 DRGs 应用体系中的核心指标之一,衡量的是病种的疑难危重程度,即 CMI 指数越高,代表收治疾病的疑难危重度越高。其计算公式如下:

$$CMI = \sum (\text{某 DRGs 权重} \times \text{该医院该 DRGs 的病例数}) \div \text{该医院或该学科病例数}$$

二、基于 DRGs 的病种成本核算步骤和方法

(一)将住院病例进行 DRGs 病种组划分

DRGs 的主要特点是以病例的诊断和(或)操作作为病例组合的基本依据,综合考虑了病例的个体特征,如年龄、主要疾病、并发症和伴随病,将临床过程相近、费用消耗相似的病例分到同一个组中。它充分利用疾病诊断智能适配结果,遵循"大类概括、逐层细化"的归类原则,结合病人临床诊断、手术操作、临床路径、合并症与并发症及转归状态等因素,建立病例分组模型,将"临床特征相似性"和"资源消耗相近性"的病例进行合并,形成若干病种组。

(二)分组模型的选择

DRGs 病例分组是实施 DRGs 成本核算的基础。近年来,我国各省市有大量公立医院结合自身情况运用各种分组模型和分组软件对医院病例试行 DRGs 病例分组,同时也获得

① 付婷辉,张乐辉,郭默宁,等. 对 DRGs 分组方案科学性合理性的分析比较[J]. 中华医院管理杂志,2015,31(11):829.

② 许岩,孙木,何萍,等. 上海市医院疾病诊断分组模型及分组器的建立[J].中国卫生政策研究,2015,8(09):16.

了合理有效的 DRGs 病例分组结果,部分地区常用 DRGs 分组模型如表 5-2 所示。

表 5-2　部分地区常用 DRGs 分组模型

区域	分组方法	DRGs 分组模型
上海部分三甲医院	澳版 AP-DRGs 德国 G-DRGs	自动交叉检测法(AID)决策树模型
深圳部分三甲医院	美国 MS-DRGs	卡方自动交叉检测法(CHAID)决策树模型
云南部分三甲医院	澳版 AP-DRGs	卡方自动交叉检测法(CHAID)决策树模型
天津部分三甲医院	美国 AP-DRGs	修正的卡方自动交叉检测法(E-CHAID)决策树模型
北京部分三甲医院	北京 BJ-DRGs	分类与回归树算法(CART)决策树模型

基于上述信息,为使结果在上海市级医院层面具备可比性,拟采用上海市级医院基于危重度的疾病诊断分组规则及分组模型为工具,对 DRGs 进行分组。

(三)确定服务单元

服务单元是以病案首页费用记录明细为主,将医院为各病种组提供的服务进行详细划分(表 5-3),用以统计全院及各病种组每个服务单元、每项服务内容发生的实际费用。

表 5-3　服务单元划分方法

服务单元	具体服务内容 (费用类别)	服务单元	具体服务内容 (费用类别)
1. 医生	(1) 手术费 (2) 诊查费 (3) 治疗费	11. 营养	(1) 伙食费
2. 护士	(1) 护理费	12. 药品	(1) 西药费 (2) 中草药费 (3) 中成药费 (4) 煎药费
3. 床位	(1) 住院费 (2) 特需床位费	13. 设备	(1) 手术特殊设备费
4. 放射	(1) CT 费 (2) 拍片费 (3) 透视费	14. 科室管理	(1) 公共药品 (2) 办公耗材 (3) 设备折旧 (4) 设备修缮 (5) 水电燃料 (6) 邮资费 (7) 手术室使用费
5. 检查	(1) 检查费		
6. 检验	(1) 化验费		
7. 氧气	(1) 输氧费	15. 医院管理	(1) 外聘人员劳务费 (2) 管理人员的人员经费 (3) 物业管理费 (4) 办公费及其他
8. 血液制品	(1) 血费		
9. 麻醉	(1) 麻醉费		
10. 耗材	(1) 介入器械材料费 (2) 手术器械材料费 (3) 人均一般医用材料费 (4) 植入材料人工器官费		

（四）成本费用率的测算

成本费用率是指每单位业务收入消耗的实际成本，它可以反映医院的成本控制情况和经营管理水平。相应地，各服务单元的成本费用率＝该服务单元消耗的成本÷该服务单元产生业务收入（即对应的医疗费用）。测算各服务单元对应的成本费用率，是病种成本核算所有步骤中最关键的一环，其中难度最大的是成本的测算，需针对不同服务单元按不同成本动因采取不同的成本分析方法。各服务单元的成本可分为直接成本和间接成本，其中直接成本是指可以直接计入某项服务单元的成本，间接成本主要是指不能直接计入，需要采用一定的方法分摊归集到该服务单元的成本。

1. 直接成本

直接成本测算分以下几种情况：①以设备运营服务为主的服务单元，如放射等，主要是设备折旧、能耗及科室人员投入等成本；②以物资消耗为主的服务单元，如药品、耗材等，主要是采购成本和可以直接计入的科室管理成本；③以固定资产资源占用为主的服务单元，如床位等，通过测算折旧分摊计算其成本；④其他不能从业务流中直接获取直接成本数据的服务单元，从业务一线采集基础数据，如测算氧气成本时，为现场采集液氧密度值和病房输氧口单位时间的出氧量，按照液氧采购价测算按重量单位计价与按时间单位计价之间的换算标准，计算出每小时汽化氧气的直接成本。

2. 间接成本

间接成本测算分为3类：①医护成本。由于难以将医生和护士的人力成本直接精确分摊到每一个病种组，研究设定病种实际发生费用（剔除药品、耗材等与医护人员劳务无关的费用）越高、相应的医护成本投入就高的原则，计算各科室每单位收入所耗费的医护人员成本，再按照每个病种组发生的实际费用（剔除药品、耗材等与医护人员劳务无关的收入），计算出其相应投入的医护人员成本。②科室管理成本。科室管理成本包括科室的设备折旧、设备修缮、用房折旧、水电燃料、领用的不可收费卫生材料、办公耗材、公共药品（如消毒液等）等。采用关键因素分析法，对不同临床科室开展的不同病种，通过构成成本关键因素的识别，测算不同类别的单位成本，进而计算各病种组应相应分摊的科室管理成本。③医院管理成本。医院管理成本主要包括管理人员成本、物业管理成本、管理部门办公成本等。本书将行政管理服务对每一个临床科室的成本投入视为均等的，因此采用加权平均法，将医院所有管理成本按其相关要素及系数平均分摊到各临床科室（如物业成本按科室人数及占用面积分摊等），再通过计算各科室所开展的病种组每单位收入所耗费的医院管理成本，进而计算每个病种组相应分摊的医院管理成本。

当然，有些服务单元（费用类别）为多个项目综合，难以一一对应测算其成本，如检查服务单元就涉及多学科的联合检查，对于该类服务单元的成本费用率，可通过各学科检查的成本费用率及其业务量占比进行加权平均，计算出综合成本费用率。

（五）计算各DRGs病种组的成本

对各DRGs病种组各服务单元归集成本和按实际发生费用、成本费用率测算的成本进行加计，即得到各科室每个DRGs病种组的平均成本；再按不同科室同一病种组例数加权平均，得到全院每个DRGs病种的平均成本。

第四节　案例研究

案例 5.1

基于 DRGs 的病种成本与收益分析

一、病种收益情况和成本结构分析

本案例对上海某大型三家医院 2017 年度共计 112 305 例出院病例按病案号、主要诊断码、主要诊断名称及病史首页费用明细等从 HIS 导出，再依据上海申康医院发展中心制定的 DRGs 分组规则，通过主要诊断码和主要诊断名称匹配，将这些出院病例分为 561 个病种组（其中 108 962 例病史入组，入组率为 97%），同时将每个病种组的病例组合指数（CMI）予以一一匹配。核算结果显示，在现行医疗服务价格体系和医院成本管理水平下，该医院的 561 个病种组中，大部分病种医疗费用低于实际成本，仅有 212 个病种组能够产生收益，占所有病种组的 37.8%；亏损病种组达到 349 个，占所有病种组的 62.2%。通过成本结构分析发现：发生亏损的病种组主要是耗材和药品费用占比较大，手术、操作类费用占比较小；而盈利的病种组则刚好相反。这在很大程度上说明，实行药品零加成和限制医疗器械加价后，手术、操作类医疗服务项目价格调整普遍尚未到位。

二、不同科室病种成本和收益分析

1. 不同科室的病种成本收益情况差异较大

近年来，对于一些医疗业务收入较高的科室，医院已根据学科医疗水平和业务规模将其列入重点发展科室，不断增加资源投入，提高绩效分配额度，但经过病种成本核算发现，有的科室运营效益并不高，甚至还出现亏损。例如，XN 科医疗收入列全院第二，但其全年总的病种成本收益率为 −7.46%。通过病种成本结构分析，发现其开展的病种中，各类植入、介入耗材使用量普遍较大，科室耗材收入占比达 64.65%。而医疗器械加价限制政策实施后，耗材总体加成率不到 4%，加上医院和科室管理成本，出现收益为负的情况。根据成本核算分析结果，本案例医院已着手在确保医疗质量的情况下，强化对该科室的包括高值耗材在内的各类耗材使用管理，优化成本结构。

2. 同一病种在不同科室开展成本收益差异大相径庭

以 TC 病种为例，由于该病种主要以用药为主，药品零加成政策实施后，各科室开展该病种均为亏损，唯独 ZL 科开展该病种有 3% 的收益率。分析其原因，发现 ZL 科作为医院 TC 病种综合平台，具有规模效应，其业务流程最优，能将人力、设备等资源发挥最大潜能，成本降至最低。根据成本核算分析结果，本案例医院已着手完善各科室开展病种的业务划分与科室资源配置调整，努力将使各科室资源成本发挥最大的效应。

3. 不同科室医护人员劳务成本率差异对科室及病种成本收益带来较大影响

研究发现，药品、耗材结构以外，不同科室医护人员劳务成本率的高低，也对科室及病种成本收益有较大影响。医护成本率是每单位费用（剔除药品、耗材等与医护人员劳务无关的收入）所耗费的医护人员劳务成本，体现了医护人员劳务性价比。科室的医护成本率高，说明该科室效益好、医护人员收入高，或者业务收入少、医护人员工作强度低；反之亦然。研究发现：医生成本率低于20%的科室，医生流动性明显增强，说明医生明显感受到工作强度过大或收入明显偏低；而医生成本率高于30%的科室，医生的稳定性较好。

4. 不同难度系数病种成本和收益分析

对不同难度系数的病种组收益进行分析，结果显示难度系数小于0.5、大于等于0.5且小于1、大于等于1且小于等于2、大于2的病种组，收益率分别为−3.95%、1.58%、1.57%和−2.24%，说明中等难度病种（难度系数为0.5～2）收益最高，而高难度（难度系数＞2）病种由于疾病复杂、并发症多、治疗疗程长等原因，反而带来亏损。

三、病种成本核算方法

目前，国际上病种成本核算方法主要包括自下而上法（bottom-up costing method）、自上而下法（top-down costing method）和费用成本转化法（cost-to-charge method）。自下而上法要求先核算出医院开展的所有医疗服务项目成本，然后将各病种涉及的服务项目成本、单独收费药品和材料成本叠加，核算较为精细；但它对标准化临床路径及信息系统的依赖性较强，工作量非常大。自上而下法建立在科室全成本核算二级分摊的基础上，将病患诊疗过程发生的医疗成本（病房、手术麻醉、ICU成本）、医技服务项目成本（检查、检验、治疗等）、单独收费药品和材料成本单独核算，其中医疗成本按照一定的方法直接分摊至患者，能充分利用现有的制度要求和核算成果，相对科学合理；但其分摊过程较为简单，单纯从成本角度开展核算，对医院内部管理参考价值不大。

本案例采用的是费用成本转化法，在确定服务单元基础上，将各服务单元发生费用与其实际成本进行比较，测算出各服务单元的成本费用率，进而计算出医院全部患者成本，根据各病种组每个服务单元发生情况出其平均成本的过程。这一核算方法简单易行，具有较好的推广价值，核算结果可为医院内部管理和实行按病种收付费改革提供富有价值的参考。

但该方法依然存在一些不足：首先，该方法中的成本费用率是依据现阶段病种投入成本测算，受医院信息化建设和内部管理精细化程度限制，部分服务单元（如检验、麻醉等）的成本费用率测算尚较粗略，随着医院管理不断精细化和降本增效举措的深入，需要根据实际情况及时调整相关参数。其次，目前该方法主要基于医院内部管理需求开展，尚未详细分析科研、教学等项目成本对病种成本产生的影响，下一步需要加以细分。最后，科室和病种的收益分析与医疗服务价格密切相关，应密切关注医疗服务价格调整情况，根据价格调整后需及时更新分析结果。

总之，随着医院管理精细化程度的提高及信息系统的改进，病种成本核算将是一个不断完善的过程。随着该方法的不断完善，它一定能成为优化医院运营管理的有力抓手，还能够为政府部门调整医疗服务价格和制定按病种收付费标准提供重要参考。

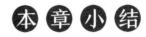

在医疗卫生体制改革不断推进过程中,医院公益性质与市场运营之间的矛盾,不同运营管理目标和要求之间的矛盾,高标准的管理要求与粗放型的管理模式之间的矛盾,科室独立的运营管理和医院统筹管理之间的矛盾,收入政府定价与成本市场定价之间的矛盾,医疗技术飞速发展与项目定价相对稳定之间的矛盾等不断凸显,建立现代医院管理制度要求公立医院要以更低的成本、更好的质量及有效的资源配置不断提升运营效益,因此对公立医院专业化、规范化、精细化的成本核算、管理与控制提出了更高的要求。搭建完整的成本管理与控制体系,真正实现医院成本控制与高品质医疗服务之间的平衡值得探索。

【关键概念】

成本核算与控制、医院成本管理、资源成本效益提升、病种成本、成本费用率

【思考拓展】

为准确反映不同医疗服务水平下各临床科室的成本控制及运营效益情况,现将某医院所有临床科室从学科发展能力和成本控制能力两个维度划分为四个象限(图5-11)。学科发展能力选取学科科研、临床医疗、人才建设等方面,从学科服务、竞争、发展等角度予以量化打分,分数越高表明学科发展能力越强;成本控制能力选取科室药耗成本、人力成本、设备等资产成本、科室管理成本等方面予以量化打分,分数越高表明科室成本控制越好、运营效益越高。请根据不同象限的科室结合医疗体制改革,提出相应的管理建议和举措。

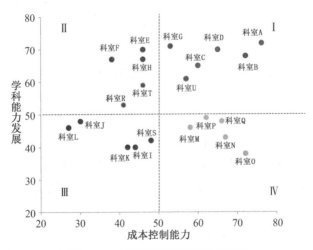

图5-11　医疗科室发展定位象限图

第六章

医院绩效管理

第一节　医院绩效管理概述

一、医院绩效管理的相关概念

（一）绩效

绩效是一种管理学概念，是业绩、成效、效率及效果的综合，是组织、团队或个人一定时期内，在一定的资源、条件和环境下，通过工作行为、方式、结果及其产生的客观影响，对实现目标、完成任务的程度及达成效率进行衡量与反馈，并对员工工作完成情况、职责履行程度和成长情况等进行评定和反馈，最终实现组织的社会效益、经济效益、生态效益。

（二）绩效管理

关于绩效管理的内涵很多学者进行了相关的论述。理查德·威廉姆斯（Richard Williams）在《组织绩效管理》中把绩效管理的观点总结为三种。第一种观点认为，绩效管理是管理组织绩效的系统；第二种观点认为，绩效管理是管理员工绩效的系统，这种观点强调以员工为核心；在这两种观点的基础上，又综合形成了第三种观点，即认为绩效管理是综合管理组织与员工绩效的系统，也就是组织与员工整合的绩效管理。赫尔曼·阿吉斯（Herman Aguinis）在其著作《绩效管理》中提出，绩效管理是识别、测量和发展个人绩效和团队绩效并根据组织战略进行绩效改进的持续的过程。

2017 年 9 月，财政部发布了《管理会计应用指引第 600 号——绩效管理》，指出"绩效管理"是指企业与员工之间就业绩目标及如何实现业绩目标达成共识，并帮助和激励员工取得优异绩效，从而实现企业目标的管理过程。绩效管理的核心是业绩评价与激励管理。绩效管理常应用的工具方法包括关键绩效指标法、经济增加值法、平衡计分卡等。

（三）医院绩效管理

医院绩效管理是医院各级管理者和员工为了实现医院的战略规划和计划，通过绩效方案及计划制定、绩效培训沟通、绩效考核评价、绩效结果反馈，将绩效管理的结果应用于日常管理活动中，以引导和激励医务人员实现业绩的持续提升，最终使医院能够可持续地发展，最终达到实现医院战略目标的目的。

医院绩效管理的实质是以医院战略为导向，以医院绩效薪酬管理制度为手段，按照一定的标准考核各类人员职责、任务的履行程度，从而持续提升部门、个人的绩效管理，充分发挥员工的积极性，提高医院管理水平和质量，最终实现医院所应承担的社会、管理、生态目标。以绩效管理为导向，客观公正地评价员工的工作绩效，有针对性地调整相关资源配置，有利于促进工作效率提高以及医疗质量、安全和服务水平的提升，同时又能够体现员工劳动价值，合理管控成本，促进精细化管理理念的落实，全面提升医院管理水平。随着医疗体制改革不断深化、现代医院管理制度不断完善，绩效管理的作用逐渐突显。构建一套顺应改革发展方向的、符合政策要求的、科学合理且客观公正的医院绩效管理体系，已成为医院关注的焦点和亟待解决的问题。

二、医院绩效管理的目标导向

在很多人的认知里，往往将绩效管理与绩效考核混为一谈，认为绩效考核就是绩效管理，但实际上两者存在很大的区别。

绩效管理是一个完整的管理过程，包括绩效计划、绩效实施、绩效沟通、绩效考核以及绩效反馈等部分，是一个重复循环的过程。绩效管理侧重于绩效提高。在医院的日常管理中运用绩效管理的方法，可以充分调动医院职工的积极性和主观能动性，提升员工的工作能力，最终实现医院的战略发展目标。

绩效考核是管理人员按照分解的组织战略发展目标，对员工的工作表现、任务完成情况、职责和业绩等方面进行考核，并将最终的考核结果与员工的薪酬待遇、福利、晋升等方面相结合，使个人目标与组织目标保持一致，从而促进实现组织的战略发展目标。绩效考核侧重于评价，其通过战略目标体系、责任体系、指标评价体系、评价标准及评价方法等内容，对科室、人员完成目标的情况进行跟踪、记录和考评，做到人尽其才，使人力资源作用发挥到极致。

绩效考核是绩效管理的重要环节，也是绩效管理的重要手段，具有非常重要的意义。绩效考核通过对医院内部流程中的关键参数进行设置、计算和分析最终形成衡量流程绩效的一种目标式量化管理指标。绩效考核是把医院战略目标分解为具有可操作性的工作目标的工具，是医院实施绩效管理的基础。绩效管理是医院运行的杠杆和指挥棒。严格意义上说，许多医院还没有真正实施绩效管理，只是有了绩效管理的形式或只是做了绩效考核。医院绩效考核与激励体系的建立是医院绩效管理系统的关键环节，也是医院经济管理工作中的一个重要内容，如何从岗位、质量、风险、效率、效益及发展潜力等多方面来综合评价科室及医务人员的工作，如何引导科室不断地改进工作，全面提高医院的运行效率和服务水平，医院的做法各不相同。目前大多数医院绩效分配方案存在的不足包括：考核体系不完善，缺乏准确数据依据，过分注重财务业绩指标、忽视非财务指标，绩效考核和医院的战略基本没有直接关系,缺少对中层干部的考核体系,现有指标不能全面、准确地反映科室的实际价值,无法兼顾医院、职工、患者、政府等相关者的利益等。

在实际工作中,医院绩效管理大多重结果轻评价,过程导向不清晰。目前很多医院都在执行以"收入—支出"为主要形式的所谓"成本核算"绩效分配制度,以收支结余为基础、以关键业绩指标或综合目标管理为调节因素、以专项奖励为补充的绩效分配方案。把按劳分配变成了按收分配,多收多得,形成了医生的绩效与创收相结合的不合理的激励机制。受学科特点和国家定价等因素影响,收支结余水平高的科室未必工作量高、贡献大,医护技的实际贡献难以准确得到反映。以收入为统一评价标准,科室间缺乏可比性,各科室的规模水平、学科特点、医院投入、技术水平、劳动强度、管理水平、激发潜力等都无法得以体现。

科学的绩效管理制度应该是评价与激励相结合的,是一个完整的管理过程。在这个过程中,应更关注过程绩效,从战略到阶段目标,再到具体指标,关注过程能力与流程效率的提升。医院绩效管理的总体目标应坚持需求导向、问题导向、效果导向,以提升临床服务能力为核心,紧紧围绕提升效率、管控成本、调整结构、挖掘潜力的思路设计,聚焦医院业务量增多、病种和费用结构优化、运行压力增大等情况,推动医院高质量发展。

三、公立医院绩效管理的基本原则

2009 年中共中央,国务院《关于深化医药卫生体制改革的意见》(中发〔2009〕6 号)发布,要求公立医院要遵循公益性质和社会效益原则,坚持以病人为中心,优化服务流程,规范用药、检查和医疗行为,实行以服务质量及岗位工作量为主的综合绩效考核和岗位绩效工资制度;在符合国家医药卫生体制改革的指导原则下,体现知识、技术、劳务、管理等要素的价值,鼓励疑难危重病种的诊治和高级别手术的开展,鼓励发挥专科特色,促进医疗服务质量的提升,同时强调运营成本的控制,提高医院的整体运行效率和管理水平。

绩效管理是医院管理的有效手段,医院应根据医改要求,建立科学的绩效分配机制,以医院考核评价为抓手,突出医院的功能定位,以职责履行、费用控制、运行绩效、财务管理、成本控制、社会满意度等指标为体系,遵循公益性质和社会性质,坚持以病人为中心,规范用药检查等医疗行为,深化运行机制改革,有效调动医务人员积极性。

(1)公益性原则。公立医院绩效管理要始终坚持公益性导向,提高医疗服务效率,以满足人民群众健康需求为出发点和立足点,服务深化医药卫生体制改革全局,改革完善医务人员激励机制,坚持社会效益与经济效益、当前业绩与长久发展、保持平稳与持续创新相结合。

(2)战略导向原则。绩效管理应为医院实现战略目标服务,提升医院价值创造的能力。建立以战略为导向的绩效评价机制,突出医院的功能定位、职责履行、费用控制、运行效率、财务管理、成本控制以及社会满意度等,将医院的整体战略目标进行有效分解,体现医院、科室以及个人目标的有机结合,坚持绩效分配以目标考核为核心,与科室服务质量、服务安全和管理目标考核相挂钩,突出医疗质量、技术水平、医疗服务在医院绩效考核中的权重,进而提升医院整体绩效。

（3）客观公正原则。绩效管理应实事求是，评价过程应客观公正，激励实施应公平合理。引入绩效大盘的理念，是为了保证医院绩效发放的合理性，同时达到总量可控的目的。绩效大盘是指医院核算期内绩效发放的控制总量，该总量每个月会随着医院业务量的变化而变化。根据人员支出预算，合理确定每月奖金数额，并根据实际运营状况进行动态调整，体现医院发展和员工利益的一致性。

（4）科学有效原则。绩效管理应做到目标符合实际、方法科学有效、激励与约束并重、操作简便易行。在激励管理中遵循效率优先、优绩优酬的原则，结合人员比例、科室系数、岗位系数等历史数据，关注绩效差距的合理性，基于医院战略制定不同岗位（医疗、护理、医技、行政管理）的绩效总额分配比例，适度向临床一线和技术风险高的科室倾斜，确保一线关键岗位和有突出贡献的医疗骨干得到与其劳务相适应的报酬。

（5）成本节约原则。绩效管理要体现降低成本、节约支出的原则，优化资源配置，达到成本控制的目标，强化医院及科室管理，提高运营效率，提高医院的整体运营效益。

（6）分级管理原则。绩效管理与考核坚持属地化管理原则，由国家顶层设计，制定统一标准、关键指标、体系架构和实现路径，以点带面，抓住重点，逐级考核，形成医院管理提升的动力机制，同时各省自治区直辖市按照属地化管理原则，结合经济社会发展水平，对不同类别医疗机构设置不同指标和权重，确保考核的针对性和精准度；医院内部按照院科两级考核的原则，由医院按照考核办法，实行科室主任负责制，由各科室核心组参照医院二次分配的指导原则，制定本科室的分配方案，综合工作量、质量、满意度、技术难度等维度，将效益考评落实到人，使绩效管理与员工的评优、晋升、薪酬挂钩，达到调动员工积极性的目的。

（7）绩效管理信息化原则。通过绩效管理的信息化，来支撑数据及结果的及时性、真实性，通过加强信息系统建设，提高绩效考核信息的准确性，实现关键数据的自动生成及不可更改，确保绩效考核结果真实客观。此外，基于绩效管理信息化系统的数据沉淀，可以根据医学规律和行业特点，利用大数据分析工具，强化考核数据的分析应用，提升医院科学管理水平。

四、医院绩效管理的层级

绩效从管理学的角度看，是组织期望的结果，是组织为实现其目标而展现在不同层面上的有效输出，它包括组织绩效、各部门绩效及个人绩效。组织绩效是建立在部门及个人绩效实现的基础上，各部门及个人绩效的实现并不一定能保证组织是有绩效的，需要通过绩效管理来实现个人绩效与组织绩效的一致性。因此，组织绩效应按一定逻辑关系被层层分解到各个部门、每个工作岗位以及个人，只要每个人达成组织要求，组织的绩效就实现了。

（一）国家各级机构及上级主管部门对公立医院绩效考核

2019年1月，国务院办公厅印发《关于加强三级公立医院绩效考核工作的意见》（国办发〔2019〕4号，以下简称《意见》）。《意见》指出，要以习近平新时代中国特色社会主义思想为指导,全面贯彻党的十九大和十九届二中、三中全会精神,实施健康中国战略,建立健全基本医疗卫生制度,加强和完善公立医院管理,推进分级诊疗制度建设,为人民群众提供高质量的医疗服务。要坚持公益性导向、属地化管理和信息化支撑,推动三级公立医院在发展方式上由规模扩张型转向质量效益型,在管理模式上由粗放的行政化管理转向全方位的绩效管理,促进收入分配更科学、更公平,实现效率提高和质量提升,促进公立医院综合改革政策落地见效。2019 年在全国启动三级公立医院绩效考核工作,绩效考核指标体系、标准化支撑体系、国家级和省级绩效考核信息系统初步建立,探索建立绩效考核结果运行机制。到 2020 年,基本建立较为完善的三级公立医院绩效考核体系,三级公立医院功能定位进一步落实,内部管理更加规范,医疗服务整体效率有效提升,分级诊疗制度更加完善。

为持续深入贯彻落实《意见》要求,保证公立医院绩效考核工作规范化、标准化、同质化,2022 年 3 月在《国家三级公立医院绩效考核操作手册(2020 修订版)》基础上,修订完成《国家三级公立医院绩效考核操作手册(2022 版)》[以下简称《操作手册(2022 修订版)》]。《意见》和《操作手册(2022 修订版)》提出了一系列具体考核指标和建设支撑体系的工作任务。

一是建立科学的考核指标体系,包括医疗质量、运营效率、持续发展、满意度评价 4 个方面 55 个具体指标,其中 26 个指标为国家监测指标。2022 年新增"重点监控高值医用耗材收入占比"指标。

二是建立统一的考核支撑体系,包括提高病案首页质量,统一疾病分类编码、手术操作编码和医学名词术语集,完善满意度调查平台,建立考核信息系统,利用"互联网+考核"的方式采集客观考核数据等。

三是建立规范的考核程序,包括医院自查自评、省级年度考核、国家监测分析 3 个步骤,明确了时间节点和责任主体。

实现现代医院管理必由之路的快慢,取决于医院用什么样的绩效来指挥,把绩效考核作为推动深化医改政策落地、将改革政策传导至医院和医务人员的重要抓手。《意见》强调,要充分发挥绩效考核的"指挥棒"作用,财政、发展改革、教育、人力资源社会保障、卫生健康、医保、中医药等部门要建立协调推进机制和绩效考核结果应用机制。各地要形成部门工作合力,将绩效考核结果作为公立医院发展规划、重大项目立项、财政投入、经费核拨、绩效工资总量核定、医保政策调整的重要依据,与医院评审评价、国家医学中心和区域医疗中心建设以及各项评优评先工作紧密结合,也将其作为选拔任用公立医院党组织书记、院长和领导班子成员的重要参考。

在国际上,法国从 2010 年开始构建医院的绩效评估系统,从医疗活动、人力资源、财政、组织和信息系统、质量指标 5 个方面 69 个指标进行评价。图 6-1 总结对比了中国三级医院绩效考核指标与法国医院绩效评估指标。

(二)医院对部门科室或团队绩效考核

医院临床医技科室、护理病区的服务行为影响医院整体运营结果,为达成医院目标,应将目标科学合理地分解成各科室目标和任务。医院部门科室或团队绩效是根据医院绩效考核方案,依据部门科室或团队的特点,为了实现部门科室或团队的目标和任务,由核心组

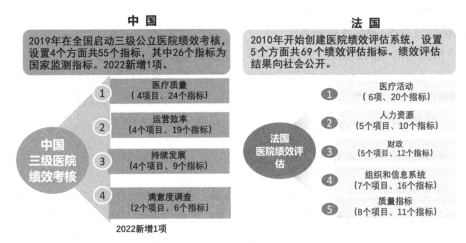

图 6-1 中法绩效指标对比

制定的绩效考核方案,并依据方案进行监控、反馈、奖惩、发放的过程。其范围涵盖各职能科室的绩效、临床医技科室的绩效、专职科研教学部门科室的绩效、护理团队的绩效。

(三)医院对个人绩效考核

根据医院、部门科室或团队的绩效方案内容,最终落实每个岗位及个人的绩效。个人绩效要关注个体公平,体现个人价值和岗位价值,发挥激励作用。科室二次分配按照与工作量挂钩、兼顾效率与质量的原则,做到公平、公正、公开,有利于科室人员改善服务行为,激发人员积极性,创造更多价值。

五、医院绩效管理的意义

公立医院面临着医疗市场竞争日益激烈、卫生事业快速发展、医疗改革不断深入的境况,医院必须进行包括绩效管理在内的精细化管理,提高医院的执行力和效率,从整体上提高医院的效益。

1. 提升医院绩效,实现战略目标

绩效管理的核心在于提高医院绩效,实现战略目标。绩效管理通过采用从上到下、层层分解的方式将医院目标分解为科室目标和个人目标,从而为科室行为和个人行为提供了方向和重点,使其能以最有效的方式、尽最大努力来做"正确的事",确保个人的工作行为及工作产出与组织的目标一致从而创造有效价值;通过定期绩效考核及时发现日常运营中的不足和优点,扬长补短,避免偏离医院目标,从而保障医院近期目标与远期目标实现。

2. 激发员工积极性,促进个人发展

绩效管理是具有活力的管理工具,它通过对科室和个人的工作情况、目标完成情况进行科学合理的评价,采用多种方式激励员工调动其积极性,如将绩效考核结果作为员工薪酬奖金分配、职业聘任晋升的依据等,一方面有利于提高员工的价值认同感和积极性,促进员工主动成长进步;另一方面有利于选拔、培养优秀人才,吸引外部人才,使人力资源能满足组织发展的需要,促进医院绩效和个人绩效的提升。

3. 坚持公益性,提供优质服务

公立医院作为人民的医院,坚持公益性为第一原则。医院绩效管理不仅注重医疗收入等经济指标,同时注重医疗服务质量、医疗费用控制、患者满意程度等指标。成功的绩效管理模式能够顺应医改政策的变化,紧跟政策要求和导向,不断调整,提高医院运营效率和医疗质量,控制费用和成本,为人民群众提供优质、高效、安全的医疗服务。

六、医院绩效管理的难点

(1) 绩效管理涉及面广,医院整体绩效提升难。医院是一个复杂的组织,医院的绩效管理既涉及整体组织管理、流程管理、业务结构管理,又涉及医院日常运营管理,只有从医院的战略管理、组织结构、流程管理、医疗技术提升等方面逐步改进,才能实现医院整体绩效提升的目标。

(2) 绩效管理体现医院长期战略规划及短期目标,绩效管理操作难度高。绩效管理与医院的经营宗旨、发展战略、组织结构、年度经营计划等有关,确定医院的经营目标、评价不同科室之间以及同一科室内部成员绩效是管理中的难点。

(3) 对绩效管理的理解存在偏差。在谈及医院绩效管理时,大家常把薪酬管理与绩效管理混为一谈。医疗单位实行绩效工资是国家推行医改、实行公立医院改革的重要内容之一。为配合医改全面推行人员聘用、岗位管理、绩效工资制度,有效调动医务人员的积极性,绩效仅仅是影响薪酬的一个因素,通过薪酬的多少引导员工绩效行为,让员工的个人绩效与医院的组织绩效保持一致。绩效不能决定薪酬的高低,薪酬高低由影响薪酬的因素决定。绩效管理不只是给人头上定指标、考核分钱的事,更重要的是通过绩效管理帮助管理者优化业务结构,寻找提高质量和效率、降低成本的机会。

(4) 绩效管理既要体现医改要求又要调动积极性,实施难度高。绩效薪酬分配制度作为医院对科室职工的激励引导机制,是实现医院战略目标的核心管理手段。当前医院正在构建以工作量为导向的绩效管理体系,绩效分配模式既要符合国家卫生计生委、国家中医药管理局联合制定的《加强医疗卫生行风建设"九不准"》(国卫办发〔2013〕49 号)相关政策规范,又要打破大锅饭绩效分配模式,充分调动广大职工的积极性,并能充分发挥经济杠杆在医院管理的实际作用。

第二节　医院绩效管理的组织架构、过程和考核

一、医院绩效管理的组织架构

医院绩效管理一般包括三层组织架构:绩效管理委员会、绩效管理办公室和临床医技

科室绩效人员。

绩效管理委员会是医院内部绩效管理的最高领导机构,主要由医院院长、分管医疗业务院长、医务处、护理部、财务处和绩效管理办公室等部门负责人组成,主要负责制定年度绩效考核指标和考核计划,审核绩效方案,审核每月绩效考核结果等工作。

绩效管理办公室是医院具体负责绩效考核工作的部门,负责月度、季度、年度绩效考核工作,对医院和科室日常运行情况进行分析,拟定医院绩效考核方案,指导科室和护理病区改进绩效工作,听取临床护理关于绩效的意见与建议等工作。

临床医技科室绩效人员在科主任的指导下开展工作,主要负责统计科室工作量、统计绩效指标和绩效结果、分配科室人员奖金、沟通联系绩效管理办公室等工作。

二、医院绩效管理的过程

绩效管理是包含绩效计划、绩效实施、绩效考核、绩效反馈、绩效结果应用等一系列环节的完整管理活动。

1. 绩效计划

绩效管理的首要环节从计划开始,而计划的制定要充分了解医院内外部环境。一要熟悉国家、省自治区直辖市、医院等相关绩效政策,把握政策导向,明白总体要求,明确鼓励做的事项,禁止做的内容,明晰边界。二要了解医院总体的战略规划、发展愿景、长短期目标以及运营管理现状,有目标、有针对性地制定绩效方案。三要收集以往绩效相关的数据,包括业务数据、绩效考核结果数据、考核指标等,通过数据分析了解现状并发现问题,为后续测算新方案打下基础。四要开展不同层面的调研,与院领导、职能部门、临床医技科室、工会职工代表等沟通调研,对以往绩效考核方案存在的问题、不足、建议等进行汇总分析。

通过调研,基于政策要求和医院实情,形成新的医疗绩效考核方案,再在不同层面进行意见征询,不断对方案进行调整和完善。绩效方案编写完成后,需要经过医院绩效工作小组、绩效委员会讨论通过后,报院长办公会、党委会等决策机构进行审议,审议通过后,向医院职工代表大会等进行汇报并组织投票,按照职工代表大会规定票数通过后即可准备实施。

2. 绩效实施

绩效实施是将绩效方案内容细化执行的过程,包括组织不同层面的员工进行培训学习,进一步熟悉了解新的绩效方案内容;确定实施的时间,编制并下发相关的表格,明确各类指标及数据收集的方式和口径,如绩效系统需要重新修改完善的,对该系统进行修订;根据绩效方案和相关数据进行计算,在前3~6个月,采取老的和新的绩效方案并行核算,按月进行对比,及时发现问题,并对其进行完善和修正,必要时按规定流程调整相关内容。绩效方案实施后,需要定期对方案进行持续跟踪,进行周期性分析比较,实现持续改进。关注医院职工对新绩效方案的态度和建议,与职工及时沟通交流,听取各方意见,既要考虑全局性,又要关注重点的人群、矛盾突出的事项,不断完善绩效考核方案。

3. 绩效考核

绩效考核是绩效管理的重要环节和重要手段,是对员工目标完成情况、员工行为的评价，也是绩效结果应用的重要依据。根据医院制定的绩效指标考核体系，可从工作量、医疗质量、服务质量、费用控制、患者满意度等多个维度对科室行为与绩效结果进行评价。2019年国家三级公立医院绩效考核开展以来，国家绩效考核指标被逐渐纳入医院月度及年度绩效考核指标，促进了绩效考核指标的不断完整、丰富。

4. 绩效反馈

（1）绩效反馈时间。一般根据医院的实际情况，可年度结束后，对科室整体的情况进行反馈，有条件的可每季度针对主要问题及时反馈。

（2）反馈参与人。按照层级管理的原则，对于科室或部门来说，一般由分管领导向科室或部门负责人反馈，科室或部门负责人对下属部门负责人或直接面对员工逐个反馈。

（3）反馈的内容。根据考核的结果，提前做好相关数据和结果的准备，分析总结被反馈人员做得好的方面、存在的问题、改进的建议、下阶段的目标要求等，目的是提升被反馈人员后续的绩效结果。

5. 绩效结果应用

绩效结果应用主要包括个人层面和医院层面两个部分。

个人层面的应用有：①薪酬激励：主要体现在日常和年终绩效奖励的多少，同时也可以作为调级加薪的重要依据。②工作激励：对绩效表现好的员工，给予更多的拓展工作计划，进行多岗位锻炼、挂职培养等。③发展激励：绩效考核的结果作为职称评定、职位晋升/降级的重要依据，同时可给予员工额外的专业培训机会并承担相应的费用，不断鼓励员工成长。

医院层面的应用主要在于为管理层科学决策提供依据。绩效考核结果可作为对不同科室部门及医院的组织机构进行调整的重要依据；根据绩效考核中存在的问题，促进制度政策完善、业务流程优化，来达到医院整体绩效的提升。

三、医院绩效考核的方法与模式

（一）医院常用的绩效考核方法

近些年来，随着新医改的推进，医院绩效管理越来越被医院管理者们所重视。目前常用的绩效考核方法主要有：目标管理法（management by objectives，MBO）、360度绩效考核法（360-degree feedback）、关键绩效指标法（key performance indicator，KPI）和平衡记分卡（balanced score card，BSC）等。

1. 目标管理法

目标管理法是目前企业绩效考核体系中常用的考核方法之一。"目标管理"这个词最早来自1954年美国管理学家彼得·德鲁克所著的《管理的实践》一书，该书首次提出"目标管理和自我控制的主张"。彼得·德鲁克认为，组织要达成特定的目的和完成特定的任务，必须要有总目标，并且要有与总目标方向相一致的分目标，通过让组织中的管理者和员工参与到总目标和分目标的制定过程中，对员工的工作、生产和管理活动起到约束和指导作用。简单来说，目标管理就是管理人员和员工参与组织分目标和总目标的制定过程，促使组织员工完成所制定目标的一种管理制度。国外的专家学者和医院管理者将目标管理法应用到了医院的绩效考核过程中，并进行了大量的理论研究和实践探索，实践结果表明，在医院绩效考核中运用目标管理法可以有效促进医务人员的目标制定、绩效提高，对高级人才的激励作用更为显著。英国、澳大利亚和加拿大的医院管理者都将目标管理法应用于医院的绩效管理过程中，我国也有卫生行政部门基于目标管理法的理念，对公立医院进行管理和考核。

目标管理法主要有五个要素：目标明确、规定时限、参与决策、评价绩效和参与管理。这种考核方法目标明确，管理有效，结果易于观测，并且医务人员参与整个过程，可以引导医务人员的自我管理，因此医务人员的积极性较高。但由于目标管理法强调短期目标，团队中个人目标难以分解、实施过程修改目标代价较大，并且很难对医务人员和科室间进行横向比较。

2. 360度绩效考核法

360度绩效考核是指将一个组织中全部人员的评价与意见进行汇总，包括员工个人、直接上级、其他部门上级、同事、下级，以及与员工个人有密切联系的顾客等。从多方面收集员工的工作绩效信息，进行全方位评价后的结果可以帮助员工找出其在某些方面的优势，确定员工的个人能力和合作精神。美国德克萨斯教学医院的医院管理者就利用360度绩效考核法，结合数理统计的方法，建立新的绩效考核体系，将其应用于医院的绩效管理过程中。

360度绩效考核法是一种全面客观的考核方法，打破了由上级考核下属的传统考核制度，结果较为公正，与传统考核方法相比，可以避免考核者易出现的"个人偏见""偏紧或偏松"等现象。360度绩效考核法注重员工的参与，可以有效地促进员工个人的积极性和主观能动性，有利于增强员工的工作满意度和对组织的忠诚度。但此方法也有缺点，由于在考核过程中会有一个员工对多个员工进行考核或多人来共同考核，就会造成时间的耗费增加及成本增加。也可能被某些别有用心的员工利用考核机会，将个人私怨掺杂到工作中，影响考核的公平性，此外，考核过程中所有员工兼任考核者和被考核者两种身份，因此考核培训工作难度大。

3. 关键绩效指标法

关键绩效指标法是基于企业战略目标，通过建立关键绩效指标体系，将价值创造活动与战略规划目标有效联系，并据此进行绩效管理的方法。根据管理学"二八原理"理论，在一个组织或企业在创造价值的过程中，存在着"80/20"的规律，即80%的企业价值主要是由20%的核心人员创造，体现在员工个体上，就是20%的关键行为能够完成80%的工作任务。因此，抓住企业的20%的关键绩效指标，就能抓住企业绩效评价的核心。国内外的医院绩效考核中主要将KPI考核法运用于确定绩效管理目标和绩效考核指标体系的建立。美国的维多利亚地区根据KPI的核心内容建立了医院的医疗服务可及性和财务指标，印度Infosys信息技术有限公司基于KPI考核法建立医院绩效考核指标体系，包括了概念层次和实操层次等一系列流程。国内也有医院运用KPI建立了医院层面和医务人员层面的绩效考核指标体系。

KPI考核方法的优势在于：①KPI绩效考核是一种定量的考核方法，对关键事件的行为观察准确、客观，体现了公正和公平的原则；②重点关注关键的绩效指标，具有重点突出和操作简单的特点；③把医院的战略目标进行分解，分配到各个科室和各个部门，发挥了绩效考核的导向优势，兼顾了效益和质量的协调发展；④考核过程重点关注了所选择的关键绩效指标，不只是对结果进行简单的考核，医疗服务过程中的质量控制也可以受到重点关注。

KPI考核也存在不足之处：①KPI考核法是由多个定量的指标组成，对复杂的工作产生的效果（如知识型员工的创新能力）难以有效界定；②医务人员工作性质复杂，在KPI指标设立的过程中会遇到很多困难；③KPI体系的建立和完善是一个循序渐进的过程，每个医疗机构需要根据自身情况建立KPI考核体系，尚无成熟的模式可供参考；④对于关键技术指标的筛选耗时耗力，对于关键指标的定义，理解有所差异，易引起医务人员和医院管理者之间的矛盾。

4. 平衡记分卡

平衡记分卡，是由哈佛大学商学院的教授 Robert Kaplan 和诺朗顿研究院（Nolan Norton Institute）的执行长 David Norton 于1992年共同提出的。BSC主要从客户、内部业务流程、学习与成长、财务四个方面对管理进行考核，系统性地评价组织绩效，建立组织的战略发展目标。BSC方法的优点是可以使整个组织行动统一，更好地服务于战略发展目标，能有效地将组织的战略发展目标转化成组织各部门的绩效指标和行动，提高整体的管理水平，实现组织的长远发展。这种方法引入了非财务指标，破除了以往绩效评价体系中过度关注经济效益的现象，但是非财务指标的界定、筛选和建立均存在一定的难度。而且平衡积分卡所考核的四个方面，均涉及较多的指标体系，体系间的逻辑关系和因果关系难以明确界定，在指标的量化过程中，工作量巨大，耗时耗力。

（二）医院绩效考核的主要模式

医院绩效考核分配的模式是根据不同时期国家的政策、目标导向，医院的不同发展阶段和重心，医院的人员结构特点及历史情况等方面综合确定，绩效考核相关政策的制定与调整须因势、因时、因人而进行，有计划地动态调整，根据政策、技术、思想等方面情况，做到适当的稳定性、延续性与因变性相结合，医院才能平稳、有序、可持续发展。我国不同历史阶段的医院绩效管理主要模式如图6-2所示。

1. 平均分配模式

1949年以后，医院作为政府工作的一部分，实行"全额管理，定额补助"，1955年采取"全额管理，差额补助，结余上缴"模式，60年代采取"全额管理，定向补助，预算包干"。这一时期，管理形式主要是行政管理式，以体现社会主义福利性为主，投入不计成本，产出不计效益，关注社会效益。

在这种情况下，医院作为政府为人民健康服务的一部分，医院员工薪酬绩效考核方式主要为公务员工资模式，按照职级、工作年限等进行分配，干多干少基本一样。

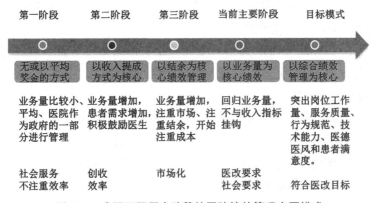

图 6-2 我国不同历史阶段的医院绩效管理主要模式

2. 旧的按收入提成或结余提成的绩效考核模式

1979 年以后,政府相关部门不断加强医院经济管理,转变"大锅饭"的情况,尤其是 1989 年以后,鼓励承包责任制,通过市场化调动积极性,实行"全额管理、定额补助,结余留用",具体体现在以下模式。

1）按照收入提成模式

（1）按全部医疗收入的一定比例提取：绩效奖金＝医疗收入×A％。

（2）按医疗劳务收入(扣除药品、耗材收入、检查检验)的比例提取：绩效奖金＝医疗收入(扣除药品、耗材收入、检查检验)×A％。

（3）分别按医疗劳务收入,药品收入,耗材收入,检查检验收入不同的比例计提：绩效奖金＝医疗收入×A％＋药品收入×B％＋耗材收入×C％＋检查检验×D％。

该模式的优点是原理简单,容易计算,直接体现收入,医务人员容易理解,在当时的历史环境下起到一定的作用。

该模式的缺点是与国家医改、卫健委文件等要求不符,政策风险大,易出现逐利行为,造成病人负担增大,因此已不再使用。

2）按结余提成的绩效考核模式

（1）按收支结余的一定比例提取(可控成本或部分成本)：绩效奖金＝(医疗收入－可控成本)×A％。

（2）按收支结余的一定比例提取(全成本)：绩效奖金＝(医疗收入－全成本)×B％。

（3）按收支结余的一定比例加其他事项提取：绩效奖金＝(医疗收入－成本)×B％＋超过一定基数专项奖励＋人员数×基础奖金＋专项奖励。

该模式的优点是可以提高医院经济效益,促进增收节支,与财务衔接,数据较易得。

该模式的缺点是绩效考核与收入存在挂钩,以经济利益为导向,存在加重病人负担、忽视公益性的问题。

3. 新医改下的绩效考核模式

2009 年 4 月,中共中央、国务院《关于深化医药卫生体制改革的意见》(中发〔2009〕

6号），要求严格工资管理，实行以服务质量及岗位工作量为主的综合绩效考核和岗位绩效工资制度，有效调动医务人员的积极性。

2013年11月，十八届三中全会《中共中央关于全面深化改革若干重大问题的决定》中指出，深化医疗体制改革，加快公立医院改革，落实政府责任，建立科学的医学绩效评价机制和适应行业特点的人才培养、制度。

2013年12月，国家卫生计生委、国家中医药管理局《关于印发加强医疗卫生行风建设"九不准"的通知》（国卫办发〔2013〕49号），要求："不准将医疗卫生人员个人收入与药品和医学检查收入挂钩，医疗卫生机构应当结合深化医改建立科学的医疗绩效评价机制和内部分配激励机制。严禁向科室或个人下达创收指标，严禁将医疗卫生人员奖金、工资等收入与药品、医学检查等业务收入挂钩……不准开单提成医疗卫生机构应当通过综合目标考核，提高医疗服务质量和效率。严禁医疗卫生机构在药品处方、医学检查等医疗服务中实行开单提成的做法，严禁医疗卫生人员通过介绍患者到其他单位检查、治疗或购买医药产品等收取提成。"

2015年5月6日，国务院办公厅《关于城市公立医院综合改革试点的指导意见》（国办发〔2015〕38号）提出："建立符合医疗行业特点的人事薪酬制度……完善绩效工资制度，公立医院通过科学的绩效考核自主进行收入分配，做到多劳多得、优绩优酬，重点向临床一线、业务骨干、关键岗位以及支援基层和有突出贡献的人员倾斜，合理拉开收入差距……强化医务人员绩效考核。公立医院负责内部考核与奖惩，突出岗位工作量、服务质量、行为规范、技术能力、医德医风和患者满意度，将考核结果与医务人员的岗位聘用、职称晋升、个人薪酬挂钩。完善公立医院用药管理，严格控制高值医用耗材的不合理使用。严禁给医务人员设定创收指标，医务人员个人薪酬不得与医院的药品、耗材、大型医学检查等业务收入挂钩。"

2016年8月，习近平总书记在全国卫生与健康大会上提出"允许医疗卫生机构突破现行事业单位工资调控水平，允许医疗服务收入扣除成本，并按规定提取各项基金后，主要用于奖励，同时实现同岗同薪同待遇，激发广大医务人员活力"。"两个允许"为公立医院薪酬制度改革指明了方向，确定了原则，设计了路径，进一步体现知识和劳动价值，提升医务人员获得感，不断优化薪酬结构。通过稳步提高医务人员的薪酬水平，使他们切实感受到改革带来的红利，充分调动主力军参与改革的积极性的同时要改革完善医院内部收入分配方式，体现岗位差异，兼顾学科平衡，体现多劳多得、优绩优酬，切断医务人员个人收入与医院科室业务收入的利益联系，使医务人员收入阳光、体面、有尊严。

2017年7月，国务院办公厅《关于建立现代医院管理制度的指导意见》（国办发〔2017〕67号）提出："健全人力资源管理制度，公立医院在核定的薪酬总量内进行自主分配，体现岗位差异，兼顾学科平衡，做到多劳多得、优绩优酬。按照有关规定，医院可以探索实行目标年薪制和协议薪酬。医务人员薪酬不得与药品、卫生材料、检查、化验等业务收入挂钩……健全绩效考核制度。将政府、举办主体对医院的绩效考核落实到科室和医务人员，对不同岗位、不同职级医务人员实行分类考核。建立健全绩效考核指标体系，围绕办院方向、社会效益、医疗服务、经济管理、人才培养培训、可持续发展等方面，突出岗位职责履行、工作量、服务质量、行为规范、医疗质量安全、医疗费用控制、医德医风和患者满意度等指标。严禁给医务人员设定创收指标。将考核结果与医务人员岗位聘用、职称晋升、个人薪酬挂钩。"

2017 年 1 月 24 日，人力资源社会保障部财政部国家卫生计生委国家中医药管理局联合发布《关于加强公立医疗卫生机构绩效评价的指导意见》(人社部发〔2017〕10 号)。

2021 年 5 月 14 日，国务院办公厅发布《关于推动公立医院高质量发展的意见》(国办发〔2021〕18 号)，2021 年 9 月 14 日国家卫生健康委国家中医药管理局联合发布《关于印发公立医院高质量发展促进行动(2021—2025)的通知》(国卫医发〔2021〕37 号)，均提出要"坚持和强化公益性导向，全面开展公立医院绩效考核，持续优化绩效考核指标体系，重点考核医疗质量、运营效率、持续发展、满意度评价等。改革公立医院内部绩效考核办法，以聘用合同为依据，以岗位职责完成情况为重点，将考核结果与薪酬分配挂钩"。

综上所述，新医改政策对医院绩效管理指明新的方向、目标，提出绩效考核的原则，需要公立医院建立一套科学、合理的绩效考核机制和激励机制。

新的医院绩效考核模式是医院和医务人员共同需要的。一方面，是医院自身可持续发展的必然需要。目前大多数医疗机构绩效模式没有客观反映不同医疗服务项目的价值差异、未能充分体现医务人员的劳动技术价值，这在一定程度上挫伤了人员队伍的积极性，同时也未考虑不同岗位及科室间差异如何体现，不利于人员队伍的稳定性建设，影响了医院可持续发展。作为医院管理中重要一环的绩效制度，必须更快地适应医疗卫生环境和形势。另外一方面是医务人员的价值诉求。随着行业竞争格局的加剧，作为长期奋斗在一线的医务人员，期望所属平台建立的绩效模式能够区分科室及人员属性，能够体现工作量、工作质量、岗位能力、技术水平、工作风险等维度，进而让自身价值得到公平合理的体现。

新时期有效的绩效管理体系设计将成为医院管理工作的重中之重。通过医院绩效管理变革及制度建设，一方面加快落地医院发展战略和管理目标，推动管理进步，使医院走向可持续、健康发展的快车道，有效平衡医院发展目标和员工利益；另一方面切实响应政府、社会、员工的诉求，引导医院公益性本质的回归，为患者提供优质、高效、低廉的医疗卫生服务。通过建立起基于工作量为基础的医院绩效考核分配体系，鼓励扩大服务量、提升效率、优化病种结构，使医院整体医疗服务质量和效率得以提高、合理控制成本、优化资源配置、提高患者满意度、调动广大医护人员积极性，充分发挥绩效在医院管理中的杠杆作用，为持续提升医院的核心经济力提供有力保障。各个医院需要在深刻领会政策要求的基础上，基于医院的历史现状和发展目标，从旧的绩效考核方式转变为新的符合医改要求的绩效考核模式。

1) 以工作量为基础的绩效考核模式

基本模式：以不同类别的工作量为基础的考核方式。

$$绩效奖金 = (门急诊人次 \times A + 出院人次 \times B + 手术人次 \times C + 医技服务量 \times D) \times$$

$$考核分数 + 单项奖励 - 扣罚事项$$

各医院在上述基本模式基础上根据上级不同管理要求和自身的需要有所变化，如：在业务量上增加一定的基本量，在基本量和超过部分给予不同的绩效奖励；在单位奖励金额上，如门诊和急诊有所区别，不同级别的手术赋予不同的单位奖励额等。

该模式优点是能充分体现按劳分配的原则，提高员工积极性，可优化管理效能，能一定程度减少乱收费问题，提高医院工作效率。

该模式缺点是不利于成本控制，有一些工作量对应单位奖励金额难以量化，不能完全体现技术价值、医疗质量、风险等因素。

2）以工作量与成本核算为基础的绩效考核模式

绩效奖金＝[（门急诊人次×A＋出院人次×B＋手术级别×C＋医技服务量×D)×成本降低率]×考核分数＋单项奖励－扣罚事项

在以工作量为基础的绩效考核模式的基础上，考虑成本因素，一是采用成本降低率的方式体现，可采取同比降低率、移动平均降低率等指标；二是在成本范围上，根据医院管理及科室的情况，采取全成本、科室可控成本等方式进行计算，一般采用科室可控成本；三是对于可控成本的计入比例上，可以按照100％计入方式，也可以按照不同类别的可控成本分类确定不同的比例，每年或一定时期后进行调整。

3）以学科、岗位价值为基础的绩效考核模式

绩效奖金＝（学科奖励＋岗位奖励＋专项奖励）×考核分数＋单项奖励－扣罚事项

学科奖金，体现不同科室的学科情况，根据不同的学科制定不同的标准，如国家、省直辖市、区、医院内不同类型的重点学科等进行区分。

岗位奖金，根据科室人员的职务、岗位、职称、工作年限分类制定不同标准的，以及对应的人数进行确定，主要与科室人员的情况直接关联。

专项奖励，根据医院的管理需要和重点专项工作内容设定不同的标准，如包括三四级手术奖励、重大抢救、收治疑难、危重病例、专家门诊奖励、开展新技术、其他工作量奖励、支援急诊奖励等。

上述考核方式，一般应用在医院特定的阶段，如新建医院、病区、科室等情况，由于受到外部环境等影响，为了保持人员和业务的稳定，进行短期的扶持阶段，有利于科室的逐步成长。该模式的缺点是存在大锅饭的情况，干多干少差不多。

4）以年薪制为基础的绩效考核模式

该种方式可适用于对医院高层管理者（如院长、副院长）、职能科室负责人及科主任。年薪标准一般是基于所在医院的级别和平均水平、所在科室的平均水平等，按照全院或科室的平均收入水平的倍数来计算，平时预发一定的比例，年终进行考核后确定年薪。

如福建省三明市早在2013年开始，就在探索试点院长年薪制，实行对象上主要是三明市二级及以上医院的院长，针对不同医院的级别、类型、规模等分为四类；年薪组成上由基本年薪和年度绩效组成，年薪标准根据四种类别分别制定，动态调整；考核方面，制定了详

细的考核指标,每年年末根据评审确定考核分数,确定最终发放额。

该模式的优点是能充分发挥目标管理作用,激励效果比较明显,针对管理层更有效,降低管理代理成本。

该模式的缺点是业务量不足时的人力成本较大,对考核的指标要求高、对医院的各项基础要求较高。

5) DRGs 绩效考核模式

DRGs 绩效考核模式是基于病种维度借助疾病诊断相关分组进行工作绩效的考核,即根据病人的年龄、性别、住院天数、疾病诊断、合并症、并发症、治疗方式、病症严重程度及转归等因素,将患者分入若干诊断组进行管理的体系,以组为单位打包确定价格和医保支付标准。通过对出院病历的技术难度、质量安全、服务效率等方面进行分析,反映医务人员的服务产出。

2017 年 6 月 20 日国务院办公厅印发《关于进一步深化基本医疗保险支付方式改革的指导意见》(国办发〔2017〕55 号)指出,2017 年起全面推行以按病种付费为主的多元复合式医保支付方式,各地要选择一定数量的病种实施按病种付费,国家选择部分地区开展 DRGs 付费试点。到 2020 年,全国范围内普遍实施适应不同疾病、不同服务特点的多元复合式医保支付方式,重点推行按病种付费。病种管理是 DRGs 付费模式下医院运营管理的核心理念,从医院层面看,通过绩效管理考核要努力降低医疗成本和运行费用,不断提升医疗服务行为的品质,提高医院运行效率,从过去注重工作量的考核,转变为更加注重质量管理和效率管理的提升。

该模式的优点是 DRGs 分组过程实际上是病例"标准化"过程,能够有效地区分不同疾病类别间资源消耗的差异程度,使得不同医院之间和不同医生服务工作量和工作质量具有了可比性,客观评价医生的服务绩效;能有效规范医疗服务,控制医药费用不合理增长,优化费用结构,主动降低成本,缩短住院天数;有利于提升医院学科建设水平和人才队伍培养,促进医院管理更加精细化、科学化。

该模式的缺点是目前 DRGs 分组版本较多,难以确定分组版本;需要借助 DRGs 分组器、研发 DRGs 系统,信息化成本较高。

6) 基于价值导向的绩效考核模式

基于价值导向(resource-based relative value scale, RBRVS)的绩效考核模式以资源消耗为基础,相对价值为尺度,通过对医疗项目的难度、占用时间、风险等因素评估,对项目所体现的价值权重用绩效点数体现,客观地计算医师劳务报酬。

$$绩效奖金＝点值×\sum[(各项目点数)×(项目数量)]$$

该模式的优点是按工作量核算分配绩效,考虑技术难度、风险程度等因素,激励作用明显。

该模式下,医疗服务项目点数的确定是核心,各科室病区每月开展的工作量数据需要借助 HIS 系统、收费系统才能完整准确地获取,对医院信息化水平要求较高。

第三节 基于价值导向的绩效分配体系

建立符合医疗行业特点、体现以价值为导向的医院薪酬制度,是医院薪酬制度改革的方向,以工作量为基础的薪酬分配制度仍然是绩效改革趋势。按照价值链理论,首先要明确谁创造了价值,然后如何评价价值,最后才是价值增值的分配。医疗服务专业性强技术复杂,既有复杂的脑力工作也有高强度的体力劳动,对其贡献进行评价很不容易。此外,与企业的宗旨是取得利润最大化不同,公立医院面临着在效率和公益之间寻求平衡,经济效益和社会效益的平衡是不能回避的问题。

长期以来,在公立医院自负盈亏的国家经济政策背景下,各医院为了生存和发展普遍实行了院科两级薪酬分配核算模式。在这种模式下,科室和医务人员的薪酬分配挂钩创造的收益,这有效刺激了医院科室和医务人员创收的积极性。可以说,公立医院的院科两级薪酬分配核算模式对于医院的发展和经济利益的提高起到了一定的积极作用,但它也存在着一些弊端。它过度鼓励了总量粗放式的发展,导致医院盲目追求收入,造成了过度检查、过度医疗行为,加重了患者的就医负担,牺牲了医院的品牌与医生的名声。与此同时,这种分配核算模式由于没有客观反映不同医疗服务项目的价值差异,未能充分体现医务人员的劳动技术价值,这在一定程度上挫伤了人员队伍的积极性,不利于人员队伍的稳定性,影响医院的可持续发展。

一、RBRVS 概述

RBRVS 是以资源为基础的相对价值理论,具体而言就是以资源消耗为基础,以相对价值为尺度,通过对医疗项目的难度、占用时间、风险等因素评估,对每一个项目所体现的价值权重用绩效点数体现,评估医务人员每个诊疗项目的付出,用以支付医生劳务费用的方法。该方法主要是根据医生在为病人提供医疗服务过程中所消耗的资源成本,测算出医生每次服务的相对值,客观地计算出医生的劳务报酬。在 20 世纪八九十年代,美国老年人健康医疗保险主要采用"论量计酬"的方式进行支付,这种支付方式存在一定的缺陷,一方面导致医疗资源严重浪费,另一方面医师费用持续上涨,1975—1987 年,老年人健康医疗保险内医师服务费用达到了每年 15% 的增速,接近同时期国民生产总值增长率的两倍,从而引起医院、医师和患者的极大不满。面对出现的这些问题,哈佛大学萧庆伦(Willian C.Hsiao)教授及其课题组成员在美国国会的支持下,于 1985—1992 年联合医院的临床医生和统计学专家进行了以资源投入为基础的相对价值研究,即现在常说的 RBRVS。该方法由于其在对医师的支付方面不依赖于市场价格,并且能够提供差异化的付费标准,降低了对医疗服务的过度补偿,医疗费用的上涨得到明显抑制,医疗浪费也显著降低,故成为美国对医疗成本进行有效控制的举措之一。

美国研究 RBRVS,希望建立一套可以跨科系使用的相对值、建立医疗处置及手术治疗的标准程序,RBRVS 在建立时,既考虑了同专业间工作量的可比性,也考虑了跨专业工作量的可比性,RBRVS 用于支付医师费,DRGs 用于支付医院费。经过 20 余年的发展,在医务人员工作量评价的公平性上,RBRVS 被证明是较好的工具和方法。由于美国医院的医疗服务项目分类、内涵、计量单位以及医疗服务价格水平与我国有较大差异,另外,国内非手术科室工作量直接执行的列入收费价表的诊疗项目过少,RBRVS 不适宜用于非手术科室医生的绩效评价。因此只有将 RBRVS 本土化才能用于医务人员工作量绩效评价。我国各医院在引入和实施 RBRVS 这种评价方法时,最重要的是根据 RBRVS 的核心思想,结合各医院的实际情况,采取工作量为薪酬分配基础,实现 RBRVS 方法在我国的本土化应用和薪酬制度改革的平稳过渡。

RBRVS 根据医生实际提供的各项医疗服务项目,按照医疗处置时的风险责任、劳动时间、工作强度等因素,设计计算模型,计算出每个医疗服务项目的医生费支付比率;按照医生提供的不同服务单价、数量乘以医生费比率,给予相应的奖金。这种模式将医生的收入与疾病诊治相联系,与药品和检查脱钩,将医务人员的工作价值在具体诊疗项目中以最为直观、简约的方式得以体现。

以工作量核算为基础的医院绩效考核模式是现代医院绩效管理与奖金分配的创新。目前,随着我国医改的不断深入,以往医院在绩效管理中采用的以收入为导向的考核模式已经不能适应医改大趋势的发展需要,医院绩效考核模式需要转为以工作量核算为基础、以质量考核控制为重点、以综合评价为手段的医院绩效考核与奖金分配模式。这种以工作量核算为基础的医院绩效考核模式已经成为现代医院绩效管理体制的重要组成部分,在实际的医院绩效考核中这种新的绩效考核模式体现在工作量核算、质量考核控制、奖金分配三个程序,只有完成这三个绩效考核程序,才能真正完成医院绩效考核管理工作。

RBRVS 近年来在国内部分大型综合型医院得到实践和应用,其公正性和可操作性得到了实践检验,符合职业特征、行业特点,很好地反映医务人员劳动价值。医保支付方式改革中也提到要探索将点数法与预算总额管理、按病种付费等相结合,将项目、病种、床日等各种医疗服务的价值以一定点数体现,年底根据各医疗机构所提供服务的总点数以及地区医保基金支出预算指标,得出每个点的实际价值,按照各医疗机构实际点数付费,促进医疗机构之间分工协作、有序竞争和资源合理配置。

RBRVS 评估系统是一种基于医师在对患者提供诊疗服务的过程中所耗费的各类资源要素来客观、合理地评价医师劳动价值的支付系统,通过比较医师对患者提供诊疗服务的过程中所投入的资源成本来科学合理地核定每项服务的相对价值,根据服务量和服务费用的总预算,测算出各诊疗项目的医师报酬。萧庆伦教授使用美国医学会设计的一套医师执行服务的编码系统,即 CPT - 4(Current Procedure Terminology - 4,当前诊疗专用码第四版)为编码体系,使用相对系数作为定价依据。相对系数,也称相对价值单位(relative value unit,RVU),是课题组成员携手临床医生、统计学专家等相关学者采用"定量评估"的方法,对具有可比性的相关诊疗项目进行对比后计算出每一个诊疗项目的相对数值,简称"点数"。"点数"只是一个中间的相对值，本身并无单位，当为医师支付报酬时，还需要对"点数"进行货币转换，即 CF(conversion factor，转换系数)，CF 是基于已经测算出来的相对系数(RVU)、服务量和服务费用总预算计算出来的，可以将医疗服务项目中的 RVU 值换算成该项目的货币价值。由于不同区域的工资水平、医疗事故保险费用水平等存在差异，还需要通过 GPCI(geographic practice cost index，地区执业成本指数)对当地每项医疗服务项目的价格进行调整。

RBRVS 评估系统对医师为患者提供诊疗服务的过程中所耗费的各类资源要素的测定主要体现在以下三个方面(图 6-3)：①医师的工作总量(total work，TW)；②开业成本或执业成本(practice expense，PE)；③医师的医疗事故责任风险(professional liability insurance，PLI)，主要来源于医疗事故造成的医疗纠纷。

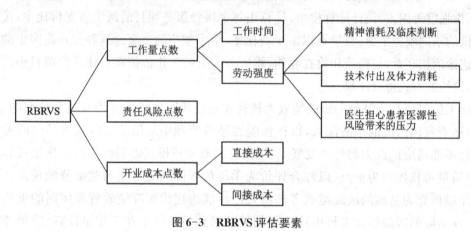

图 6-3　RBRVS 评估要素

医师的工作总量包括医疗服务过程中所耗费的时间以及从事医疗活动的劳动强度，劳动强度包括三个方面：精神消耗及临床判断、技术付出及体力消耗、诊疗过程中及诊疗后患者医源性风险对医师产生的压力。采用"定量评估"的方法对医生的工作总量进行测算，将工作总量分为服务前的工作量(如诊疗操作的准备工作等)、服务中的工作量(如手术操作等)和服务后的工作量(如病例书写等)分别进行测定，测算方法确定后，通过横向比较各类诊疗服务项目，运用最小二乘法模型将横向对比的各类诊疗服务项目的工作总量相对值进行调整，使其达到平衡水平，再计算工作总量的相对值(WorkRVU)。开业成本一般包括临床劳动成本、医疗辅助成本和医疗器械设备成本，此外还有一些间接成本，如办公费用、行政费用、管理费用及其他费用，也有学者将开业成本分为器械类(日间手术中心、专业护理设施等)和非器械类(医生办公室、病理实验室等)，开业成本的计算主要基于现有的资料，将普通外科的开业成本作为标准，测算出其他专科的开业成本相对值(Practice RVU，PERVU)。

在研究初期，医师对患者提供诊疗过程中所耗费的资源要素还包括分期偿还医师所受专业培训的机会成本(amortization for special training，AST)，但不同的专家学者对这个要素是否应该纳入仍有很大争议，因此在 RBRVS 修订时将其删除。修订后的 RBRVS 医师费计量模型如下：

医师费＝（WorkRVU×WorkGPCI＋PERVU×PEGPCI＋PLIRVU×PLIGPCD）×CF

二、RBRVS 国内外应用情况

美国国会从 1992 年开始分阶段应用 RBRVS 评估系统作为付费方式，1998 年应用 RBRVS 评估系统的医疗机构就达到 63%，2001 年增长到 74%，到 2006 年达到 77%。RBRVS 评估系统除了被用来支付医师费用，一些民间非营利性医疗保险公司等机构也将其作为给付医师酬劳的参考，如管理式医疗保健组织（Managed Care Organizations）、蓝十字与蓝盾（Blue Cross & Blue Shield）等。

韩国于 2000 年开始采用 RBRVS 评估系统作为牙科医师费用的替代方案。在病理学检查诊断上也应用了 RBRVS 评估系统，有医疗专家在对比了韩国和美国的病理检查诊断的相对价值后，发现韩国的病理检查诊断的相对价值低于美国，因此提高了病理学诊断检查的相对价值比率。韩国医疗管理专家从以下四个维度来评估医师诊疗服务过程中的劳动付出：①技术付出；②体力消耗；③诊疗过程中及诊疗后患者医源性风险对医师产生的心理压力；④诊疗项目的操作。这些医疗管理专家强调要结合自身国情和医院自身的情况建立具有韩国特色的 RBRVS 评估系统。

新西兰的医院管理体系十分完善，研究人员根据医疗判断、医疗技术能力、心理压力程度、体力消耗以及医疗过程中消耗的时间五个方面对医院的诊疗项目进行编码赋值，用来计算医师的劳动价值量。调取保险机构中的相关数据，运用数理统计分析的方法对比应用 RBRVS 评估系统前后医疗服务项目定价，发现 RBRVS 评估系统对医疗服务项目的定价能更好地反应医师的劳动价值。

除此之外，新加坡、法国、日本和加拿大等国家都将 RBRVS 评估系统引入本国。日本政府和医师协会每两年就会用 RBRVS 评估系统来修订价格表，并且有研究表明，应用 RBRVS 评估系统后会降低一些检查项目和侵袭性诊疗服务支出，一些判断评价性质的诊疗项目的支出会有不同幅度的提高。法国为了建立比较完善的医师付费系统，参照 RBRVS 评估系统创建了具有本国特色的医疗行为共通分类（CCAM），主要是按照"工资＋服务"混合收费或只按工资收费方式获得薪酬。新加坡为了减少公立医院和私立医院之间对医师的竞争，采用 RBRVS 评估系统来定价。加拿大部分省份也开始使用 RBRVS 评估系统对费用表进行调整。

国内学者最早在 1992 年就已经开始关注 RBRVS 评估系统，当时只是对其作为医师付费方式的合理性进行研究，并没有到应用阶段。台湾长庚医院是我国第一所将 RBRVS 评估系统应用于绩效管理的医院，1992 年 6 月底，该院的病理科、放射诊断等科室已经按照项目对应 RBRVS 评估系统完成了转换。长庚医院对医疗成本、医疗技术难度和责任风险等因素进行了综合考量，科学合理地制定了医师诊疗制度和薪酬制度，大大激发了医务人员的工作积极性。长庚医院的绩效改革为其他医院提供了丰富的经验。

四川大学华西医院是较早应用 RBRVS 评估系统进行绩效考核的医疗机构，构建以业务量、质量、绩效和成本管控为重点的四维度分配模式，应用 RBRVS 评估系统考核外科医生的绩效,应用 DRGs 病种难度考核内科医师的绩效。

浙江省湖州中心医院在 2007 年实行绩效管理系统的改革,引入 RBRVS 评估系统,实施了以医疗服务的过程中所耗费的各类资源要素为基础,相对价值比率和工作量化评估为主导的绩效考核改革。自实施以来,该院的总体效益明显增长,可控材料和低值易耗品的支出降低。

山东千佛山医院借鉴 RBRVS 评估系统的设计思想,设计了一套以工作量为基础的具有千佛山特色的绩效费率模式,对医护人员分别进行核算,对护理人员主要采用护理时数法进行核算。

河南省人民医院也对医院的内部绩效分配方案进行了改革,将 RBRVS 评估系统和 DRGs 相结合,以"定估法"为基础,建立了一种具有本院特色的绩效考核方法,对医生和护士实施不同的二次分配方案。

中山大学附属肿瘤医院、温州医科大学第一附属医院、靖江市人民医院结合 RBRVS 评估系统的核心思想都形成了自己特有的 RBRVS 绩效分配模式,自实施 RBRVS 以来,医疗机构的收益、服务质量和职工绩效等方面均有了明显改善,国内越来越多的医院都开始运用 RBRVS 绩效分配模式。

第四节　案例研究

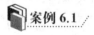
案例 6.1

RBRVS 医院绩效管理实践

一、案例应用情况

1. 以工作绩效及服务绩效为基础

参照美国 RBRVS 理论体系,通过对医疗项目难度、占用时间、风险等因素的评估,对每一个项目所体现的价值权重用绩效点数来体现。工作量绩效由 HIS 系统获取所有收费项目及数据,根据科室进行归集测算。除药品、卫生材料以外的医疗服务项目,依据 RBRVS 价表系统,与医疗服务项目价表系统逐项进行基准点数对应,计算各临床、医技人员的实际付出及工作成果,主要考核执行数量。并结合科室实际占用床日和出转人次(或手术台次)计算科室所有医疗服务的总点数。根据历史绩效发放水平、成本因素、绩效预算情况等进行数据模拟测算,计算核算单元每点的价格和服务量系数,再进行数据的调试、校正、平衡,确定各科系的点单价、协作系数和服务量系数。协作项目总点数为临床科室医生协助对各种检查和治疗项目的结果进行评估和分析,对患者病情进行诊断并形成治疗依据的各医疗服务项目的总点数,部分医疗项目点数(示例)如表 6-1 所示。

表 6-1 部分医疗项目点数(示例)

类别名称	服务项目编码	服务项目名称	点数
【3302】神经系统手术	330201041a	颅底肿瘤切除术(大)	168.871 6
【3302】神经系统手术	330201041b	颅底肿瘤切除术(中)	111.867 6
【3302】神经系统手术	330201041c	颅底肿瘤切除术(小)	80.307 3
【3302】神经系统手术	330201046	经颅内镜脑内囊肿造口术	47.936 0
【3302】神经系统手术	330201047	经颅内镜脑内异物摘除术	32.831 7
【3315】肌肉骨骼系统手术	331501019a	颈椎间盘切除术	75.039 9
【3315】肌肉骨骼系统手术	331501038	腰椎间盘突出摘除术	66.839 5
【3315】肌肉骨骼系统手术	331501033	经胸腹联合切口胸椎间盘切除术	59.920 1
【3315】肌肉骨骼系统手术	331501056	经皮穿刺颈腰椎间盘切除术	48.013 2
【3315】肌肉骨骼系统手术	331501060-2	人工椎体置换术(腰)	86.494 0
【3315】肌肉骨骼系统手术	331501060	人工椎体置换术(颈)	95.494 1
【3315】肌肉骨骼系统手术	331501060-1	人工椎体置换术(胸)	90.494 0

RBRVS工作绩效＝点值×∑点数－绩效考核成本

∑点数＝∑[(各项目点数)×(项目发生次数)]

点单价＝(历史绩效＋预算增量绩效＋历史成本)/绩效总点数

服务量绩效＝人次×人次权重×人次单价

服务绩效采用人次指标进行,门诊人次、住院人次、手术人次、住院床日等测算出相关人次单价,服务人次(出院人次、手术人次)的服务强度和技术难度通过临床能力评价,与CMI指数(DRGs总量)和重点病种率结合,调整病种结构,如表6-2骨科××月手术工作统计及表6-3临床医技护理系列服务量绩效展示了具体的过程。

表 6-2 骨科××月手术工作量统计(示例)

服务项目编码	服务项目名称	数量	执行人	执行点数
331501032	胸腰椎骨折切开复位内固定术	5.75		401.963 5
331501040	后路腰椎间盘镜椎间盘髓核摘除术	2		159.533
331501046	骨盆骨折切开复位内固定术	5		469.844
331501054	脊柱内固定物取出术	2		110.232 4
331501059	经皮椎体成形术	6		475.890 6
331502009	周围神经嵌压松解术	14.5		840.169 1
331505002	肱骨近端骨折切开复位内固定术	5.75		379.194 7
331505008	桡骨头骨折切开复位内固定术	3		197.840 7
331505010	桡尺骨干骨折切开复位内固定术	2		105.115

服务项目编码	服务项目名称	数量	执行人	执行点数
331505011	科雷氏骨折切开复位内固定术	14		923.256 6
331505013	股骨颈骨折闭合复位内固定术	2		114.468 2
331505016	股骨转子间骨折内固定术	4.5		316.845
331505017	股骨干骨折切开复位内固定术	8		533.916
331505019	髌骨骨折切开复位内固定术	7		265.615
331506020	关节清理术	192.75		14 239.115 8
331505021	胫骨干骨折切开复位内固定术	5		285.103
331505022	内/外踝骨折切开复位内固定术	9.75		490.678 5
331505035	跟骨骨折切开复位撬拨术	6		275.176 8
331505037	骨折内固定装置取出术	50.25		2 127.077 4
331505038	足部骨骨折切开复位内固定术	7		279.594 7
331505039	腓骨骨折切开复位内固定术	6		302.127
331506001	肩锁关节脱位切开复位内固定术	2		131.893 8
331506009	髌骨半脱位外侧切开松解术	8		527.575 3
331506010	髌骨脱位成形术	20.5		993.773
331506021	踝关节稳定手术	2.75		156.806 7
331507006	人工股骨头置换术	3		209.720 1
331507014	人工关节翻修术	5		523.510 5
331511003	踝关节融合手术	2		122.075
331512015	蹞外翻矫形术	2		118.504 4
331512019	关节松解术	26.25		982.95
331513006	大腿截肢术	2		109.578 2
331514002	断指再植术	6		786.071 4
331515001	手部掌指骨骨折切开复位内固定术	11		371.936 4
331521029	屈伸指肌腱吻合术	16.25		817.797 5
331522006	肱三头肌腱断裂修补术	19.5		1 024.871 3
331603031	皮肤撕脱反取皮回植术	10		319.102
331506019	半月板修补术	131.25		9 473.697 3
合计				39 962.619 9

表 6-3 临床医技护理系列服务量绩效

类别	考核项目	说明
临床医技护理系列	参照 RBRVS 表	针对工作投入、执业成本及医疗保险三个向度考量每个操作项目的工作负荷及风险给予项目相对权重
	出院病种权重	(暂定)套用 DRGs 给付方式,按病种制定相对权重:病种权重×权重1的单价
	门诊人次	门诊人次×人次单价
	住院人次	住院人次×人次单价
	急诊人次	急诊人次×人次单价
	手术人次	手术人次×级别单价
	住院床日	住院床日×人日单价
	危重床日	危重床日×人日单价

2. 月度绩效工资组成

月度绩效奖金由岗位绩效、工作绩效、服务量绩效(可与临床服务能力结合)、运营绩效、管理绩效(KPI)和其他奖惩组成。月度绩效奖金测算不纳入以往属于特别奖励项目的奖金。

行政人员的月度、半年度科室绩效部分,根据当月医技护绩效奖金的均值,结合行政人员的科室绩效奖金核定基值予以确定。年度科室绩效部分,根据医院可用以奖励的总预算情况,参照医技护和行政人员全年的月度绩效考核奖励核发占比进行确定。临床医技护理月度绩效情况具体如表 6-4。

表 6-4 临床医技护理月度绩效情况

绩效类别	岗位绩效	工作量绩效			服务绩效	运营绩效	管理绩效	其他奖励
		医师绩效	医技绩效	护理绩效				
临床	√	√			√			√
医技	√		√			√		√
护理	√			√	√	√	√	√

3. 医务人员绩效考核与分配

以岗位绩效为基本:岗位绩效按各系列人员现有岗位奖金与考勤、科室工作量完成情况挂钩,是月度绩效中相对固定的部分,保障员工基本收入。

以运营绩效为核心:主要以成本控制及预算控制来体现科室的运营效益,鼓励科室管控运营成本,将同比工作量节约的成本金额转换为运营绩效按比例奖惩。同时将科室可控成本完全和奖金挂钩,加大成本管控力度。将医疗服务直接成本纳入绩效奖金核算,将资产、设备、人力等体现医疗资源消耗与占用的直接成本按比例由科室承担,与其工作量产生的绩效奖金直接挂钩,体现权责相符的原则,又能起到较好的节能降耗效果。属于临床可控成本范畴的包括:材料类消耗(不计价卫生材料及低值易耗品、公用药品、办公用品)、资产类消耗(设备折旧、占用面积使用费)、人力消耗[科室人头费、内部服务(消毒供应)]。临床可控成本按上述分类分别根据科室管控力度确定负担比例。

以管理绩效为导向:KPI(关键绩效指标考核)考核是根据各科室的核心工作设定绩效考评指标,并对指标设定目标值、权重及评分规则,根据KPI的得分计算绩效奖金。临床科室绩效考核评价指标综合考虑工作量、服务质量、费用控制、运行绩效、成本控制等因素,按月考核并与科室绩效分配挂钩。结合当前相关政策引导和医院发展状况,建立基于效率、效益、质量、管理为导向的关键指标,临床医技考核指标突出服务能力的要求,工作量、工作质量在考核体系中占主要比重。综合考虑工作量考核(如每医生门诊人数、每医生出院人数等)、工作效率考核(如平均住院日、病房周转次数)、成本控制(如百元医疗收入的医疗支出)、费用考核(如药品比例、均次费用等)以及医疗质量、患者满意度等考核内容,考核结果与科室绩效挂钩,同时与科室主任挂钩。

以其他专项绩效奖励为补充:根据医院不同时期工作重点而确定的奖励内容,对一些关键部门、关键环节、特殊项目给予奖励,如重大抢救、疑难危重成功救治、重点病种以及新技术等,奖励标准根据人员经费预算动态调整。

医疗月绩效奖励构成如下:

月科室奖金＝岗位绩效＋(工作绩效＋服务量绩效±运营绩效)×KPI得分＋其他专项绩效奖励

其中:工作绩效与运营绩效(90%),KPI绩效占比为10%。

科室奖励性绩效由科主任(护士长)分配的主导性不变,根据科室人员的工作量客观数据和主观评判综合因素,依据院级二次分配指导原则进行科内二次分配。

4. 护理绩效考核与分配

护理绩效是护理工作任务在数量、质量和效率方面的具体落实和体现。把护士完成临床护理工作的数量、质量及患者满意度作为护理绩效考核的重要指标进行量化考核,可以全面提高护理服务质量和服务效率,强化岗位管理,保护护士的合法权益,保持护理队伍的稳定性。以护理RBRVS工作量绩效为基础,并结合科室关键核心护理指标考核、成本考核、工作效率情况对各护理单元绩效工资进行分配。护理部可根据护理单元的风险、劳动强度等对各护理单元进行分级,分档制定风险系数并与绩效工资挂钩。护理工作量包括直接和间接护理的项目。直接护理项目通过物价收费的级别护理、注射、吸氧等,根据技术含量和风险,逐项确定不同的相对价值比率计奖。而对于那些不易量化评估的非直接效益的护理劳动(如宣教、量体温、测血压、更换床单等),按"实际占床日数""入出院病人数"等作为间接的护理项目核算奖金。

护理绩效考核分配根据基期护理奖金与工作特性作为参考依据,主要分为岗位绩效、工作绩效奖金、运营绩效奖金,并辅以管理绩效。在工作绩效奖金方面,病区护理单元采用绩效单价制,根据出院人次及住院床日数计算每住院床日单价及每出院人次单价等住院工作量基准;非病区护理单元核算工作量基准为特定项目点数或服务人次。在运营绩效奖金方面,运营绩效为医护合并计算,护理系列与医师医技系列采用相同可控成本比与耗占比。

护理系列绩效考核指标体系:病区与非病区单元均设定相应的管理绩效指标,确定目标值、分值权重及评分规则,对各护理单元进行考核评分,根据KPI得分率对各护理单元的奖金进行调整。具体点数计算如表6-5所示,护理部负责护理绩效的组织考核及护理绩效二次分配工作。护理风险系数是对各科护理绩效考核的一种补充。它是依据病种护理的难易程度、技术要求和护理治疗风险等诸多因素,对不同病区确定不同的护理风险系数。由于目前护理收费并未就临床专科的属性有明确的区分,可以通过护理风险系数对护理人员工作量作进一步的权衡。

表6-5　护理操作项目点数表(示例)

类别名称	服务项目编码	服务项目名称	点数
护理费	120100002	特级护理	3.258 6
护理费	120100003	I级护理	1.324 3
护理费	120100004	II级护理	0.993 2
护理费	120100005	III级护理	0.677 5
护理费	120100007	新生儿护理	1.472 3
护理费	120100008	新生儿特殊护理	0.541 6
护理费	120100010	气管切开护理	1.910 7
护理费	120100011	吸痰护理	0.270 8
护理费	120100013	动静脉置管护理	0.318 8
护理费	120100014	一般专项护理	0.384 8
护理费	120100015	机械辅助排痰	0.896
注射	120400001	皮下注射	0.123 5
注射	120400002	静脉注射	0.154 4
注射	120400003	心内注射	0.544 2
注射	120400006	静脉输液	0.308 8
注射	120400006	静脉输血	0.339 6
注射	120400006	微量泵输液	0.324 8
注射	120400008	静脉高价营养治疗	0.200 7
注射	120400013	抗肿瘤化学药物配置	1.153
雾化吸入	120700001	雾化吸入	0.200 7
鼻饲管置管	120800001	鼻饲管置管	0.548 9
鼻饲管置管	120800001	鼻饲	0.308 7
鼻饲管置管	120800002	肠内高营养治疗	0.766 4
胃肠减压	120900001	胃肠减压	0.588 2

（续表）

类别名称	服务项目编码	服务项目名称	点数
冷热湿敷	121300001	冷热湿敷	0.120 4
引流管冲洗	121400001	引流管冲洗	0.247
灌肠	121500001	灌肠	0.392 1
导尿	121600001	导尿	0.603 2

5. 行政后勤绩效考核与分配

月度绩效奖金由岗位绩效和科室绩效考评奖金两部分组成，其中岗位奖金根据考勤、职称情况核发。行政后勤人员的月度科室绩效奖励，根据当月医技护绩效奖金的均值，结合行政后勤人员的科室绩效奖金核定基值予以确定。行政后勤部门绩效奖励按上年度临床科室人均绩效水平的60%~75%核定发放基数，根据考核指标进行评分，计算相应的绩效额度，部门再结合岗位、职称等情况进行分配。

同时为鼓励行政后勤部门合理使用办公资源，厉行节约，提高效率，根据近年各部门办公用品的使用情况制定月定额标准，每月根据科室实际情况给予相应绩效补贴或处罚。

6. 科室领导岗位津贴及绩效奖励

临床、医技科室主任岗位津贴发放标准为所在科室人均绩效数额（科室特殊补贴政策除外），副主任岗位津贴按本科室主任津贴标准的70%发放。护士长岗位津贴按固定标准发放，岗位津贴从科室绩效总额发放。

给临床医技科室主任绩效奖励制定阶段性固定的上浮系数，综合考虑医生平均绩效奖金与科室考核系数情况制定上浮系数。临床医技科室主任不参与科室奖金分配。专家津贴和手术津贴另外发放。

二、科室绩效二次分配

初次分配和再分配都要兼顾效率和公平，再分配更加注重公平。医院绩效工资初次分配不合理，对于科室员工来说相对关注度不高，科室二次分配敏感度更高，是否合理直接影响员工的积极性。

目前很多医院科室内部绩效二次分配还存在大锅饭、差距不大、激励不足等问题，按科室考核扣款后平均分配，负激励作用非常明显；缺乏量化考核指标数据，靠个人主观印象；按照岗位系数分配与实际业绩脱节，而许多中坚力量的绩效反而不高。

科室二次分配作为医务人员积极性重要调动杠杆，应遵循效率优先、兼顾公平、优劳优得、多劳多得的分配原则，做到向效率倾斜，向贡献倾斜，向风险、责任、技术倾斜。要做到公开透明原则，科室核心小组参与科室内部分配方案的制定工作。存在两个医疗组以上的，在兼顾公平的情况下，根据医疗组内工作效率、医疗工作量、成本控制及KPI考核等情况进行二次分配。

临床科室医疗单元需兼顾平行医疗组管理需要，综合考虑岗位系数、职称情况、个人工作量、出勤状况、科内贡献、年资等因素进行二次分配,体现客观、公正、合理的原则。其中学历、职称、工作年限等占绩效总额15%～25%左右,工作量、工作时间及工作质量占绩效总额75%～85%左右,科室可根据实际情况调整。

科室二次分配可以用积分形式体现,动态积分包括业务量积分,主要指标有门诊人次、出院人数,体现业务量的大小;医疗服务诊疗项目积分,体现服务量的多少;技术风险积分,主要指高风险的手术及治疗项目,体现技术风险程度;患者满意度积分,主要指标有药占比、次均费用,体现病人负担情况;运行效率积分,主要指标有床日周转率、平均住院日、临床路径入径率,体现运行效率状况;科研教学积分,主要是科研、论文等成果。

静态积分主要指学历、职称、职务、工作年限等方面的积分。

科室二次分配须根据病历质量、抗菌药物使用、医疗纠纷、事故发生率等医疗质量指标挂钩。×外科绩效二次分配方案(示例)见表6-6,科内医师质量工作考评办法(示例)见表6-7。

科室可将考核科室的KPI指标作为指引,将指标考核至医疗组及个人。如门急量、门急诊均次费、门诊预约率等指标分解至个人;出院人数、手术人数、住院均次费用、床位使用率、平均住院日、病历质控等指标考核至医疗组,促进科室整体医疗水平的提升。

表6-6 ×外科绩效二次分配方案(示例)

科室二次分配原则	按医疗组为单位,分类核算,按照效率优先,兼顾公平,多劳多得,优绩优酬的原则进行科室内部二次分配。
科室具体分配办法	综合考虑岗位系数、职称情况、个人工作量、出勤状况、科内贡献、年资等因素,体现客观、公正、合理的原则。 ① 根据科内医师质量工作考评办法确定科内奖惩金额。 住院医师书写病史费 10 元/份;门诊小手术 20 元/例;科室负责人＋10 分;培养型副主任＋5 分;科室治疗小组组长＋3 分;科室质控秘书＋3 分;科室教学秘书＋3 分;科室科研秘书＋3 分;科室老总＋3 分。 分值:200 元/分 ② 其余部分绩效的 15% 作为职称绩效、10% 作为年资绩效、75% 作为工作量绩效。工作量绩效分门诊绩效、病房绩效、手术绩效三部分,其中:门诊绩效按实际门诊工作量占比划分,病房绩效按实际病房工作量占比划分,手术工作量按实际手术人数划分。 ③ 职称、年资绩效由科室根据相应系数直接核算个人。工作量绩效由科室核算到医疗小组,各医疗组组长根据各组员工作量情况进行分配,组长书面记录各组员分配情况,报科室审核,通过后科室留档备案。 1. 与职称挂钩 15% 职称绩效总额占总绩效额度减去科室单项奖励额度的 15%,并按正高级医师 2.0;副高级医师或正高级技师 1.6;主治医师或副高级技师 1.3;初级医师或中级技师 1.0;其他 0.8 的系数进行分配。 2. 与年资挂钩 10% 年资绩效总额占总绩效额度减去科室单项奖励额度的 10%,科室年资系数参考:工作年限在 20 年以上系数 2,10—20 年系数 1.6,5—10 年系数 1.3,5 年以下系数 1。年资指工龄,而非在医院工作的时间。

（续表）

科室二次 分配原则	按医疗组为单位,分类核算,按照效率优先,兼顾公平,多劳多得,优绩优酬的原则进行科室内部二次分配。
科室具体 分配办法	3. 与工作量挂钩75% (1) 门诊奖金 门诊医师奖金＝科室门诊奖金/科室门诊工作量×医师门诊工作量 医师门诊工作量结合实际门诊人次数及门诊质量(包括预算工作量指标、预算费用指标)完成情况进行核算。 (2) 手术奖金 医疗组奖金＝科室手术奖金/科室手术工作量×医疗组手术工作量 个人手术工作量:由各医疗组进行分配,各医疗组负责根据手术分工3人按主刀系数0.5、一助系数0.3、二助系数0.2;2人按主刀系数0.6、一助系数0.3;1人按主刀系数0.7的比例进行划分。

手术绩效分配系数表

手术人数	主刀	一助	二助
3	0.5	0.3	0.2
2	0.6	0.3	
1	0.7		

(3) 病房奖金

医疗组病房奖金＝科室病房奖金×医师病房工作量/科室病房总工作量

医疗组病房工作量结合各组出院人数及医疗质量(包括预算工作量指标、预算费用指标)完成情况进行核算。

个人病房工作量:由各医疗组进行分配,各医疗组负责根据病房分工管床医师系数0.6、上级医师系数0.3、主任医师系数0.1的比例进行划分。

4. 奖惩扣罚

(1) 科室奖惩能够追溯到医疗组的,扣罚分配到医疗组,医疗组讨论后,根据约定比例分摊到个人,组长书面记录扣罚情况,报科室审核,通过后科室留档备案。

(2) 科室根据附件1《科内医师质量工作考评办法》,对科室内医生进行相应的奖惩。

医疗纠纷赔偿金分责任事故和技术事故,其中:

责任事故:科室承担50%,按职称分担到个人,所在医疗组承担50%,医疗组内再按照主要责任人承担50%,组长承担50%进行处理。

技术事故:科室承担70%,按职称分担到个人,所在医疗组承担30%,医疗组内再按照主要责任人承担50%,组长承担50%进行处理。

表6-7　科内医师质量工作考评办法(示例)

类别	考评项目	得分标准
医师质量管理	无故迟到、早退及旷工	一3分/次
	上班期间擅自离岗、串岗或被投诉离岗	一2分/次
	无故不参加医院、科室组织各项会议及活动	一1分/次

（续表）

类别	考评项目	得分标准
医师质量管理	不按时完成任务或不服从上级工作安排	−3分/次
	未落实首诊负责制度,医师查房制度、疑难病例讨论及术前讨论制度	−8分/次(取消评优)
	传染病未及时上报	−8分/次(取消评优)
	未及时落实会诊制度	−8分/次(取消评优)
	未落实临床路径,入组率、完成率、变异率等指标不符合要求的	−2分/次
	不合格病例,丙级病历,迟交或不交病历	−10分/次(取消评优)
	发生医疗事故差错及诊疗行为不规范	−10分/次(取消评优)
	未及时落实会诊制度	−8分/次(取消评优)
	未上报传染导致疫情扩散	扣罚全部绩效(取消评优)
行政职务代理	现任科室副主任	+10分
	现任科主任助理(培养型副主任)	+5分
	担任科室质控秘书	+3分
	担任科室教学秘书	+3分
	担任科室科研秘书	+3分
	在院内担任各项委员会委员	+3分
	担任科室治疗小组组长	+3分
对科室贡献程度	对科室医疗技术提升做出贡献(举例说明)	+10分/次
	曾任科室负责人	+5分
	组织科室质控活动	+1分/次
	承担科室其他公派任务	+1分/次或专项+5分
科室教学任务	承担全院专题讲座	+1分/次
	组织科内疑难危重病例讨论	+1分/次
	组织科内死亡病例讨论	+1分/次
	组织科内教学查房	+1分/次
	科内进修、实习生带教	+3分

备注:暂定每分价值根据医院情况确定,在一定时间内保持相对稳定性,并根据需要调整。

三、RBRVS 应用的缺陷与不足

RBRVS 评估体系在绩效考核分配中的应用至少存在以下缺陷和不足。

1. RBRVS 以项目支付体系设计,存在绩效激励相悖问题

RBRVS 方案让临床医务人员认识到,每做一项手术或操作都有一定金额的奖励,充分体现了多劳多得、优劳多得的政策导向,因此激励性高,能激发临床医生工作积极性。随着

医保支付制度的改革,国家层面积极推行按病种付费、按人头付费、总额预付等,增强医保对医疗行为的激励约束作用,医保部门建立 DRGs、总额预付等支付方式替代原有按项目支付模式,将控制医疗费用增长的压力与责任落实到医院,给 RBRVS 无限制的激励性套上缰绳,因此医保部门推进医保支付制度改革是确保 RBRVS 在医院绩效分配改革中成功的前提条件。

此外,RBRVS 评价系统可能会鼓励医师选择治疗多、病情轻、效益好的患者来医院就诊,加上省级医院的技术和品牌优势会增强医院的虹吸效应,加重公立医院"看病难"的现象,有违医改的"分级诊疗"制度。政府应该建立有效的分级诊疗制度,引导病人有序就诊,才能确保公立医院实施 RBRVS 评价系统后合理收治病人。

2. 科室间点数平衡难度大

在各科室进行项目点数比对过程中,会发现有一些收费的项目没有找到对应的点数,对这些项目赋予点数时,主观性占据主导位置,就会造成点数过高或过低的问题,即使能找到对应的项目,也会遇到比对过程中点数过高或过低的问题,科室间点数平衡难度较大。对于这种状况,执行 RBRVS 点数对应的项目人员应组织相关专家进行分析讨论,对点数过高或过低的项目进行修正。

3. 与科研教学工作契合度不高

医院不仅仅是临床医疗单位,还承担相应的教学与科研工作。医护人员的绩效收入主要取决于临床医疗工作,教学和科研工作上的收入仅占很小一部分,而 RBRVS 主要是将临床诊疗项目作为绩效考核的基础,并未考虑教学和科研的工作量,为了提高自身收入水平,医护人员会将重心偏向于临床医疗工作,用于教学与科研的精力将大大减少。一方面,医院应该根据实际情况,在绩效分配方案设计时,给予承担临床教学、科研任务的医护人员给予一定的资金补助;另一方面,国家应该对医护人员中承担教学和科研任务的人员给予一定鼓励和支持,确保医护人员从事教学与科研工作的积极性,推动医院的医学教育事业和医学科学研究可持续发展。

与专科医院不同,综合性医院要求各学科共同发展。由于不同疾病的流行情况及危重程度均不同,治疗方法、手段也不一致。如从事传染病治疗的相关临床科室,其工作量受传染疾病的流行情况影响,不确定性很大。当未发生重大传染病疫情时,按照 RBRVS 评估系统进行绩效考核时,其收入会低于其他科室,医护人员的收入将严重受影响,这将影响从事这些工作的医护人员的积极性,也不利于医院学科发展和人才培养。

4. 治疗结果和质量评价需与个体差异和医生临床能力结合,继续优化 RBRVS 评估系统

RBRVS 评估系统只是考虑了不同医疗项目的相对价值,而对于同一个医疗服务项目,对于不同的人群、不同的病种,风险程度也不一样,不同的医师在处理同一个医疗服务项目时,医疗服务能力也有差异,这种差异化的计算在 RBRVS 模式下现阶段很难实现,治疗结果和质量评价需与个体差异和医生临床能力相结合是未来的研究重点,应继续优化RBRVS 评估系统。

5. 在临床医疗服务能力评价中的应用探讨

医院是一个复杂的组织,每家医院、医院每个科室都有特殊性。公平是相对的,是评价机制的公平,而不能做到评价结果的公平。绩效工资不是一项简单的工资制度,奖金分配不是一个纯粹的经济思维,它需要对业务流程、政策把握、制度理解、信息沟通和管理理念等一系列理论和方法的理解和有效运用,要对学科发展有比较清晰的定位,要基于现行管理条件进行设计和实施。最重要的是回答医院价值分配的导向是什么?是强调价值分配,还是论资排辈?医院不以营利为目的,但营利是手段,医院的利润是结果不是目的,绩效分配本身不是目的而是一种激励的手段,其目的是通过对科室有效激励,推动医院整体绩效的持续改进和员工能力的提升。

RBRVS评估系统是以资源为基础的相对价值体系,通过比较医疗服务中投入的各类资源要素、成本的高低来确定每项诊疗服务项目的基准点数,并结合服务量、服务费用和总预算等,计算出医务人员提供的诊疗服务的劳务费用。每项诊疗项目基准点数(RVU)都包含了医务人员投入的时间、操作的复杂程度、风险程度和不同专科之间的执业成本等内容,此基准点数可以作为医疗服务能力的评价依据。

将RBRVS评估系统应用于医院绩效考核,借RBRVS的先进性来解决医院在现行绩效评价中所遇到的问题,让医院绩效考核与经济效益和社会效益相统一。通过RBRVS点数将医护人员的工作量量化,使绩效考核方案更公平合理,提高医护人员收入水平,紧扣"坚持公益性,调动积极性"的宏观医改目标追求,可充分利用绩效杠杆,服务于医院战略,提升医院文化和医院综合能力水平。

RBRVS评估系统综合反映了医生的劳动强度、技术含量和医疗风险,鉴于该评估系统的复杂性和先进性,决定其不仅仅只应用于绩效考核,还应该探索其在学科评估、医疗服务能力和临床医师分层分级评价体系等方面的应用。新医改明确了医保支付制度改革方向,DRGs医保支付制度必然走向历史舞台,未来医院绩效工资核算分配,必然向病种成本核算与管控的绩效模式转变,把绩效预算总额、病种成本核算、工作效能绩效管理融为一体,为各家医院运营绩效变革提供保证。

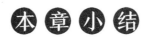

本 章 小 结

绩效是一个管理学概念,对医院而言,为了实现医院战略规划目标,采取激励机制,通过绩效方案及计划制定、绩效培训沟通、实施绩效考核评价、绩效结果反馈,并将绩效管理的结果应用于日常管理活动中,从而提升个人、部门、医院绩效,促进医院可持续发展。在新医改背景下,医院绩效管理是促进医院精细化管理的重要管理工具之一,对医院坚持公益性、实现战略目标、促进医院与员工共同发展具有重要的意义。作为公立医院,绩效管理首先要坚持公益性原则,同时注重战略导向、客观公正、成本节约等原则,科学有效地评估医院、科室、员工的业绩表现。目前国内绩效管理存在三个层面的绩效:国家及上级对医院、医院对科室、科室对细化单元或个人等,将三者统一结合起来即将医院目标、科室目标、个人目标统一关联,医院绩效管理能够达到事半功倍的效果。

在具体实施医院绩效管理的过程中,组织架构、制度方案、管理流程、绩效考核方式等设计都对绩效管理的实施效果产生影响,其中绩效考核方式是最关键的一环。医院常用的绩效考核方法包括关键指标考核、平衡计分卡、目标管理等,在医院发展进程中,绩效考核逐渐向体现医务人员技术价值、切断与科室业务收入挂钩转变,本章重点介绍了RBRVS方法,根据工作量、技术难度、风险程度等评价劳动价值,体现多劳多得、优绩优酬的原则。本章以上海某三甲医院绩效管理实践为例,主要阐述了RBRVS理论下临床科室、护理病区、行政人员的绩效核算与分配方式,为医院绩效改革实践探索提供借鉴和参考。

【关键概念】

绩效管理、目标管理法、360度绩效考核法、关键绩效指标法、平衡记分卡、RBRVS

【思考拓展】

1. 如何在医院树立绩效管理的整体、全面观?

2. 如何建立国家、地方政府、上级、医院、科室(或部门)相关绩效指标的衔接与关联性?

3. 如何理解绩效管理的考核结果与医院长远发展、功能定位、核心竞争力之间的关系,如何处理冲突?

4. 如何处理好学科不平衡、限高托底与优绩优酬的关系、常规绩效与特殊事件等绩效的关系?

5. 如何利用信息化建设推动绩效管理工作?

6. 如何理解医保支付方式改革下的绩效管理?

第七章

医院内部控制体系建设

第一节　内部控制概述

2012 年 11 月,财政部印发《行政事业单位内部控制规范(试行)》(财会〔2012〕21 号,以下简称《内控规范》),推动了我国包括医院在内的行政事业单位内部控制的有效建立和完善。在此之后,财政部相继印发《关于全面推进行政事业单位内部控制建设的指导意见》(财会〔2015〕24 号)、《关于开展行政事业单位内部控制基础性评价工作的通知》(财会〔2016〕11 号)及《行政事业单位内部控制报告管理制度(试行)》(财会〔2017〕1 号)等相关文件及通知,对行政事业单位内部控制制度提出更为具体、细致的建设要求。

2014 年 10 月,党的十八届四中全会通过了《中共中央关于全面推进依法治国若干重大问题的决定》。在决定中明确提出了"对财政资金分配使用、国有资产监管、政府投资、政府采购、公共资源转让、公共工程建设等权力集中的部门和岗位实行分事行权、分岗设权、分级授权,定期轮岗,强化内部流程控制,防止权力滥用"的要求,该要求为行政事业单位加强内部控制建设指明了方向。

2020 年 6 月,国家卫生健康委、国家中医药管理局联合发布了关于开展"公立医疗机构经济管理年"活动的通知(国卫财务函〔2020〕262 号),通知要求公立医疗机构应及时整改堵塞漏洞,聚焦关键环节和流程管控,建立健全内控管理和风险监控的制度措施,使之既符合业务管理规范化要求,又满足风险防范精准化需要。通知还要求改革创新强化监管,健全长效机制,要求细化落实各类业务活动中内涵经济行为的内部控制制度和监管措施。

2020 年 12 月,为规范公立医院经济活动及相关业务活动,有效防范和管控内部运营风险,建立健全科学有效的内部制约机制,国家卫生健康委和国家中医药管理局发布了《公立医院内部控制管理办法》(国卫财务发〔2020〕31 号)(以下简称《内控管理办法》),并明确医院内部控制的目标主要包括:保证医院经济活动合法合规、资产安全和使用有效、财务信息真实完整、有效防范舞弊和预防腐败、提高资源配置和使用效益。

建立健全医院内部控制体系,是防范医院风险、促进医院经济运营管理的一项有力抓手,也是医院从根本上强化监督,健全长效机制的有效手段。

一、内部控制COSO框架

1912年,蒙马利以职务分离、账户核对为主要内容的内部牵制是内部控制的雏形。后来逐渐演变为由组织结构、职务分离、业务程序、处理手续等因素构成的控制系统。1988年美国审计准则委员会发布的《审计准则公告第55号》(SAS NO.55),首次使用"内部控制结构"概念,并提出内部控制结构的三要素包括控制环境、会计系统和控制程序。

1992年9月,由COSO①发布,并于1994年进行增补的《内部控制——整合框架》(COSO-IC,简称COSO报告),提出内部控制的整体框架思想。COSO报告指出:内部控制是一个过程,受企业董事会、管理当局和其他员工影响,旨在保证财务报告的可靠性、经营的效果和效率以及现行法规的遵循。COSO报告认为内部控制整体架构主要由控制环境、风险评估、控制活动、信息与沟通、监督五项要素构成。

COSO报告提出的内部控制框架成为现代内部控制理论的权威框架,受到各方的广泛认可。美国审计准则委员会发布的《审计准则公告第78号》(SAS NO.78)全面接受COSO报告的内容,并从1997年1月起取代1988年发布的《审计准则公告第55号》(SAS NO.55)。

美国2002年7月30日正式生效的《2002年公众公司会计改革和投资者保护法案》,又被称为萨班斯·奥克斯利法案,要求上市公司全面关注风险,加强风险管理。COSO于2004年9月颁布了《企业风险管理—整合框架》(COSO-ERM)。新框架认为全面风险管理是一个受到董事会、管理层和其他人员影响的过程,包括内部控制及其在战略和整个公司的应用,旨在为实现经营的效率和效果、财务报告的可靠性以及法规的遵循提供合理保证。该内部控制框架将内部控制提升到全面风险管理的高度。

二、我国内部控制演进

(一)内部会计监督与内部会计控制

我国对内部控制概念的研究始于20世纪90年代。1999年修订的《中华人民共和国会计法》中,要求各单位应当建立、健全本单位内部会计监督制度,单位内部会计监督制度应当符合下列要求:①记账人员与经济业务事项和会计事项的审批人员、经办人员、财物保管人员的职责权限应当明确,并相互分离、相互制约。②重大对外投资、资产处置、资金调度和其他重要经济业务事项的决策和执行的相互监督、相互制约程序应当明确。③财产清查的范围、期限和组织程序应当明确。④对会计资料定期进行内部审计的办法和程序应当明确。以上是从会计控制角度提出的控制要求,可以看作是内部控制的初步构想。

2001年财政部发布《内部会计控制规范——基本规范(试行)》(财会〔2001〕41号)要求单位加强内部会计监督。在该规范中,内部会计控制的概念是指单位为了提高会计信息质

---

① COSO是指美国反对虚假财务报告委员会所属的内部控制专门研究委员会——发起机构委员会(Committee of Sponsoring Organizations of the Treadway Commission,COSO)。

量,保护资产的安全、完整,确保有关法律法规和规章制度的贯彻执行等而制定和实施的一系列控制方法、措施和程序。该规范要求各单位应当结合部门或系统的内部会计控制规定,建立适合本单位业务特点和管理要求的内部会计控制制度,并组织实施。

该规范提出单位内部会计控制的目标包括三个方面:①规范单位会计行为,保证会计资料真实、完整。②堵塞漏洞、消除隐患,防止并及时发现、纠正错误及舞弊行为,保护单位资产的安全、完整。③确保国家有关法律法规和单位内部规章制度的贯彻执行。

该规范提出的单位内部会计控制应遵循的基本原则包括六个方面:①内部会计控制应当符合国家有关法律法规和本规范,以及单位的实际情况。②内部会计控制应当约束单位内部涉及会计工作的所有人员,任何个人都不得拥有超越内部会计控制的权力。③内部会计控制应当涵盖单位内部涉及会计工作的各项经济业务及相关岗位,并应针对业务处理过程中的关键控制点,落实到决策、执行、监督、反馈等各个环节。④内部会计控制应当保证单位内部涉及会计工作的机构、岗位的合理设置及其职责权限的合理划分,坚持不相容职务相互分离,确保不同机构和岗位之间权责分明、相互制约、相互监督。⑤内部会计控制应当遵循成本效益原则,以使合理地控制成本达到最佳效果。⑥内部会计控制应随着外部环境的变化、单位业务职能的调整和管理要求的提高,不断修订和完善。

该规范提出单位内部会计控制的内容主要包括货币资金、实物资产、对外投资、工程项目、采购与付款、筹资、销售与收款、成本费用、担保等九类经济业务的会计控制。

该规范提出的内部会计控制的方法主要包括:不相容职务相互分离控制、授权批准控制、会计系统控制、预算控制、财产保全控制、风险控制、内部报告控制、电子信息技术控制等。除此之外,该规范还提出单位应当重视内部会计控制的监督检查工作,由专门机构或者指定专门人员具体负责内部会计控制执行情况的监督检查,确保内部会计控制的贯彻实施。

《会计法》与《内部会计控制基本规范》的应用范围一致,包括国家机关、社会团体、公司、企业、事业单位和其他经济组织。《会计法》与《内部会计控制基本规范》的推行实施是我国单位内部控制建设的重要阶段,是内部控制的雏形,在推进我国单位内部会计控制等方面提出系统的要求。

(二)内部控制体系建设

1. 我国企业内部控制规范体系建立

为了加强和规范企业内部控制,提高企业经营管理水平和风险防范能力,促进企业可持续发展,维护社会主义市场经济秩序和社会公众利益,2006年3月,第十届全国人大四次会议的政府工作报告中提出"完善内控制度与管理制度,推进制度创新"。同年6月国务院国资委颁布《中央企业全面风险管理指引》(国资发改革〔2006〕108号)、上海证券交易所发布《上海公司内部控制指引》。

2008年5月,财政部会同证监会、审计署、银监会、保监会等五部委联合发布了《企业内部控制基本规范》(财会〔2008〕7号)。在该规范中,明确了企业内部控制的概念:内部控制是由企业董事会、监事会、经理层和全体员工实施的、旨在实现控制目标的过程。企业内部控制的目标是合理保证企业经营管理合法合规、资产安全、财务报告及相关信息真实完整，提高经营效率和效果，促进企业实现发展战略。

《企业内部控制基本规范》明确了内部控制的定义可以从以下四个方面进行理解：①内部控制是一个过程，一个保证企业实现控制目标的过程；②内部控制是一个过程，一个企业董事会、监事会、经理层和全体员工实施的过程；③企业内部控制所保证企业实现的目标分别是企业经营管理合法合规、资产安全、财务报告及相关信息真实完整、提高经营效率和效果、促进企业实现发展战略；④这个保证企业目标实现的内部控制过程是一个合理保证的过程。

2010 年 4 月，财政部会同证监会、审计署、银监会、保监会等五部委联合发布了《企业内部控制配套指引》(财会〔2010〕11 号)。内部控制基本规范与其配套指引的发布，标志着我国企业内部控制规范体系已基本建立。中国企业内部控制规范体系与国际通行的 COSO内控框架在所有主要方面保持了一致。

2012 年 5 月，为推动中央企业扎实开展管理提升活动，加快构建内部控制体系，夯实基础管理工作，促进实现做强做优、培育具有国际竞争力的世界一流企业的发展目标，国资委颁布《关于加快构建中央企业内部控制体系有关事项的通知》(国资发评价〔2012〕68 号)；为充分发挥内部控制体系对中央企业强基固本作用，进一步提升中央企业防范化解重大风险能力，2019 年 10 月，国资委颁布了《关于加强中央企业内部控制体系建设与监督工作实施意见的通知》(国资发监督规〔2019〕101 号)。

此后，国务院国资委每年会制定下一年度中央企业内部控制体系建设与监督工作的重点关注内容，体现了内部控制建设有效识别、评估、应对关键风险点，持续优化动态调整的特征，在合理保证企业运营合法合规、资产安全与使用有效、财务报告真实可靠的前提下，提高企业运营效率和效果，促进企业战略实现的整体目标。

2. 我国行政事业单位内部控制发展

党的十八届四中全会通过的《中共中央关于全面推进依法治国若干重大问题的决定》明确提出，"对财政资金分配使用、国有资产监管、政府投资、政府采购、公共资源转让、公共工程建设等权力集中的部门和岗位实行分事行权、分岗设权、分级授权，定期轮岗，强化内部流程控制，防止权力滥用"，为行政事业单位加强内部控制建设指明了方向。

2012 年，财政部印发《行政事业单位内部控制规范(试行)》(财会〔2012〕21 号，以下简称《内控规范》)，对我国行政事业单位内部控制建设提出系统性要求，明确行政事业单位内部控制的概念、目标和框架。也标志着我国行政事业单位内部控制建设进入实质性操作阶段。2015 年，为了进一步提高行政事业单位内部管理水平，规范内部控制，加强廉政风险防控机制建设，财政部印发《关于全面推进行政事业单位内部控制建设的指导意见》(财会〔2015〕24 号，以下简称《内控指导意见》)，提出了事业单位内部控制建设的总体要求、主要任务和保障措施。2017 年，财政部印发《行政事业单位内部控制报告管理制度(试行)》(财会〔2017〕1 号)，要求行政事业单位开展内部控制报告编报工作。为推动部属各高等学校进一步完善内部控制，提高内部管理水平，2016 年 4 月，教育部办公厅印发了《教育部直属高校经济活动内部控制指南（试行）》。为规范公立医院经济活动及相关业务活动，有效防范和管控内部运营风险，建立健全科学有效的内部制约机制，2020年12月，国家卫生健康委和国家中医药管理局发布了《公立医院内部控制管理办法》（国卫财务发〔2020〕31号）。

随着财政部对行政事业单位内部控制规范要求的不断推进，我国行政事业单位掀起了内部控制建设的热潮。在内部控制建设实践中，不同类型单位的经济活动差异较大，建设中迫切需要与单位经济活动特征相适应的内部控制指导意见及操作指南。

第二节　医院内部控制概述

在《内控规范》中，明确了行政事业单位内部控制的概念。内部控制是指单位为实现控制目标，通过制定制度、实施措施和执行程序，对经济活动的风险进行防范和管控。

《内控规范》所定义的行政事业单位内部控制的概念可以从以下五个方面进行理解：

（1）行政事业单位内部控制是为了实现内部控制目标；

（2）行政事业单位的内部控制目标分别是行政事业单位经济活动合法合规、资产安全和使用有效、财务信息真实完整，有效防范舞弊和预防腐败，提高公共服务的效率和效果；

（3）行政事业单位内部控制通过制定制度、实施措施和执行程序来进行；

（4）行政事业单位内部控制主要考虑对经济活动的风险进行防范和管控；

（5）保证行政事业单位目标实现的内部控制是一个合理保证。

在内部控制概念方面的区别是，行政事业单位对内部控制的建设范围限制在对经济活动的风险的防范和管控。

在内部控制目标方面，除了经济活动合法合规、资产安全和使用有效、财务信息真实完整这三个与企业基本相同的目标，有效防范舞弊和预防腐败、提高公共服务的效率和效果也是行政事业单位建立内部控制体系的两个重要目标，这主要与行政事业单位的特点有关。

一、医院内部控制发展

（一）医院财务会计内部控制要求

2006年，卫生部发布《医疗机构财务会计内部控制规定（试行）》（卫规财发〔2006〕227号），对医疗机构财务会计内部控制进行了规范和推进。规定要求县级以上政府举办的各级各类医疗机构执行，其他医院参照执行。该规定明确医疗机构负责人对本单位财务会计内部控制制度的建立和有效实施负责。明确医疗机构财务部门具体组织本单位财务会计内部控制制度的落实。

该规定从财务会计控制角度提出医院的十个控制活动，包括预算控制、收入控制、支出控制、货币资金控制、药品及库存物资控制、固定资产控制、工程项目控制、对外投资控制、债权债务控制、财务电子信息化控制。除此之外，还规定了医院内部会计控制的监督检查。

（二）医院内部控制规范要求

2012 年，财政部《内控规范》的发布，对我国行政事业单位内部控制建设提出系统性要求，也对作为行政事业单位的重要组成部分的医院内部控制体系建设确定了明确的概念以及医院内部控制的目标和框架。

根据行政事业单位内部控制规范所提出的内部控制的概念，医院内部控制的概念可以概括为：医院内部控制是由医院领导班子、医院各职能处室、医院各科室及全体医护人员共同实施的，涉及医院经济活动各个方面，为医院实现防范经济风险的目标而提供合理保障的一系列机制和流程。

同时，根据《内控规范》的要求，医院在内部控制体系建设中，在业务层面的内部控制至少应该包括：预算业务控制、收支业务控制、政府采购业务控制、资产控制、建设项目控制、合同控制六个关键业务活动。

（三）医院内部控制管理办法要求

2020 年 12 月，国家卫生健康委和国家中医药管理局发布的《公立医院内部控制管理办法》（以下简称《内控管理办法》），为全面推进公立医院内部控制建设，进一步规范公立医院经济活动及相关业务活动，有效防范和管控内部运营风险，建立健全科学有效的内部制约机制，促进公立医院服务效能和内部治理水平不断提高，提供了明确的指导。

《内控管理办法》明确指出公立医院内部控制，是指在坚持公益性原则的前提下，为了实现合法合规、风险可控、高质高效和可持续发展的运营目标，医院内部建立的一种相互制约、相互监督的业务组织形式和职责分工制度；是通过制定制度、实施措施和执行程序，对经济活动及相关业务活动的运营风险进行有效防范和管控的一系列方法和手段的总称。

根据《内控管理办法》的要求，公立医院在内部控制体系建设中，在业务层面的内部控制应该重点关注：预算业务、收支业务、采购业务、资产业务、基本建设业务、合同业务、医疗业务、科研业务、教学业务、互联网医疗业务、医联体业务、信息化建设业务这十二个关键业务活动。除内控基本规则规范的六个关键业务活动外，《内控管理办法》识别了六个具有医疗业务特色的关键业务活动。

二、医院内部控制建设目标

医院的内部控制建设应当以规范经济活动及相关业务活动有序开展为主线，以内部控制量化评价为导向，以信息化为支撑，突出规范重点领域、重要事项、关键岗位的流程管控和制约机制，建立与本行业和本单位治理体系和治理能力相适应的、权责一致、制衡有效、运行顺畅、执行有力的内部控制体系，规范内部权力运行、促进依法办事、推进廉政建设、保障医疗事业发展。总体而言，医院内部控制的目标可以确定为以下几个方面。

（一）医院经济活动合法合规

医院内部控制的首要目标是经济活动的合法合规。医院通过制定各项规章制度，切实增强法治观念,遵守各项法律法规,不断提高经营管理的能力和水平。

(二)资产安全和使用有效

医院内部控制的重要目标还应包括资产安全和使用有效。医院资金密集型的运营特点,决定了医院资产规模大、设备多、分布广泛、维修和保养成本较高。这些特点需要医院制定切实可靠的流程制度,确保医院资产的安全和使用有效。

(三)财务信息真实完整

2019年1月1日实施的《政府会计准则》和《政府会计制度》对医院财务信息的真实完整提出了新的要求。医院内部控制的重要目标包括加强会计基础工作,保证会计资料真实完整,从而促进财务信息的真实完整。

(四)有效防范舞弊和预防腐败

医院内部控制的重要目标还应包括有效防范舞弊和预防腐败。完善医院内部控制建设是医疗领域腐败治理的重要保障,医院应采取切实措施,树立廉洁奉公的医院文化,树立勤勉敬业的良好风气,有效防范舞弊和预防腐败。

(五)提高资源配置和使用效益

医院内部控制的重要目标还应包括提高资源配置和使用效益。这个目标与实现医院发展战略,促进医院发展相一致。医院应保障运营管理的有效性,减少浪费、节约资源,提高运营效率和效益,提高公共服务的效率和效果。

三、医院内部控制建设原则

(一)全面性原则

医院内部控制从参与人员上,应该涵盖参与内部控制的所有人员,包括医院领导班子、行政管理部门、科室及全院各级人员。

医院内部控制从业务流程上应当涵盖医院经济活动决策、执行和监督全过程,没有重复和遗漏。

医院内部控制从经济活动的范围上,应当覆盖医院及其所属单位的各种经济活动业务和事项,实现对经济活动的全面控制。

(二)重要性原则

医院内部控制在全面性的基础上,仍然要突出重点,关注重要经济业务、重要经济事项和高风险领域以及高风险业务环节。同时医院内部控制应对容易发生舞弊的关键经济业务流程和岗位,制定严密的内部控制措施。

(三)制衡性原则

医院在内部控制建设过程中应该遵循制衡性原则。通过治理结构、机构设置及权责分配、业务流程等方面形成相互制约、相互牵制、相互监督的体制机制。通过制度和流程建设实现部门间的互相牵制,确保重大决策合法合规。

（四）适应性原则

医院内部控制建设过程中应该遵循适应性原则。医院内部控制应当与医院经济活动规模、业务范围、风险水平、管理人员能力水平等相适应，并随着外部环境的变化、法律法规要求的变化、医院发展和管理要求的变化而不断修订和完善。

同时医院的内部控制要对医院原有流程、措施、制度加以梳理、整合、完善、补充后进行融合。在内部控制体系建设中注重实用性与可操作性，适应医疗事业发展。

（五）成本效益原则

成本效益原则仍应该是医院内部控制需要遵循的原则。在医院的内部控制中，由于医院的经济活动涉及医院运营的各个方面，对一切风险的完全控制会导致医院运营成本的上升和管理效率的下降。成本效益原则也应该是医院内部控制建设的重要原则之一。

尽管《内控规范》中未明确医院内控建设要遵循成本效益原则，但仍建议在建设中应当权衡实施成本与预期效益。通过内部控制合理保证医院控制目标的实现，以适当的成本实现有效控制。医院在内部控制过程中，应合理评估风险重要程度和风险发生的可能性以及风险防范措施，进而确定内部控制的手段、措施以及频率。

在医院内部控制中坚持成本效益原则也是提高公共服务的效率和效果的一种体现。

第三节 医院内部控制建设过程与要点

一、医院内部控制的建设过程

医院内部控制的建设过程是实现内部控制建设目标的过程，也是一个持续改进的过程。

医院通过内部控制体系建设，构建控制环境、梳理控制流程、改善控制程序、细化控制制度，通过持续改进不断完善和细化内部控制，逐渐取得内部控制建设成果，实现控制目标。

在医院的内部控制体系建设过程中，医院应着眼于医院战略目标，结合医院高质量发展要求，根据医院战略规划、医院运营目标的设定与调整，定期更新调整业务环节的控制目标，不断评价、完善、改进内部控制工作。

在保障医院业务持续发展的同时，确保对经营中重大风险的持续识别、评估和有效管控，真正起到将监管需求与内部管理提升相融合，通过内部控制体系逐渐完善，在日常管理中发挥内部控制对实现医院发展战略目标的支撑作用，建立"内控目标—风险识别—风险控制—内控评价—内控改进"的闭环过程。

通常来讲，医院建设内部控制体系需要以下相关步骤。

（一）建立医院内部控制领导小组

2018 年中共中央办公厅发布了《关于加强公立医院党的建设工作的意见》（中办发〔2018〕35 号），要求充分发挥公立医院党委的领导作用，公立医院实行党委领导下的院长负责制。在医院内部控制体系建设中，要明确医院党委在医院内部控制建设中的领导作用。同时医院内部控制建设过程中，医院主要负责人是内部控制建设的首要责任人，对内部控制的建立健全和有效实施负责。医院领导班子其他成员要抓好各自分管领域的内部控制建设工作。

医院在内部控制体制建设之初，最重要的工作任务之一，就是设立内部控制领导小组和工作小组，明确内部控制领导小组的工作职责。内控领导小组的主要职责包括：建立健全内部控制建设组织体系，审议内部控制组织机构设置及职责；审议内部控制规章制度、建设方案、工作计划、工作报告等；组织内部控制文化培训，推动内部控制建设持续改进。

（二）明确内部控制牵头部门

医院应明确内部控制的牵头部门，并结合业务特点和内部控制要求明确医院相关部门在内部控制建设过程中的职责权限，并将权利与责任落实到各责任部门。

内部控制牵头部门的确定可以结合医院管理的实际情况。可以单独设置专门的内部控制职能部门，单独设置内部控制职能部门的优点是独立性强、专业性强，缺点是由于可能涉及人员增加、专业人员招聘、新进内部控制的专业人员对医院情况不熟悉，推进工作较慢等情况。也可以设置在内部审计部门或财务部门，优点是专业性强、对医院经济运行和管理环节较为熟悉，便于内部控制工作整体推进，也便于内控监督和评价，缺点是在独立性方面可能会有所欠缺。还可以设置在医院院长办公室、党办或者党政办公室等综合行政部门，优点是执行力强、协调性强、落实医院院长、书记等主要领导的管理思路较为坚决，便于整体推进；缺点是独立性和专业性都相对较弱，需要相关人员不断学习内部控制的专业知识。

医院内部控制的牵头部门，在医院内部控制中的主要职责是：组织落实医院内部控制建设工作，包括研究建立内部控制制度体系，编制确定医院内部控制手册；组织编制年度内部控制工作计划并实施；推动内部控制信息化建设；组织编写内部控制报告等。

（三）明确医院各部门在内部控制建设中的职责

医院内部控制制度建设是覆盖医院各项经济业务，贯穿医院业务流程各环节。医院各职能部门、各科室、各级组织都是医院内部控制建设和实施的责任主体，在医院内部控制体系建设中都有相应的职责要求和任务目标。

各部门负责人应该对本部门的内部控制建设和实施的有效性负责，主要职责是：及时对相关业务和事项进行梳理识别主要风险、内部控制缺陷，确定关键控制环节和关键控制点，并制定相应的控制措施，在此过程中，还应持续跟踪业务变化，持续改进内部控制。

医院纪检监察部门在内部控制体系建设中的职责是：负责医院廉政风险的防控。建立廉政风险防控机制，开展内部权力运行监控，建立重点人员、重要岗位和关键环节廉政风险信息收集和评估等制度。

（四）专业咨询机构合作

内部控制建设是一个相对专业的工作，在内部控制建设过程中，医院可以选择专业咨询机构进行合作。一方面，专业咨询机构具有较强的专业能力，对内部控制建设的要求把握更加到位，减少医院内部控制建设的压力，提升建设效率。另一方面，利用外脑可以重新思考规划经济业务流程，审视相关业务的风险环节、风险点和控制手段，是医院管理智慧的补充。第三，利用外部专业咨询机构可以迅速培养医院内部控制人才，为医院内部控制及管理提升奠定基础。

在内部控制建设过程中，可以在内部控制的设计阶段、风险识别阶段、实施阶段以及内部控制评价阶段与专业咨询机构进行合作，在合作过程中要注意以下原则：

（1）双方智慧融合使用。医院与专业咨询机构双方应该建立高效的项目管理机制，明确双方在医院内部控制体系建设中的工作内容，明确建设过程中的关键时间节点、关键质量控制标准、关键风险识别及控制方案的最终审核确定标准以及项目开展的方法论。建立各项机制使双方形成项目建设合力，提高医院内部控制体系建设的工作效率。

（2）外部智慧为我所用。在内部控制体系建设过程中，最重要的是结合医院的发展历史、管理特点与管理特色，建设符合医院管理特征的内部控制体系。一定要做到外部智慧为我所用，立足医院医疗管理特色，贴合医院管理实际流程和环节。

（3）注重医院自身内控专业人才培养。在与外部机构合作过程中，注重对医院内部控制专业人员的培养，并提高医院员工对内部控制的理解、把握和持续改进能力。

（五）开展内部控制宣讲与人员培训

医院在内部控制建设中，要加强内部控制的宣传和培训工作，在医院全院上下宣讲内控理念，树立内控意识。同时开展多层级多环节的内部控制培训，让不同层级管理人员了解内控目标、环节、关键控制措施以及其所在部门所在环节及其个人在内部控制中的作用，提高医院全员参与内部控制的积极性和主动性。

医院内部控制体系建设工作不是建立一套新的管理体系，也不是对法律法规的盲目照搬，而是通过对医院医疗经济业务的全面梳理，在医院原有的管理体系基础上，全面、系统地进行审视，系统梳理、提炼、总结在医院业务运行中，各项经济业务的主要流程和主要环节、主要风险、关键控制环节、控制活动及相关控制措施，形成一整套内部控制管理体系文件。

以部门为主的制度建设通常从部门管理角度出发，制定符合该部门相关要求的文件制度，从流程整体看，可能存在不同部门之间标准不统一、尺度不一致、覆盖不完整的情况。从医院整体出发，通过对不同业务循环划分，贯穿整个业务循环各流程的内部控制制度建设，围绕经济业务的整体流程，覆盖经济业务的各环节，可以查补各个部门视角的疏忽及遗漏、协调部门之间差异，从而实现制度建设的全面性、连续性和一致性。

通过内部控制体系建设实现将医院内控建设的建设目标与建设要求有机融合、将战略目标与建设步骤、控制措施有机融合、将法律法规要求与医院内控建设中制度建设有机融合、将医院原有管理体系与内控建设的系统体系有机融合。

二、医院内部控制的建设要点

《内控规范》对内部控制建设的主要内容提出了要求。分别在第二章，单列了风险评估和控制方法。在第三章，将单位层面的内部控制单列一章，明确了控制环境、信息与沟通、内部监督等内部控制的主要内容。《内控管理办法》在第三章，单列了风险评估管理。

医院要建立与实施有效的内部控制，应当注重内部控制的主要内容，并将其贯穿在单位层面和业务层面的相关流程和环节中。

(一)内部环境

尽管COSO框架所指出的内部控制要素是控制环境，包括外部和内部环境，但在医院内部控制过程中，主要考虑的是影响医院内部控制的内部控制环境的建立和持续优化。

医院的内部环境是实施内部控制的基础，主要包括以下内容：

(1)医院的议事规则、组织架构、职责权限。医院通过内部控制完善医院组织架构与议事规则，确定各部门在经济活动中的管理目标、职责权限、监督责任的制定，明确各部门各单位在医院内部控制中的作用，并建立起互相监督和制约的机制。

(2)医院党风廉政建设、行风建设和反舞弊建设。医院应持续推进"一岗双责"及党风廉政建设，推进行风建设、塑造医院内控文化，倡导良好的道德标准和医疗行为规则，建立惩戒制度和体系。

(3)医院人力资源政策及人员管理。医疗业务的劳动密集型特点，或称智力密集型特点，决定了医院的人力资源政策对内部控制建设至关重要，医院应该通过岗位设置、岗位职责要求、不相容岗位分离、岗位轮换和绩效考核、激励和约束机制等措施，提升员工的风险意识、管理意识、防范意识、控制意识，促进内部控制的有效执行。

(4)医院文化。医院在长期发展中，形成和凝练了医院的价值观、医院倡导的行为准则和行为方式，也是医院内部环境的重要组成部分。

(二)风险评估

风险评估是实施内部控制的重要环节，也是内部控制的重要因素。

美国经济学家奈特在1921年出版的《风险，不确定性和利润》中认为风险是"可测定的不确定性"，不确定性是"不可测定的不确定性"[1]。通常认为风险有两种定义：一种定义强调风险发生的不确定性，一种定义强调事件遭受损失的机会[2]。

风险评估是指医院全面、系统和客观地识别、分析医院经济活动及相关业务活动存在的风险，确定相应的风险承受度和风险应对策略的过程。风险评估过程主要包括目标设定、风险识别、风险分析和风险应对四个方面。

---

①　陈劲，景劲松. 驭险创新-企业复杂产品系统创新项目风险管理[M]. 北京：知识产权出版社，2005.
②　上海国家会计学院. 企业风险管理[M]. 北京：经济科学出版社，2012.

医院应该建立定期的风险评估机制，至少应当每年对经济活动存在的风险进行一次全面、系统和客观的评估。对于外部环境、业务活动或经济活动一级管理层级、管理要求存在重大变化的，应及时进行风险评估工作。

1. 目标设定

目标设定是指医院为完成医院发展战略目标而确定的各类与医疗业务活动相关的各类运营和管理目标。

该目标需要与医院内部控制体系建设的五个目标，即合理保证医院经济活动合法合规、资产安全和使用有效、财务信息真实完整、有效防范舞弊和预防腐败、提高公共服务的效率和效果一致。

除此以外目标设定还需要结合医院发展战略、医院中长期发展规划、年度学科运营目标，确定医院发展的具体运营和管理目标，并且通过内部控制体系建设，力争使各项目标随着医院的发展重点和风险表现不断调整和持续完善，所设定的目标与医院经济运行相适应、可理解并可计量。

2. 风险识别

风险识别是风险评估过程的重要组成部分。风险识别是通过一系列方法，发现风险、识别风险和描述风险的过程。通过风险识别对医院不同业务环节的风险来源、风险业务、风险产生根源以及风险发生后果进行识别。

医院应按照风险来源，从医院外部发展环境、内部风险因素进行考虑，从医院、职能处室、科室等不同管理层级，查找医院层面、各项重要经济活动和重要业务流程层面及各科室层面的风险环节和关键风险点。

医院在风险识别的过程中要重点关注风险识别的全面性，要涵盖医院经济行为的全方位；关注风险识别中重要性的考虑，在有限的资源投入中保证重点业务领域、重要环节和重要性风险识别充分。

医院可以通过访谈法、流程图分析法、风险清单列举法、主要业务指标分析法、实地调查走访、制度审核、文档查阅等方法进行风险识别。

3. 风险分析

风险分析是在风险识别的基础上，运用定量和定性的方法，对风险进行准确定义和描述，归纳风险特征、分析和描述风险发生的概率和可能性、风险发生的条件以及对医院目标实现的影响程度。风险分析的内容包括风险发生的可能性和风险产生的影响程度。

风险分析是衡量风险特性和确定风险大小（定性或定量）的过程，通过评估风险对医院经济目标的影响程度，将医院所面临的风险进行排序，区分重要风险和一般风险，并确定风险的可接受或可容忍程度，从而为风险应对提供数据支撑。

风险分析的方法是定性分析法和定量分析法。定性分析法是通过描述、分析、走访、调查等方式，根据经验判断，将风险的特征和风险发生的可能性进行描述定性。可以通过定性分析方法将风险确定为"重要风险""重大风险""中等风险""低风险"；将风险发生的概率确定为"几乎确定""可能""很少""不太可能"。定量分析法需要确定影响风险的因素（或称为风险因子),确定风险因素所发生的概率或者损失的水平,最后确定风险因素的风险值,然后按照风险值进行排序。但由于风险因素难以完全识别、描述和量化,而发生的概率也很难有统一的标准,因此通常采用定性和定量相结合的方法。

通过风险分析,可以将识别出的风险进行列示,形成风险地图,从而确定医院风险管理的重点、风险管理的关注次序以及风险应对的措施。

4. 风险应对

风险应对是指医院根据识别的风险,确定医院对该风险的管理及应对策略的过程。风险应对是医院根据自身条件和内外部环境,围绕医院战略,确定风险管理目标、风险的可承受程度,选择风险承担、风险规避、风险转移、风险控制等风险管理工具的总体策略,同时确定风险管理所需要的人力和财力等资源的配置原则。

风险承担是指医院通过对风险的分析,考虑风险发生的程度以及风险控制的手段、效果及成本,进行综合评价之后,认为可以承担该风险带来的后果。通常对于发生概率较低、形成损失较小的风险采取风险承担的风险应对策略。

风险规避是指医院通过对风险的分析,考虑风险发生的程度和影响,对该风险需要采取有效的风险控制手段,尽可能防止或杜绝该类风险的发生。

风险转移是指医院通过各种业务安排将风险转移到第三方,医院不再承担转移后的相关风险。

风险控制是指医院通过各种控制措施和控制手段,降低所识别的风险发生的频率、风险发生的后果,从而将医院的相关风险的重要性降低。

(三)主要控制活动

控制活动是指医院经营管理层根据风险评估结果,采用相应的控制措施,将风险控制在可承受度之内的政策和程序。

根据内控规范要求的医院内部控制的控制活动主要包括内部授权审批、不相容岗位分离、归口管理、预算控制、财产保护控制、会计控制、单据控制、信息内部公开等八种不同的控制活动。除此之外对于医院来讲,还可以通过运行情况分析、绩效考评控制、重大风险预警控制以及突发事件应急处理控制等控制活动降低风险发生的频率和影响程度。

1. 内部授权审批控制

内部授权审批控制要求医院明确各岗位办理业务和事项的权限范围、审批程序和相关责任,建立重大事项集体决策和会签制度。相关工作人员应当在授权范围内行使职权、办理业务。

对于科室层面来讲,通常重大设备采购、科室人才引进、绩效考核分配方案、职称晋升、各类奖励等科室重要事项均属于科室级别的"三重一大"事项,需要科室内部决策和会签。经科室内部决策,通常为科室中心组讨论并一致通过,才能够进入医院层面进行审批。

对于医院层面来讲,医院战略规划、年度预算、科室发展、绩效分配方案、人才引进、职称晋升、制度建设、重大资金安排等属于医院级别的"三重一大"事项,需要集体决策之后执行。

2. 不相容岗位分离

不相容岗位相互分离要求医院合理设置内部控制关键岗位,明确划分职责权限,实施相应的分离措施,形成相互制约、相互监督的工作机制。

不同业务控制的不相容岗位也不同,医院需要根据业务控制的内容,确定相关的不相容岗位分离情况,并将相关控制节点通过信息系统的不断优化进行系统嵌入,实现自动控制,提高内部控制的执行效率。

在不相容岗位分离控制中,需要对岗位职责是否错配、缺失、交叉、重复进行梳理,对关键岗位的责任制进行核实。尤其对于关键岗位的轮岗制度建设及执行要充分重视。同时还要注意各项业务的预算、执行、审批、记录、监督等岗位是否真正做到职务分离,各相关环节做到不相容岗位分离。

通常在医院内部控制建设时,对于不相容岗位的分离,采用不相容职责表的方式,以表格的形式来表述业务流程中的不相容责任岗位。通过不相容职责表来描述在内部控制的控制活动中的不同部门、不同岗位之间的权责分离、相互制约、相互监督等情况。

3. 归口管理

归口管理要求医院根据本单位实际情况,按照权责对等的原则,采取成立联合工作小组并确定牵头部门或牵头人员等方式,对有关经济活动实行统一管理。

医院应根据部门分工和部门职责,确定经济业务的归口管理部门,由归口管理部门对不同的经济业务进行归口管理。

通过归口管理,可以提高医院专业管理的专业性,提高内部控制的管理效率,也避免多头管理给医院业务科室带来的管理目标不一致和繁重的工作压力。

4. 预算控制

预算控制要求医院明确各责任单位在预算管理中的职责权限,强化对经济活动的预算约束。一方面要将预算管理贯穿于医院经济活动的全部过程,一方面要将预算管理覆盖医院经济活动的全部范围。

预算控制作为医院内部控制的一项重要控制活动,贯穿了医院经济业务的全过程,涉及范围较广。同时,由于医院预算中部分内容涉及财政项目资金使用及管理,预算管理的要求逐渐提高,对财政资金使用的考核要求也在不断加大,监管力度和风险责任有所上升。

随着医院全面预算管理推进以及预算绩效考核管理要求提升,医院预算管理越来越重要。医院预算管理的内部控制建设是医院内部控制的重要内容。

5. 财产保护控制

财产保护控制是指医院采取相关措施,严格限制未经授权的人员接触和处置财产的一种控制措施。

财产保护控制要求医院建立资产日常管理制度和定期清查机制,通过资产记录、实物保管、定期盘点、账实核对等措施,确保财产安全。

医院需要针对医院运行特点,制定不同资产类别的管理程序和制度;对资产增减变动应及时、准确地进行账务处理。

医院应定期或不定期开展资产全面盘点、重点抽查、局部清查,确定资产的实际存在情况,并对盘盈盘亏事项及时进行会计处理,保证账账相符和账实相符。

6. 会计控制

会计控制要求医院严格执行国家统一的医院会计制度,建立健全本单位财会管理制度,加强会计机构建设,提高会计人员业务水平,强化会计人员岗位责任制,规范会计基础工作,加强会计档案管理,明确会计凭证、会计账簿和财务会计报告处理程序。

会计控制是医院内部控制的重要控制活动之一。对于公立医院而言,随着新的政府会计准则和政府会计制度的实施,对医院会计核算精细化要求日益提高,会计控制也在内部控制中起到越来越重要的作用。

会计控制不仅包括会计政策的制定,还包括经济业务入账及时、准确、完整,会计估计及计提、摊销准确,收入及成本的匹配,还应包括财务数据与业务数据是否一致,会计报表是否合理反映医院资产状况、收入支出情况,确保会计工作质量可靠。

7. 单据控制

单据控制要求医院根据国家有关规定和医院的经济活动业务流程,在内部管理制度中明确界定各项经济活动所涉及的表单和票据,要求相关工作人员按照规定填制、审核、归档、保管单据。

单据是医院管理的基础之一,通常单据控制的手段包括存放管理、领用登记及销号、单据领用限制、单据编号、单据填写及复核审核、单据存根及归档制度以及单据存根的保管年限和销毁政策。

随着医院信息化的推进,手工纸质单据在逐渐减少,许多表格、单据都转换为电子单据或电子票据,医院应该适应信息化发展,充分考虑业务环节的特征,做好电子单据内部控制的信息系统嵌入,提升智慧运营管理水平,实现控制智能化。

8. 信息内部公开

信息内部公开要求医院建立健全经济活动相关信息内部公开制度,根据国家有关规定和医院的实际情况,确定信息内部公开的内容、范围、方式和程序。

医院应该通过多种途径,公开经济运行的相关决策过程和结果,包括公开资产状况、收入及成本情况、经营状况、重大设备采购的招标中标等情况以及与医院经济运行相关的财务指标。

通过内部控制体系建设,实现"把权力关进制度的笼子里",尤其通过公开重大风险的相关事项的决策过程,实现各类监督,通过科学手段有效预防腐败,"让权力在阳光下运行"。

对于医院来讲,在控制活动方面,还可以采取经济运行情况分析、绩效考核、重大风险预警、突发事件的特别流程等控制方法,提高内部控制的有效性。

(四)信息与沟通

信息与沟通是指医院及时准确地收集、传递与经济活动相关的信息,确保信息在医院内部、医院与外部之间进行有效沟通。

随着信息技术在医院的应用,有序处理医疗大数据是医院运营管理和内部控制的重要方面。高效的信息沟通可以提高工作效率和管理效率。通过内部控制嵌入信息系统关键控制环节,实现内部控制智能化,最大限度地消除信息孤岛与信息不对称情况。

在医院信息系统的建设中,要围绕智慧医院建设的各项规范化要求,在智慧服务、智慧医疗和智慧管理三个方面下功夫,建立医院财务运行管理系统及通过各类报表体系及时反映医院运行情况的机制。

医院应持续加强信息化建设,持续升级改造信息系统,在数字经济时代更需要从互联网发展及信息互联互通与共享的角度梳理业务流程,通过医疗业务系统、医院管理系统的互联互通来降低单位内部的沟通成本、减少信息不对称导致的差错,并减少内部舞弊情况的发生。

(五)内部监督

内部监督是医院对内部控制的建立与实施情况进行监督检查,评价内部控制的有效性,对于发现的内部控制缺陷,及时加以改进。内部监督是实施内部控制的重要保证,包括日常监督和专项监督。

医院的内部控制体系建设,是以内部控制环境建设为基础,以风险评估的结果为导向,以各种控制方法为手段,以信息与沟通为桥梁,以监督与评价为推动力的一个整体闭环管理体系。这套体系的高效运行,可以起到防范风险,促进医院目标实现的作用。

第四节　医院内部控制中风险识别及评估

医院在内部控制建设中通过梳理相关流程,对风险进行识别和评估,风险评估贯穿医院内部控制的全过程。在识别和评估医院风险时,可以参考已经发生的风险事件,结合医院历年审计发现的重大问题,结合医院运营的突出特点进行。

通过流程梳理和分析,确定关键控制点和关键控制制度,从而形成内部控制的完整控制程序。

一、风险评估概述

风险评估是指医院全面、系统、客观地识别、分析经济活动及相关业务活动存在的风险,确定相应的风险承受程度和风险应对策略的过程。

风险评估由风险识别、风险分析和风险应对三个环节构成。医院应至少每年进行一次风险评估,当外部环境、业务活动、经济活动或管理要求等发生重大变化的时候,应当及时进行风险评估。

只有进行科学的风险评估,将风险控制在可承受范围,才能真正建设符合医院特点的内部控制体系。风险评估贯穿于医院经济业务活动的全过程,也贯穿于医院内部控制体系建设的各个环节。

二、风险评估过程

本节以某医院风险评估工作为例，展示与分析医院风险评估过程的具体步骤。某医院内控工作小组与内控各专业小组围绕医院医疗业务，对医院各项管理制度的执行情况、业务流程的运行情况等进行了全面、系统地梳理，对医院整体层面（组织架构与授权管理、决策机制与"三重一大"、岗位职责与职务分离、会计控制与资产保全、信息传递与信息系统等）、业务层面（预算、收支、采购、药品、耗材、固定资产、无形资产、建设项目、科研项目、服务外包等）分别开展了风险评估工作。

（一）风险识别

风险识别是发现、辨识和表述内控风险的过程，在医院内部控制体系建设过程中，需要对风险来源、风险事件、风险原因以及风险发生的潜在后果进行识别。主要的识别办法是通过对医院经济业务的各项重要经济活动活动及其重要业务流程进行审视，发现流程中是否存在风险问题，存在哪些风险，对风险进行排查、梳理和识别。

（二）风险分析

风险分析是对识别出的医院内部控制风险以及风险的特征进行明确定义和描述，分析并描述风险发生的条件、风险发生的可能性等。在风险识别的基础上进行风险应对分析，对风险的可接受程度，风险控制措施进行识别，搜集风险评价及制定风险应对措施所需的资料，明确医院内部控制的风险框架。医院内部控制风险以及风险的特征进行明确定义和描述，分析并描述风险发生的条件、风险发生的可能性等。在风险识别的基础上进行风险分析，区分哪些风险可以接受，哪些风险不能接受，并搜集风险评价及制定风险应对措施所需的资料，明确医院内部控制的风险框架。

（三）风险评价

风险评价是评估内控风险对医院实现目标的影响程度、风险的发生频次和风险发生的条件等情况进行分析，确定风险及其大小是否可以接受或可容忍的过程。

在风险评估过程中，采用访谈、头脑风暴、专家调查、讨论会、流程分析、事件重要指标、损失事件数据等方法，对潜在风险点进行梳理和评估，在风险评估的同时，对医院内部控制管理现状也需作出客观评价，为医院内部控制体系的设计、实施和自我评价确定方向。

通过对各个业务环节的流程梳理、风险评估过程中发现的缺陷，设立缺陷清单，逐业务流程、逐关键环节、逐管理部门进行落实改进，做到发现一个风险、确定一个方案、解决一个问题，确保解决方案可执行、可落实。

第五节　案例研究

根据《内控规范》要求，行政事业单位内部控制的业务层面内部控制主要包括预算业务控制、收支业务控制、政府采购业务控制、资产控制、建设项目控制和合同控制六个方面。

根据《内控管理办法》要求,医院业务层面的内部控制结合医院经济业务运行的特殊性,将医院内部控制业务层面拓展为:预算业务、收支业务、采购业务、资产业务、基本建设业务、合同业务、医疗业务、科研业务、教学业务、互联网医疗业务、医联体业务、信息化建设业务等十二个内部控制领域。

其中医疗业务内部控制、科研业务内部控制、教学业务内部控制、互联网医疗业务内部控制、医联体业务内部控制、信息化业务内部控制等六个业务层面的内部控制识别主要是聚焦于医院关键业务流程,并与医院医疗运行特征相关,与医院的运营特点高度相关,具有区别于其他行政事业单位的重要特性和管理特点,需要在医院内部控制建设过程中给予特别的关注和识别。

除此之外,在医院内部控制建设中,还有一些业务流程有其管理特点和难点,需要单独识别风险、实施控制手段等。例如收支业务控制,在医院中收入有其非常重要的特征和管理难点,故需要单独作为收入业务控制单列。例如支出控制,有必要划分出服务外包控制、设备维修控制、维保费用控制等单独业务环节。例如资产业务控制,由于资产管理特征不同,有必要拆分为专业设备、药品、耗材等至少三个不同的业务流程进行控制。

根据《内控规范》《内控管理办法》等相关制度规范要求,要结合医院业务运行特点,摸清所在单位内部控制建设现状及经验,梳理医院重要业务流程及关键控制点,对相关业务流程的内部控制建设的重点环节进行总结。同时,由于收支业务在医院中覆盖面较广、内部控制的重点和关键业务环节差异较大,应对收入业务控制和支出业务控制分别进行分析和总结。

后文将分别从预算业务内部控制,收入业务内部控制中的医疗收入控制、医疗欠费控制和租金收入控制,支出业务内部控制中的高值可收费耗材控制等三个对医院非常重要的业务层面内部控制的建设重点及建设案例进行阐述。

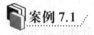 **案例 7.1**

医院预算业务内部控制

一、医院预算业务的内控要求

做好医院预算业务的内部控制制度建设,首先需要系统地梳理与医院预算管理相关的法规、制度、规范要求。

1. 医院预算业务相关法规要求

除《内控规范》相关要求外,与医院预算业务相关的法规较多,主要有《中华人民共和国预算法》《中华人民共和国预算法实施细则》《事业单位财务规则》以及《政府会计制度》《政府会计准则》《医院财务制度》《医院会计制度》《公立医院全面预算管理制度实施办法》等制度中的相关法律、法规、规章制度。医院预算业务内部控制管理首先应该满足这些合规性要求。

医院预算,是指医院根据事业发展目标和计划编制的年度财务收支计划。事业单位预算由收入预算和支出预算组成。是对医院一定期间经济运行活动的预算安排。

2. 医院预算业务的涵盖范围

近年来医院在持续推进全面预算管理方面取得一定成效。医院全面预算指预算管理涵盖医院的全部医疗业务、经济活动范围。通常医院全面预算包括医院业务收入预算、业务支出预算、财政项目预算、科研及教育项目预算等全部内容。

二、医院预算业务的内控建设目标

1. 预算业务合规性目标

医院预算业务内部控制的首要目标是合规性目标。医院应建立良好的内部控制制度，合理保证预算业务编制合法合规、内部审批严谨有效、预算监督全面有效，并及时按照有关部门要求编制报送。

2. 预算业务有效性目标

医院内部控制建设，在预算业务方面，应采取有效措施和手段，合理保证预算业务能够符合医院战略目标及中长期发展规划。在年度预算编制中，应充分考虑业务发展规划和年度发展计划，使预算编制方法科学、绩效目标明确、资源匹配合理、预算执行有效。并通过执行分析和结果反馈，保证预算绩效目标实现以及预算绩效考核结果有效使用。

3. 预算业务合理性目标

在预算业务管理时，应坚持预算业务的合理性目标。医院预算编制合理、符合医院业务发展目标和科室发展重点。预算调整依据充分、调整后的预算准确、合理符合外部环境变化要求。采取有效手段合理保证预算执行进度，及时有效进行预算执行情况监测和监控调整。预算评价指标设置合理，预算考核结果准确反映预算完成情况。

三、医院预算业务的风险识别及评估

1. 预算管理体系是否健全

预算管理体系是否健全是预算业务管理的重要风险之一。合理的预算内部控制要建立完整的预算编制、审批、上报、执行、评价等一系列的体系制度，确保预算管理合规、风险可控。

医院全面预算编制程序是否规范，是否经过适当审批，预算管理的归口管理部门和预算执行部门分工是否合适，预算的下达是否及时，预算分析是否准确，相关岗位职责和不相容岗位分离是否合理等都是医院预算业务的管理风险。

2. 预算目标设置是否合理

医院年度预算是医院发展的依据，预算目标设置是否合理是医院预算业务的又一个重要风险。医院应该建立预算内部控制体系，合理保证预算目标设置合理。预算目标设置是否合理，预算项目是否完整，预算标准是否符合标准、设置科学、有效，预算分解和预算调整是否合理等等，都是预算业务的管理风险。

3. 预算执行及评价是否适当

预算业务的风险还表现在预算执行监控是否到位，预算执行情况评价是否适当，预算考核是否严格，以及预算考核结果在未来预算管理中的应用是否合适。

四、医院预算业务的主要环节及关键控制措施

医院预算业务的主要环节包括预算编制、预算审批、预算执行、预算调整、决算、预算考核评价以及预算考核结果应用等。

1. 医院预算编制的"二上二下"机制的建立

近年来对医院全面预算管理的要求日益加强，医院的主要经济业务为医疗业务，医疗业务有一定的规律，对于医院的运行规模、投资规模、床位安排及收入增幅都应综合进行考虑和预算安排。

对于内部控制来讲，医院年度预算编制需要考虑医院规划，并且在预算委员会的领导下，通过建立"二上二下"的工作机制，控制预算管理风险，建立年度预算管理的良性循环。

2. 医院预算执行责任落实

对于经过批准程序的医院预算，医院应该采取有效机制，对全面预算执行责任进行落实。只有对全面预算的各项经济数据确定责任部门，才能使预算执行有据可依，是预算执行控制的重要工作基础。

全面预算的执行责任落实是建立在以前年度预算执行的基础上，考虑年度重要业务发展、学科建设、科室发展、人员安排等情况，考虑一定增幅进行确定。执行责任一旦确定，应采取一定措施予以固化，为预算执行、预算执行考核及预算深化管理打下基础。

3. 预算执行控制

预算的执行需要以预算为依据，及时进行预算执行控制。

收入业务预算执行控制通常是定期或及时地进行预算执行情况分析，对于收入预算执行缺口，要及时发现原因，找到解决和推进措施。

支出业务预算执行控制可以通过项目支出和成本费用支出的申请控制进行，切实做到"无预算不支出"。同时可以和资金支付挂钩，资金支付计划和预算执行安排挂钩，使支出预算的执行有切实的抓手。

4. 决算控制及预算完成情况分析

医院应该加强决算管理，确保决算报告真实、完整、可靠，反映医院经济业务的情况。医院还应该对年度决算、年度预算执行情况进行系统分析，查找原因及改进措施。

5. 预算绩效管理

医院应强化预算绩效管理，建立"预算编制有目标、预算执行有监控、预算完成有评价、评价结果有反馈、反馈结果有应用"的全过程预算绩效管理机制，对预算的执行情况、执行偏差、执行结果以及目标完成情况进行评价，并加强评价结果的应用。

五、医院项目预算的内部控制体系建设重点

医院作为行政事业单位的重要组成部分，其在财政补偿方面的重要特征是各级财政在预算中安排项目资金，因此基于财政资金管理的项目预算管理是医院预算管理的重点之一。在本节对此部分内容进行单独的陈述。

对于项目预算来讲，项目预算的内部管理环节可以划分为项目立项评审、项目入库管理、预算编制、预算审批、预算执行、预算绩效评价、评价结果应用等关键业务环节。

1. 立项评审

立项评审是项目预算管理的关键业务环节和必要的基础工作之一。在入库之前,应组织相关部门对购置设备的相关性、可行性进行论证,尤其对设备参数及配置标准是否恰当进行专业论证。在各需求部门提出设备购置申请之后,医院应由医疗设备预算归口管理部门组织医疗设备项目预算小组对医疗设备项目购置申请进行立项评审。

需要论证的内容至少应包括:①业务管理方面,是否符合医院业务发展战略目标和业务发展规划、是否符合医院学科发展以及教育发展的战略目标和规划、新增设备业务量测算是否合理、是否为基于安全、公益性的必须配置项目;②资产管理方面,是否符合医院设备配置规划、是否与原有设备配置重叠和重复、项目属于更新还是新增、配置是否合理、是否获得配置许可、是否有足够资源(面积、人手)满足配套需求;③综合管理方面,是否有收费许可、是否需要额外耗材或药品以及是否可收费、原有设备使用效率、新增设备预计使用效率、设备预计回收期限、项目绩效目标设置、资金来源及可行性等。通过立项评审,来判断项目预算的必要性、合理性、科学性、可行性、适用性和经济性,从而提高医院项目预算的效率和效果,维护项目预算立项评审的严肃性。

2. 项目入库及管理

项目入库及管理是医院项目预算的另一个关键业务环节和预算管理的基础工作。

只有认真做好项目库的建设,并持续有效地做到入库项目的跟踪评估和动态调整,根据医院规划和业务发展趋势列入预算安排中,才能够合理保证公立医院医疗服务设备预算编制的有效性。

首先,通过了立项申请的医疗设备项目才能列入设备项目库。其次,列入项目库之后,医院应该根据医院发展战略和学科发展安排、项目的类别、项目的轻重缓急进行排序,同时根据项目金额结合医院年度预算规模、资金情况合理纳入预算中。最后,对未转入下年预算的在库项目进行持续跟踪评估。对列入三年滚动预算,但未列入次年年度预算的在库项目,在列入年度预算之前应进行滚动评估,合理保证在库项目列入预算的合理性。

3. 项目执行及反馈

只有列入年度预算的项目才能够进行执行,在医院内部控制制度建设中,应通过系统控制,将预算、合同、付款相结合,做到没有预算就无法签订合同,也就无法支付。

同时在项目预算执行之后要紧抓预算执行的反馈,对项目立项时所作的项目经济效益执行情况进行分析,并将执行结果与未来预算申请挂钩,明确管理责任,从而推进项目预算执行的闭环管理和良性循环。

 案例7.2

医院收入业务内部控制

一、医院收入业务内部控制概述

收支业务内部控制是《内控规范》和《内控管理办法》提出的医院内部控制重要内容之一。做好医院收入业务的内部控制制度建设,首先需要系统梳理与医院收入管理相关的法规、制度和规范的要求。

（一）医院收入业务内控要求

1. 医院收入业务的相关法规要求

《事业单位财务规则》指出，收入是指医院开展业务及其他活动依法取得的非偿还性资金。《政府会计准则》指出，医院收入是指报告期内导致政府会计主体净资产增加的、含有服务潜力或者经济利益的经济资源的流入。

2. 医院收入业务控制的涵盖范围

《事业单位财务规则》将事业单位收入分为财政补助收入、事业收入、上级补助收入、附属单位上缴收入、经营收入、其他收入六类。《政府会计制度》将财务会计收入分为财政拨款收入、事业收入、上级补助收入、附属单位上缴收入、经营收入、非同级财政拨款收入、投资收益、捐赠收入、利息收入、租金收入、其他收入十一类。

（二）医院收入业务的内控建设目标

《事业单位财务规则》要求事业单位应当将各项收入全部纳入单位预算、统一核算、统一管理。对按照规定上缴国库或者财政专户的资金，应当按照国库集中收缴的有关规定及时足额上缴，不得隐瞒、滞留、截留、挪用和坐支。

1. 医院收入业务的合规性目标

作为行政事业单位的一个重要组成部分，医院的收入业务内部控制的重要目标即合规性目标。医疗收费的定价和医疗收费行为需要符合国家规定的范围与标准。医院医疗行为和收费行为需要符合医保收费相关规定和要求。收费合规是医保检查、各类审计的重要监督检查内容。

2. 医院收入业务的准确性目标

医院应采取适当的内部控制措施，确保各类收入准确入账，医疗业务收入互相稽核，收入核算准确。

3. 医院收入业务的完整性目标

医院全部收入均应该及时、准确、完整纳入医院全部收入中，所有收入均应纳入收入核算范围，医院应确保各项收入应收尽收，不得少收、漏收各类收入。

（三）医院收入业务的风险识别及评估

1. 收费标准不符合有关政策规定，或未及时更新收费标准

医院的医疗服务收费标准执行政府定价，在医院收入控制中，需要及时维护收费标准，使之符合有关部分或机构规定的收费范围、收费口径及收费标准。违规收费可能会导致医院遭受行政处罚、名誉或经济损失。

医院应该制定明确的程序，保证医疗服务收费项目及收费标准和收费内容符合国家规定的范围与标准。尤其需要通过适当的信息系统控制，将各类物价要求维护在系统中，实现内部控制的自动稽核和控制。

2. 医疗收入款项上缴、退费未得到适当的核对、审批、审核与监督

医院收款岗位较多，收款人员工作量大，收款方式和渠道多元，医院收款收费岗位存在

医疗收入款项上缴不完整、不及时、不准确的风险,这可能损害医院收入与资金安全。另外,医院在收款收费方面可能存在虚假退费、错误退费的风险,会导致医院的医疗收入遭受损失,还会导致收款舞弊行为的发生。

由于该类风险涉及医院每日收费笔数多、金额大、岗位多、人员多、方式多,是医院内部控制的重点环节和舞弊的易发领域,应识别为医院收入业务的重要风险。医院应该对医疗款项的收款收费环节制定详细的上交及记录程序,经过适当的核对与监督,保证收入的准确性与完整性。

同时在医疗行为过程中,通过系统控制,在就诊流程已经实施、医生已经看诊、检查结果已经出具、化验报告已经产生等关键环节确定控制点,使医疗退费行为得到适当的审批与审核,退费合理、真实,通过在信息系统建设方面的关键控制点设置,使内部控制智能化、自动化,减少舞弊行为的发生。

3. 缺乏有效的欠费催讨、责任追究机制

医院对于医疗欠费缺乏有效的处理机制,导致患者欠费情况多有发生,影响医疗收入管理的规范性、有效性,存在医疗收入无法收回的风险。

医院应建立医疗款清收制度,在入院预交金缴纳、择期手术安排、在院欠费清收等方面制定切实制度,对医疗欠费进行有效地监督与处理杜绝高额欠费产生。同时,医院应贯彻救死扶伤等人道主义精神,在收入业务内部控制体系建设中,专设绿色通道就诊流程,设置贫困救助、灾害救助、紧急救助等特别流程,维护公立医院公益性并尽最大力量守护人民群众生命安全。

4. 其他各类收入不完整

除医疗业务收入外,医院还存在各项收入管理规范性风险,存在违规收入风险及"小金库"风险。

医院应关注各类收入是否及时入账,制定有效措施确保各类收入完整、维护医院利益。

5. 各类收费票据的领用、开具、作废、核销等未得到完整记录

医院如果没有明确规范各类单据、票据的管理流程,可能造成票据的不合理使用,影响票据管理的规范性与有效性,从而导致收入不完整或被侵吞的风险。应定期审视是否存在票据的遗失、变造、伪造以及非法使用印章等情况。

医院应该建立健全票据管理制度,加强票据的领用、开具、作废、核销,使医疗票据管理规范、有效。同时应加强收款专用章的管理,防范收入风险的发生。

在数字化发展的今天,电子票据逐步上线,医院应该对票据相关风险变化进行识别,并更新电子票据全面应用下的收入完整控制流程。

(四) 医院收入业务的内控建设重点

1. 收入完整性

医院应加强业务系统与财务系统的融合,持续改进收入核算的准确性和核算效率,及时进行收入分析和数据核对,对收入偏差及时分析处理。

同时应加强合同管理,对于合同约定的应收款项的收款时间、收款条件和收款金额及

时跟踪确认,确保各项收入及时足额收取,防范风险发生。

2. 不相容岗位确定及分离

对于医院的医疗业务收入来讲,医疗票据的存放及领用、收款、稽核、收入核对为不相容岗位,有条件的医院还应设置退费专窗和退费独立审核,确保收入完整,防范舞弊事项发生。

对于医院其他收入业务来讲,印章保管、票据领用、合同审批、出纳和会计记账、会计档案保管等岗位为不相容岗位。

对于银行出纳、现金出纳及医疗业务收款岗位应制定并严格执行轮岗制度,尤其需要指出的是,对于医院收款岗位的亲属关系应进行核查和岗位调整,减少串通舞弊风险。

3. 通过完善信息系统实现自动控制

医院医疗业务收入来源于各业务系统,包括挂号收费系统、护士工作站、手术麻醉系统,药品耗材系统等。一些收费规则存在包含关系、互斥关系、附加关系或比例关系。收费操作涉及人员比较广泛,如开医嘱的医生、操作护士等医疗技术人员。收款收费环节多、规则多、涉及人员岗位多,需要持续不断地通过信息系统持续改进来实现自动控制功能。

二、医院收款收费业务内部控制建设

(一)收款收费是医院收入业务的重要组成部分

从医院内部控制流程建设来讲,根据《行政事业单位内部控制规范(试行)》要求,收支业务控制属于内部控制业务层面的一级业务流程。而收款收费管理属于收支业务控制的二级业务流程。

医院收款收费业务是医院收入业务的重要组成部分。由于医院患者众多、分布广泛,收款收费金额小、频次高,收款收费以现金为主,收款收费岗位众多、人员素质参差不齐、退费退款情况较为普遍等特点,医院收款收费管理是医院财务管理的一项重要内容,也是医院内部控制的薄弱环节和重点环节。医院收款收费方面舞弊的案件时有发生。医院收款收费漏洞是扰乱医院财务管理的一个重要问题。

随着互联网的发展和信息技术应用,收款收费环节的风险也在发生改变,由原来现金为主转变为多种收款收费方式和渠道共存,收款收费环节的风险点也发生了重要变化。

(二)医院收款收费业务相关风险识别及分析

医院收款收费环节的风险主要包括财务管理风险相关的收支管理风险、资金管理风险、会计控制风险。主要风险点包括:备用金挪用风险、串通退费风险、扰乱金融秩序风险、现金保管风险、现金缴存风险、现金侵占风险等重要风险。

1. 备用金挪用风险

医院对收款人员配备有备用金用于找零使用。备用金均由收款员独立保管,存在被挪用的风险。特别是对于大型综合性医院,收款收费人员岗位较多,尤其遇到休息时间较长的公休日,备用金和临时备用金规模较大。

2. 串通退费风险

医院各项检查、化验及操作所使用的医疗业务系统如果与医疗退费操作的 HIS 系统之

间没有形成有效联接和控制,患者凭缴费发票到化验室签字之后可以办理退费手续,存在串通舞弊退费风险。

3. 扰乱金融秩序风险

患者在办理缴费过程中,使用信用卡的缴款方式,在办理退费时没有自动识别缴款方式,存在信用卡套现风险。

4. 现金保管风险

医院现金收费主要集中在上午,约占现金收费的2/3,但每日窗口现金收费全部放在医院保险柜内,次日方由银行收取,导致现金存量过大,存在现金保管风险;另外急诊收款人员存在三班倒的情况,所收款项不能及时缴存,存在现金保管风险。

5. 现金缴存风险

由于目前银行提供上门代收服务,医院所上缴医疗款项均由银行上门人员办理缴存手续,存在现金缴存风险。

6. 现金侵占风险

指收款人员利用单据管理漏洞,采用冒领、伪造单据等手段,将已收现金据为己有,侵占或挪用现金。

对于医院来讲,收款收费环节是医院收入业务的重要组成部分,也是医院现金流入的重要来源,由于收款收费环节所涉及的资金收入频率高、金额大,不能有任何差错,因此对于收款收费环节的风险必须实时评估,为医院内部控制的重大风险因素、应采取有效内部控制措施,将该风险消除。因此,需要制定严密的制度对上述识别的各项风险采取切实措施降低风险水平,将风险点全部控制。

(三)医院收款收费业务相关风险应对措施

针对上述情况,认真梳理收款流程,对银箱保管、密码设置、钥匙保管、备用金管理、现金盘点、银行收款、账务核对、票据管理等关键环节进行控制,制定控制措施如下:

1. 针对备用金挪用风险,提升控制手段,提升银库管理层级

通过增设密码箱,备用金一律缴存银库,同时下调日常备用金金额,及时进行备用金盘点。同时制订医院备用金管理制度作为日常管理的行为准则。

2. 完善信息系统建设,使 LIS 系统和 HIS 退费系统互联互通

针对串通退费风险,通过完善信息系统建设,使 LIS 系统和 HIS 系统互联互通,凡 LIS 系统已经打印检验报告的医疗服务项目,相关收入确认信息立即自动回写 HIS 系统,退费无法操作,通过信息系统控制实现内部控制自动化,杜绝串通舞弊现象的发生。

3. 完善结算系统,实现收费卡进卡退原路返回

针对收款收费存在信用卡套现,扰乱金融秩序的风险,医院通过信息系统开发建设,实现 HIS 系统和 POS 系统①的联接,刷卡支付的医疗款项均实现"原路返回"到原支付路径,防范了信用卡套现的风险。

---

① 销售时点(point of sale)信息系统,指在医院结算环节银行收款终端使用的具有收款、预授权等功能的系统。

4. 采取措施降低现金保管风险

通过调整银行上门收款时间,确保医院现金在满足日常需要的同时,及时缴存银行,将现金保管金额降到最低,也将现金保管风险降到最低。

对于24小时连班的收款岗位,如急诊等收款岗位,加装自动收款机,收款员办理医院—员工联名卡,该卡仅能办理存款,且存款当日自动划转医院账户,收款人员在每日下班时,将100元票面营业款全部上缴自动收款机。最大限度减少医疗款滞留收款员银箱的金额,缩短缴款时间。

5. 建立收费环节的"三级稽核制度",杜绝现金侵吞风险

建立由收费窗口楼层主管、收费稽核岗和财务处收入管理控制的三级稽核制度,每日及时核对收款记录并进行核对复核,有效杜绝现金侵吞和舞弊风险。

(四)互联网背景下收款收费业务风险演变及持续改进

随着信息技术发展、智慧医院建设以及移动支付手段的应用,目前大部分医院均已经实现了移动支付、网上支付、银联刷卡支付等线上支付方式,这种支付方式的改变,减少了医院收款收费环节的现金缴存量。随着支付方式的变革,收款收费的风险逐渐转变为对账风险,收款收费的现金管理风险将会持续下降。因此,医院有必要关注收款收费环节内部控制的持续优化和改进。

随着医院财务数字化转型以及智能结算工作推进,医院医疗款收入方式发生极大的改变,由收费窗口现金结算转为多载体、多场景、全方位、多方式的自助智能无纸化结算,患者可以通过手机直接办理挂号、付费,在病房办理住院、预交金缴纳,出院时不出病区就可以完成出院手续的办理,可以自助打印住院费用单据、住院清单、出院小结等。

(五)与收款收费业务相关的其他控制手段

医院还可以通过重新梳理更新收款收费环节的相关制度、不相容岗位分离等内部控制措施、现金控制、退费专窗设置、单据控制、不定期抽盘等方式,加强收费收款方面的内部控制建设。

医院收款收费环节中采用单据控制(医疗票据票号登记)的控制手段,随着互联网医疗的发展以及电子票据的推广应用逐渐淡化,医院应对该风险应对措施进行改进,探讨电子票据应用中的新风险。

三、医院患者欠费业务内部控制

(一)患者欠费管理是医院收入业务内部控制的重要环节

从医院内部控制流程建设来讲,根据《行政事业单位内部控制规范(试行)》的要求,收支业务控制属于内部控制业务层面的一级业务流程。收款收费管理属于收支业务控制的二级业务流程。而患者欠费管理属于收款收费管理的三级流程。

医院患者欠费管理是收款收费环节内部控制的重要组成部分。患者欠费管理分为两个部分,一部分是门急诊欠费管理,一部分是住院患者欠费管理。

对于门诊来讲,通常患者没有暂时的生命危险,在医院HIS系统中已经设置先付款后就诊或操作的内部控制流程,患者门诊欠费情况发生较少。医院也可以在门诊流程中设置专门的绿色通道,对患者办理临时医疗费用欠款手续。

对于急诊来讲,医院应在内部控制中建立绿色通道,遇到患者病情较危急,急需救助时,开通绿色通道,保障人民群众生命健康,不能因为患者不能足额或及时缴费而拒绝治疗。对于急诊欠费或急诊紧急入院的患者,也应该做好管理和事后催收,保证国有资产安全完整。

对于正常入院患者、择期手术患者,应该加强内部控制流程建设,减少患者欠费情况发生,维护医院运行稳定与医院运行效率的提升。

（二）患者欠费管理的风险识别

患者欠费管理的风险主要涉及财务管理风险相关的收支管理风险、资金管理风险、会计控制风险。对主要风险点识别包括：住院预交金挪用风险、串通欠费风险、故意欠费风险等关键风险点。

1. 住院预缴金挪用风险

该风险是指患者已经预缴相关医疗款项,但内部控制不完善,导致预缴金被挪用、盗取、侵吞等的风险。

2. 串通欠费风险

该风险是指患者与医院工作人员串通,少交、欠缴或拒缴医疗费用及款项,导致医院国有资产流失的风险。

3. 故意欠费风险

该风险是指患者故意欠缴医疗费用,或以医疗纠纷、治疗效果不满意等借口故意欠费,导致医院国有资产流失的风险。

（三）患者欠费管理的风险应对措施

1. 持续进行医疗费用自动稽核的信息系统建设

医院应该持续进行医疗业务系统、资产管理系统与收费系统的信息衔接,通过信息系统建设,力争实现择期手术预缴金不足无法排程、高值耗材预缴金不足无法领用等系统控制手段,从源头上加强医疗欠费管理。

2. 合理设置入院预缴金标准,及时告知在院患者欠费情况

入院预缴金的缴纳是住院患者欠费管理的重要方面,为减少患者负担,医院应根据病情和病种治疗费用情况,合理设置入院预缴金标准,做好患者负担和欠费风险控制之间的平衡。

同时在患者住院期间,医院应采取必要措施便于患者及时查询每日费用的发生情况及预缴金使用情况,及时通知患者缴纳医疗费用。患者欠费管理的关键控制点在于医疗费用的预缴,而不是欠费之后的催收。

3. 欠费催收及定期报告制度

医院应制定医疗欠费的催收及定期报告制度。对于医疗欠费应设置专人进行及时清理。对于清理欠费过程中发现的舞弊现象予以追究,对于发现的医生有责任的欠费情况进行适当处罚。

4. 积极联系慈善救助

医院应该积极联系慈善救助专业机构,或根据情况成立患者救助基金。对于确有困难

的患者,在救治过程中医院可以积极协调解决其部分医疗费用的压力和困难,也是解决因病致贫,服务社会的责任和担当。积极联系慈善救助也能够较好地缓解医患矛盾。

四、医院房屋土地租赁收入业务内部控制建设

(一)医院房屋土地租赁收入业务是医院收入业务的一个特殊环节

对于医院来讲,房屋土地租赁是医院医疗业务的辅助环节。一方面,医院医疗面积有限,可以用于出租租赁的房屋土地有限。另一方面,医院为了服务患者、服务供应商、改善患者就医环境,确有必要在医疗服务之外提供便民服务的必要场所。

同时,由于医院所提供的租赁服务具有一定的业务依存性,调整和更换的频率较低、收入金额较小,具有一定的特殊性,往往医院不够重视反而成为内部控制的薄弱环节。

(二)医院房屋土地租赁收入业务的风险识别及控制

1. 国有资产流失风险

通常医院位于城市核心功能区,周边租赁价格较高,但医院院内缺乏可比同类租赁案例,导致医院房屋土地租赁业务缺乏可以参照的价格。但较低的出租价格可能无法弥补医院相关物业管理费用,存在国有资产流失风险。

2. 舞弊及廉政风险

虽然一般而言医院房产土地出租金额较小,但其往往涉及长期租赁协议,长期的忽视可能存在舞弊风险,也会导致廉政风险。

3. 税收风险

医院房屋土地出租收入为涉税收入,如纳税申报不及时或者不准确,存在税收风险。

(三)医院房屋土地租赁收入业务的内部控制及持续改进

医院应对相关制度进行梳理,建立合法合规合理的房屋出租土地租赁的审核和审批制度,对出租业务的招租、承租、管理和价格审核进行不相容岗位分离,设置不同的部门和岗位职责。对医院房屋土地租赁业务的租赁价格应至少每年审视一次,需要进行价格调整的应及时进行价格调整,维护医院利益及国有资产保值增值。同时对于物业管理费、水电煤气费等成本进行合理核定。医院还应对承租人的经营情况、经营范围进行持续跟踪,维护租赁双方权利。

案例7.3

医院支出业务内部控制

一、医院支出业务内部控制概述

(一)医院支出业务内控要求

1. 医院支出业务相关法规要求

《事业单位财务规则》指出,支出是指事业单位开展业务及其他活动发生的资金耗费和损失。《政府会计准则》指出,费用是指报告期内导致政府会计主体净资产减少的、含有服务潜力或者经济利益的经济资源的流出。

2. 医院支出业务控制的涵盖范围

《事业单位财务规则》将事业单位的支出分为事业支出、经营支出、对附属单位补助支

出、上缴上级支出、其他支出五部分内容。《政府会计制度》将财务会计支出分为业务活动费用、单位管理费用、经营费用、资产处置费用、上缴上级费用、附属单位补助费用、所得税费用、其他费用八类。

（二）医院支出业务的内控建设目标

《事业单位财务规则》要求事业单位应当将各项支出全部纳入单位预算，建立健全支出管理制度。同时对支出的范围、标准、核算等进行了规范要求。

1. 医院支出业务的合规性目标

医院支出业务的合规性目标要求医院各项支出应该符合国家相关法律法规规定，符合财政部门及主管部门的开支范围、开支标准，支出业务得到适当审批，审批手续及审批程序完备。

2. 医院支出业务的真实性目标

医院支出业务的真实性目标要求医院各项支出真实合理，采取合理控制措施防止虚构支出、冒领各项开支。

3. 医院支出业务的收支匹配目标

医院支出业务的收支匹配目标要求医院各类支出能够有效提高医院提供公共服务的效率和效果，所发生支出与医疗收入相匹配，支出控制恰当、支出金额合理。

（三）医院支出业务的风险识别及评估

1. 成本费用支出不符合法规规定的开支范围和标准

在医院内部控制建设的支出业务中，存在成本费用支出的支出范围、开支标准不符合相关规定，从而导致违反相关法律法规要求以及违反中央八项规定精神在内的各类管理规定的风险。

2. 费用支出未经恰当审核和审批，存在舞弊风险

在医院内部控制建设的支出业务中，存在成本费用支出未得到恰当审核的风险以及成本费用支出未经适当审批或超越授权审批，导致成本及费用可能发生重大差错、舞弊、欺诈从而造成医院运营损失的风险。

3. 支出项目未得到正确记录，影响财务数据的真实性、准确性和完整性

在医院支出业务中，相关成本费用及各类开支没有得到及时、准确的账务处理，无法有效核算各类成本支出的合理性与真实性，影响成本归集的准确性、及时性及配比原则的实施。

（四）医院支出业务的内控建设重点

1. 支出业务的相关制度持续完善

对于医院支出业务控制来讲，成本、费用等各类支出的制度建设和持续改进是支出业务内部控制制度建设的基础。

首先，在支出业务控制中，应明确各项支出的开支内容、开支范围及开支标准；这些范围、标准应随着国家相关政策制度的变化而及时调整。其次，医院应采取各种措施，保障支出制度的有效执行。

2. 支出审核及审批控制

医院对于各类成本费用支出项目应建立适当的审核及审批程序、审批金额限制，确保

各类成本费用支出经过适当审核审批，支出范围及开支标准是否符合相关规定。

3. 支出业务的合同管理

在支出业务内控建设中，也应加强合同管理，对于合同约定的应付款项的付款时间、付款条件、验收标准、采购数量、单价及应付价款金额应认真审核，确保成本费用支出合理、可控。

4. 支出业务的价格独立稽核

医院应逐渐建立采购、支出业务的价格审核和独立稽核机制。医疗业务支出的特点是供应商有限，可比价格在公开市场较难取得，医院应逐渐建立和维护采购、成本费用数据库，开展支出业务的价格独立审核和稽核，防范相关风险。

二、高值可收费耗材业务内部控制建设

（一）高值可收费耗材管理的特点

高值可收费耗材是指直接作用于人体、对安全性有严格要求、临床使用量大、价格相对较高、群众费用负担重的医用耗材。高值可收费耗材管理是医院医疗业务的重要组成部分，也是医院管理的重要内容之一。医院高值可收费耗材管理存在四个重要特点：①高值可收费耗材使用广泛，是医院开展医疗业务必备的物资保障；②高值可收费耗材具有品规多、单价高、批量少、批次多的管理特点，高值可收费耗材供应商较为集中，可进行比选的单位较少，具有一定的管理难度；③高值可收费耗材管理过程贯穿了医疗业务、资产管理、财务管理的各个环节和流程；④高值可收费耗材监管要求高，存在一定的行风管理和廉政管理风险，医院合规性要求较高。

由于存在管理难度，公立医院在高值可收费耗材方面不同程度存在一定的风险表现，近年来高值可收费耗材逐渐成为医保飞行检查和医院巡查、审计和督查的重要内容。

《公立医院内部控制管理办法》在耗材管理方面指出，要加强临床科室在医用耗材的引进和使用过程中的管理，规范医疗服务行为，防范相关经济活动的医疗业务（即实施该医疗业务可以获取收入或消耗人财物等资源）风险，及时纠正存在的问题等。

（二）高值可收费耗材管理的风险识别

由于高值可收费耗材的管理特点，医院高值可收费耗材管理的风险涉及广泛。主要包括医疗管理风险中的医疗业务风险、耗材管理风险、医保结算风险、行风建设风险；财务管理风险中的收支管理风险、资产管理风险、会计控制风险；运营管理风险中的政府采购风险和法律合规风险中的医保合规风险等。下面逐个进行分析。

1. 医疗管理风险

耗材管理涉及医疗管理风险中的医疗业务风险，包括是否建立高值可收费耗材使用及收费的审查机制、审批机制、监督检查机制；是否存在归口管理不严，对高值可收费耗材管理岗位设置不合理。涉及耗材管理风险，包括是否存在因医院诊疗规范和诊疗活动管理制度不健全，错误使用、错误登记、使用浪费的情况以及无法追溯植入物等情况。涉及医保结算风险，包括诊疗项目的收费与物价部门、医保部门政策不符，是否存在多结算、少结算、错误结算的情况。涉及行风建设风险包括：是否及时加强行风教育，是否存在医疗业务开展过程中弄虚作假、违反行风要求的行为。

2. 财务管理风险

耗材管理涉及财务管理风险中的收支管理风险,包括高值可收费耗材收入支出是否匹配,是否及时记录入账。资产管理风险包括是否及时盘点物资、是否存在高值可收费耗材盘盈盘亏情况,是否及时查明原因。会计控制风险包括是否及时入账,做到账账相符、账实相符;是否对耗材价格变动及时反映;是否能够及时发现退货、退库等例外事项,并与供应商结算资金核对一致,是否存在结算差额。是否能够及时发现高值可收费耗材的核算差错并及时处理;是否存在以领代耗、以存代耗的情况。

3. 运营管理风险

运营管理风险包括政府采购风险,因医院高值可收费耗材采购制度不健全,采购业务活动没有完全实行归口管理,未明确各类采购业务的审批权限、流程和制约机制,造成在招投标、合同签订、验收保管及验收付款等过程中出现人为差错或弄虚作假等风险。还包括供应商识别、阳光采购、招标等方面。

4. 法律合规风险

法律合规风险主要指在高值可收费耗材管理中符合各项法律规制要求,主要包括医保合规风险,医院应建立完善各项制度合理保证高值可收费耗材管理符合医保管理的政策法规。

5. 信息系统风险

高值可收费耗材的各项环节和流程涉及医院多个信息系统,医院信息系统建设过程中管理制度和数据标准不健全,归口管理不明确,相关岗位设置不合理,导致现有信息数据质量及管理存在问题,造成医院在信息化业务流程和信息安全等方面存在风险。

由于高值可收费耗材管理流程长,涉及风险多,本章将高值可收费耗材管理列入支出管理业务进行分析和陈述。

(三)高值可收费耗材业务的风险应对措施

1. 建立供应商遴选及评价制度

首先,开展对供应商遴选和整合工作。实行相对集中的采购与管理,减少繁多的采购、结算等管理内容,提高供应商议价能力,促使供应商提供更有价格优势的商品;实行耗材的一品双规或单规管理,减少品规繁多的管理工作。

其次,建立供应商评价制度。通过采用耗材质量、供货及时性、准确性等指标构建供应商评价指标,从供应商的准入机制、维护到供应商评估等有效的监管体系,建立有效的供应商监管体系,借此对众多供应商进行评价,优选评分较高的供应商进行长期合作。对于所有的使用数据都储存在院内的服务器上,通过防火墙以及数据转换服务器将数据传导至外网的管理平台中,由专业管理人员对系统进行控制,例如控制供应商名单的更改、产品资质的审核等。

最后,及时对停用供应商及其供应耗材办理停用手续,实现对供应商和耗材数据的实时优化和更新,防止数据出错。

2. 通过"阳光采购平台"实现内外互通,强化采购控制

按照政府采购的相关要求,医院高值可收费耗材的采购及开票都必须在"阳光平台"上

进行登记,包括供应商信息、耗材型号、价格、用量等。因此,"阳光平台"成为医院进行高值可收费耗材的价格和数量合理性的一个重要外部参考依据。

医院通过打通内部采购系统与阳光平台的数据互通,实现"阳光平台"上的数据与医院采购数据的有效比对,建立内外联动的监督机制,确保采购的准确性和合理性。

3. 加强财务基础工作建设,实现高值可收费耗材收支匹配

医院通过打通医院内部管理系统的底层数据架构,对耗材制定统一编码规则、新增数据字典;规范供应商 ID 编码;联通财务系统自动匹配收费项目;耗材编码与医保收费码、收费 ID 码关联,实现管理系统数据互联互通实时共享。

4. 加强数据互联互通,实现系统控制

高值耗材各系统流程互联互通,实现电子医嘱与耗材订单互通、与阳光采购平台互通,安全库存与自动补货互通,医院系统与供应商网络协同,耗材使用与医疗确费、患者计费、供应商付款数据稽核等功能,物资账与财务账零误差。

5. 高值可收费耗材使用点评

医院通过高值耗材内控体系建设,提高医院耗材管理、科室物资管理、耗材成本管控、耗材资金管控、物资采购与供应商协作等高风险环节的全链条管控能力。实现耗材"进、耗、用、存"全环节自动稽核,实时跟踪记录管控高值耗材在医院管理各流程各环节的实际状态,减少人为干预,防范和化解运营管理风险。

通过系统建设及数据积累,医院建立多指标、多维度、可视化控耗报告系统,实时掌握、评价医院高值耗材"进、耗、用、存"情况。通过数字看板、分析报告、数字挖掘、异常提示、病例关联、单病种分析等手段实现数字赋能,及时精准管控耗材。除此之外,将耗材使用异常波动数据分析数据作为科室绩效管理的重要指标,对耗材过度使用、不合理使用进行监测和监管,并与绩效考核结果挂钩,减少舞弊行为发生。

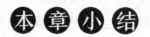

本 章 小 结

本章第一、二节,通过对我国内部控制在企业和行政事业单位的发展进行概述,比较了行政事业单位内部控制的概念和目标与企业的异同,便于读者快速把握制度要求。从我国公立医院运营特点为切入点,分析我国公立医院内部控制体制建设的主要内容、建设流程和建设重点。

本章第三、四节,通过对公立医院运营风险划分、风险定义、风险评估等内容,从总体角度分析公立医院各类风险及风险控制措施,尤其根据《公立医院内部控制管理办法》最新要求,创新性地将公立医院内部控制划分为 6 个一级风险和 51 个二级风险,并对风险划分、风险概念、风险水平等进行衡量,形成公立医院风险地图,便于读者从总体上把握公立医院的风险分布状况。

本章第五、六、七节,通过对公立医院预算管理业务、收入业务和支出业务中高值可收

费耗材业务这三个主要业务活动的内控建设实践案例分析,从风险识别、控制手段、系统控制措施等方面,详细论述了不同的控制方法和内控建设改进过程,尤其是结合新的信息技术,强调利用信息系统互联互通及内控嵌入系统的方式实现自动控制,这种方法具有一定前瞻性。

最后,医院在内部控制体系建设中,要结合医院实际情况、结合新的信息技术应用、结合医疗行业发展趋势,持续不断改进,久久为功方能有所成,供读者在医院内控建设中思考借鉴。

【关键概念】

内部控制、COSO框架、内部会计监督、内部会计控制、风险识别、风险评估、风险应对

【思考拓展】

1. 如何为公立医院设计有效的人力资源内部控制机制? 思考医院人力资源内部控制的内容、目标、风险及关键控制点等。

2. 互联网新型支付方式会给公立医院内部控制带来什么影响?

3. 如何利用信息技术加强医院的内部控制建设?

第八章

医院运营管理信息化

第一节　医院运营管理信息化发展沿革

　　医院运营管理信息化是医院现代化管理的重要手段，更是提高医院医疗质量、强化资源管理、促进和谐发展的重要保障，对医院竞争力的提高有着十分重要的意义。而政策是推动公立医院财务信息化、智慧财务建设的重要因素。自2009年我国政府启动深化医疗体制改革后，政府陆续出台规范标准类、鼓励支持类等政策，指导医疗信息化的推进。自"十二五"规划开始，国家明确提出加强医疗卫生领域的信息化建设，有关远程医疗的规范性法规相继出台，医疗信息化建设全面展开。"十三五"期间，建设以电子病历为核心的临床信息化系统，加速打通医疗信息系统、促进多层级医院协同发展成为关注重点；2020年新冠疫情催化了医疗卫生平台一体化、标准化建设的需求。未来在国计民生需求持续增长、新一代信息技术快速发展的加持下，以"普惠民生"为核心的医疗信息化将加速推进。打造以患者为中心的卫生医疗体系，建设智慧生态医疗是医疗卫生事业下一阶段的主要目标。

　　我国医疗信息化重要政策概览如表8-1所示。

　　此外，近年来我国不断深化医保支付方式改革，也是对医院财务运营管理能力的一种倒逼。医保控费旨在用信息化的手段实现医保支出的智能管控，我国的医保控费主要以DRGs与总额预付相结合等手段实现，DRGs将复杂和随机的医疗支付过程标准化，把患者的诊疗过程作为一个整体，将医院的收入与每个病例及诊断挂钩，通过将患者按照疾病种类、严重程度、治疗手段等条件分入相关组，根据分组付账，实现对费用的合理控制。这对医院的财务核算和管理提出了更高要求。医院内部信息化升级改造，是医院院端更好对接医保、卫生健康委，提供运营管控、临床路径的坚实基础。

　　在政策与医院运营需求的双轮驱动下，自2000年，HIS、CIS系统在医院实现规模化应用，经过多年的实践，医院运营管理难度升级，单个运营管理系统已经无法满足医院精细化发展、医疗服务水平提升的诉求。如果医院想要长期有效管理，建立健全的医院信息管理是不可或缺的。医院建立完善的医院信息管理系统，应确保必须由以下部分组成：①临床

表 8-1　我国医疗信息化重要政策概览

发展阶段	"十二五"期间 （2011—2015 年）	"十三五"期间 （2016—2020 年）	"十四五"期间 （2021—2025 年）
主要目标	推进基层医疗卫生信息化建设；建设远程医疗系统；加强公立医院信息化建设	整合医疗子系统；区域信息互联互通；推进电子健康档案建设	加快平台标准化、一体化建设；深化新场景、新技术应用；推动医疗体系高质量发展
具体政策	2009 年 3 月：《关于深化医药卫生体制改革的意见》明确提出以医院管理与电子病历为重点，加快推进医疗卫生信息系统建设。 2011 年 4 月：《三级综合医院评审标准（2011 年版）》首次明确三级医院信息化应用必须达到的程度与具体要求。 2012 年 10 月：《卫生事业发展"十二五"规划》首次把推进医药卫生信息化建设列入规划；提出推进基层医疗卫生系统建设，建立三级医院与县级医院的远程医疗体系。 2013 年 10 月：《关于加快推进人口健康信息化建设的指导意见》明确指出至"十二五"末，基本实现各级各类卫生计生机构的信息网络安全互联。 2015 年 03 月：《全国医疗卫生服务体系规划纲要（2015—2020 年）》提出到 2020 年实现全员人口信息、电子健康档案和电子病历三大数据库全面覆盖	2016 年 6 月：《关于促进和规范健康医疗大数据应用发展的指导意见》提出规范和推动健康医疗大数据的融合共享、开放应用。 2016 年 11 月：《全民健康保障工程建设规划》要求实现公共卫生、计划生育、医疗服务、医疗保障、药品管理、综合管理六大业务系统的数据汇聚与业务协同。 2016 年 12 月：《"十三五"深化医药卫生体制改革规划》对医院管理、医疗协同、医疗保障、药品供应等场景信息化发展要求升级。 2017 年 1 月：《"十三五"全国人口健康信息化发展规划》强调人口健康信息化和健康医疗大数据应用。 2017 年 4 月：《关于推进医疗联合体建设和发展的指导意见》鼓励医疗资源上下贯通，医联体高效协作，提升医疗服务体系整体效能。 2018 年 4 月：《国务院办公厅关于促进"互联网＋医疗健康"发展的意见》提出要健全"互联网＋医疗健康"服务体系，加强监管与相关标准的建设。 2019 年 6 月：《"健康中国 2030"规划纲要》提出加强推动部门与区域间健康相关信息的共享。 2020 年 7 月：《关于印发医院信息互联互通标准化成熟度测评方案（2020 年版）的通知》确定医院测评工作的 2 个环节，4 个阶段，医院信息互联互通测评 7 个等级	2021 年 1 月：《关于印发进一步完善院前医疗急救服务指导意见的通知》提出要提高院前急救基础、配套设施的信息化水平。 2021 年 9 月：《关于印发"十四五"全民医疗保障规划的通知》提出标准化、信息化国家医疗保障平台建设，医保信息业务编码标准和医保电子凭证推广应用。 2021 年 10 月：《公立医院高质量发展促进行动（2021—2025 年）》提出要建设"三位一体"智慧医院，推进区域医疗信息化。 2021 年 11 月：《关于公布 5G＋医疗健康应用试点项目的通知》启动试点推广，培育可复制、可推广的 5G 智慧医疗健康新产品、新业态、新模式。 2021 年 12 月：《"十四五"国家信息化规划》提出积极探索运营信息化手段优化医疗服务流程；加快建设医疗重大基础平台及医疗专属云建设，推动各级医疗卫生机构信息系统数据共享及业务协同，建设互通互联的各级全民健康信息平台

医学部分;②药品管理部分;③财务经济管理部分;④综合管理和统计分析部分;⑤外部接口部分。由于公立医院的智慧管理系统非常庞大复杂,本章仅就智慧财务管理体系作为主要的内容。

从我国财务信息化的发展历程来看,财务信息化最早起步于会计电算化,而我国会计电算化最早出现在1978年。1981年,财政部、第一机械工业部和中国会计学会的在长春召开了关于"财务、会计、成本应用电子计算机问题讨论会",正式把"电子计算机在会计中的应用"定名为"会计电算化",其从理论和实践上标志着我国会计电算化的开始。2005年8月,由《会计之友》杂志社承办的中国会计学会会计电算化专业委员会年会在山西太原召开,会上提出了"会计电算化"向"会计信息化"发展的理念,与会专家就这两个概念进行了热烈的讨论,一致认为用"会计信息化"可以更好地概括"会计电算化"的进一步发展,也可以进一步提升"会计电算化"的应用水平。

会计信息化概念被提出以来,学术和教学领域都在同时使用这些概念。针对财务信息化、会计信息化和会计电算化的关系,比较典型的观念有两种:一种认为是会计电算化是会计信息化的发展阶段,而会计信息化又是财务信息化的基础。另一观点是会计信息化是会计电算化的更高级发展阶段,而财务信息化又是会计信息化的更高级发展阶段。不管基于哪种理解,不难看出,会计电算化的发展最终形成了会计信息化,而会计信息化的发展和完善最终又为财务运营管理信息化提供了基础。所以弄清财务信息化及会计信息化的理论基础,具有重要的意义。

所谓财务信息化是通过计算机实现财务管理信息系统的过程,从"三论"角度,CFMIS(Computerized Finance Management Information Systems)的财务运营管理信息化包含三个历程:

第一阶段是会计电算化,即会计核算的计算机化,其主要是通过计算机记账来完成大量的会计核算并提供会计信息,主要体现在用计算机替代了纸质账簿并反映会计报表,将纸面的会计信息变成电子化的数据。

第二阶段是会计管理信息化。会计管理信息化是FMIS管理层的信息化,从信息论的角度看,会计实质是记录会计数据,反馈会计信息的工作,也是为会计管理提供支持的工作。所谓会计管理信息化指利用以计算机为主的信息技术(如计算机、网络、通信等)对传统会计管理模式重构,建立信息技术和财务管理融合开放的现代会计管理信息系统的过程,其目的是会计管理人员利用信息技术以提高会计信息在优化资源配置中的有用性,促进会计管理的效率及水平的提升。

第三阶段是财务管理信息化。财务管理信息化是FMIS决策层的信息化,即财务战略管理功能的信息化。财务决策信息化主要是会计决策和预测的信息化,是基于会计信息化为基础的财务管理层面的信息化,已不再受历史会计信息的约束,而是能够前瞻性地从财务战略的高度,对组织的经营、生产、资金控制、预算安排等方面进行干预和控制的信息系统,简单说就是"业财融合"的管理信息化,而会计核算和会计管理信息化则仅仅是财务决策信息化的基础。

第二节 政府会计制度和财务管理信息化

自 2019 年 1 月 1 日开始，行政事业单位正式开始执行政府会计制度，这是公立医院推进财务信息化优化改造的大好契机。政府会计制度创新性地建立了不同以往的核算模式，主要体现在两个方面：一个是"双体系"下的"平行记账"，对所有的业务都进行财务核算，其中纳入政府财政预算管理的现金收支业务，在进行财务核算的同时，还需要进行预算会计核算。第二个是"双基础"的会计核算方式，财务会计权责发生制和预算会计收付实现制同时实施。这样的巨大变化导致公立医院不得不对现有的会计信息系统进行改造升级，并且，还要解决新旧数据衔接、原有各管理模块对接等一系列问题，这是对各医院信息化水平的一次挑战，当然也是一次转型升级的巨大契机。医院需要在原有信息化建设的基础上，以业务架构为起点、功能架构为核心、技术架构为支撑，构建一套既符合新制度要求，又符合自己医院实际财务管理需求的财务信息系统。

一、政府会计制度下的会计功能

引入了"财务会计"和预算会计的平行记账模式，实现政府会计制度下"双功能、双基础、双报告"的会计核算和报告功能。通过财务会计核算形成财务报告，通过预算会计核算形成决算报告，两个报告相互补充，共同反映医院的预算执行信息和财务状况。同时推进了医院核算管理、预算管理、成本管理、绩效管理、资产管理等工作的相互推动和融合。减轻了会计人员工作量，减少了不必要的中间环节和重复操作，提高了工作效率。

二、医院会计信息系统建设的作用

会计信息系统的建设，大幅提高了会计信息的处理速度和准确率。使会计信息系统跟医院的各个工作环节相关联，实现医院日常管理的各种数据和会计信息系统相连接，各相关部门数据资料及时地和可靠地传递到财务部门。财务人员收集、整理数据，形成需要的报表和信息，提高了会计信息的可比性和相关性。进一步满足了医院对会计信息质量的要求。

三、医院财务运营管理信息化的作用

首先是通过对医院各项业务的流程分析，结合具体的实际需求，搭建信息系统环境，完成操作权限的管理、日常财务报表的制作等支持性工作。其次是建立数据信息共享平台，实现财务数据和管理会计之间的信息集成，实现无缝连接。再次是帮助医院内部实现具体业务和财务的一体化。会计信息系统通过对相关数据的加工，高效地将医院的预算、成本、耗材、资产、收费等信息整合起来,从价值方面综合反映和监督医院财务状况。

综上所述,医院需要根据政府会计制度要求,采用现代信息技术,对原有的会计系统进行重构,把信息技术与会计学相融合,通过网络系统,信息高度共享,主动和实时报告会计信息。同时建立会计监督体系,不仅仅局限于纸质会计资料的监督,通过会计信息系统对经济活动建立事前、事中、事后全过程监督,提高了会计监督效率,保证了会计信息质量。通过推动财务信息化建设,使财务管理手段更现代化,增强了以财务为中心的管理工作,提高了会计管理的决策能力和医院的管理水平。

第三节　我国公立医院财务运营管理信息化

一、医院财务运营管理信息化现状

公立医院财务运营管理信息化经过十多年的发展,取得很多突破与进步,但不同公立医院之间差异还是比较明显的。就以上述的三个阶段来区分,首先大型院的信息化水平已经处在第二阶段向第三阶段递进并有效应用阶段,中型医院主要处在第二阶段,而小型医院或偏远地区医院则还在第一阶段的发展过程中。同时在医院内部,与已经集成度较高的临床业务系统相比,财务管理信息系统整理的发展还比较缓慢,与医院总体信息化建设要求还有不小的差距,具体表现在:

(1)已采用了会计核算软件,替代了以前的手工记账方式,并可以查询科目与账册数据,但会计核算软件的架构还比较单一,可以记录信息的字段与辅助记账信息不够全面,即使连接了业务数据,但财务信息反映的全面性不够,导致可直接提供财务分析的数据比较有限。

(2)有些医院虽然采用了成本核算系统,提高了核算的效率,但核算的颗粒度还比较粗,会计核算系统不能完全直接反映全面医院科室成本信息,必须借助其他专门成本核算系统来进行科室成本核算,至于对项目成本和病种成本等精细化成本核算的信息化应用就更少了。

(3)医院资产分类繁多,管理难度比较大,特别是固定资产的医疗设备,目前医院的资产信息系统仅仅满足记录与反映的基本功能,有些账实不符的情况还是会发生,但诸如对资产调拨转移,资产使用状况等围绕资产全生命周期的信息化应用还不多。

(4)医院虽然实行了全面预算管理,但受制于预算编制、审批、执行与反馈的实施是否到位,预算管理的信息化建设千差万别,很多还是通过电子表格来管理,系统性与支付报销系统的集成还不畅通。

(5)医院越来越重视绩效管理,虽然通过数据平台建设能产生数据指标进行反馈评价,但除评价临床表现外,用于指导奖金劳务分配的信息化建模或是数据处理还比较简单,更多只是围绕工作量的统计计算。

（6）医院目前 HIS 收费系统直接面向患者，作为前台运营系统已经较多与移动支付等方式进行关联，但诸如药品、对账和收入等财务管理信息系统则属于后台管理信息系统，两者之间尚不能完全有效关联在一起，则容易形成信息孤立的状况。

二、医院财务运营管理信息化当前存在的问题

公立医院财务运营管理信息化建设历经从尝试、探索到不断应用的过程与阶段，已呈现了一定的成效，但与大到整个国家、社会信息化应用与发展，小到医院医教研信息化建设进程相比，财务运营管理信息化还存在比较多的问题，主要表现在如下几个方面：

（一）财务运营管理信息化建设缺乏整体规划

医院财务管理是医院管理的重要部分，那医院财务运营管理信息化建设必须置身于医院信息化建设的总体布局中，对其进行科学规划并进行顶层设计，同时医院财务运营管理信息化建设应与医院综合管理系统信息化建设匹配与同步。但整体规划的重要性往往没有得到足够的重视。总觉得财务运营管理信息化建设只是医院其他系统建设的陪衬或补充，在规划、反映、决策、执行和监督方面没有总体设计布局，这极大地阻碍与限制了财务运营管理信息化在医院管理中发挥作用。

（二）财务运营管理信息化建设资源投入不足

财务运营管理信息化建设缺乏整体规划会导致财务运营管理信息化建设资源投入不足。一方面经费投入不足，会出现在业务信息系统建设的同时连带进行财务信息系统建设的情况；另一方面人员投入不足，在系统需求分析、流程设计、验收调试等方面缺少必要的人员投入，在最终实际应用时，应用效果就会大打折扣。

（三）财务管理系统功能效果缺失严重

由于财务工作中最主要最基本的是核算工作，通过会计电算化的实施取代了手工登账，极大地改进了工作效率，但如果把这种转变当成是信息系统建设的目标，会导致功能再开发、再提高的主动性不强，等到已经产生了"信息孤岛"现象后，才发现功能的缺失，从而导致不能有效跟踪财务信息流，存在监控盲点的风险。

（四）医院没有统一的财务信息规范与标准

解决医院信息孤岛问题，需要将业务信息与财务信息系统进行必要和有效的数据关联，但由于不重视基础数据规范性，财务信息缺乏统一标准，围绕财务信息核算与生成的基本要素在业务系统中无法得到直接对应，导致业务信息不能及时传递与共享，需要通过数据对照表、数据清理等方式进行规范化操作，这会影响数据传送效率，也可能造成差错率上升。

（五）财务管理系统与其他业务系统兼容较低

由于财务信息系统与业务信息系统在属性和功能上的不同而分别独立建设，一体化过

程中虽然通过接口方式进行了数据的关联,但为了确保传送质量与时效性,传送数据的完整性和接口设计模式会存在一定的不足。系统间较差的兼容性容易导致数据查询、数据传输、报表汇总等工作的效率低下,进而影响数据的准确性和安全性。

三、医院财务运营管理信息化存在问题的原因分析

财务运营管理信息化存在的问题直接影响并制约了医院总体管理水平的提高,特别是在规范化和精细化管理方面,财务运营管理信息化应该起到率先垂范的指引作用,因此需要对存在问题的原因进行仔细分析,大致的原因集中在:

(一)缺乏满足信息化建设需要的复合型人才

前面提到的缺少顶层设计的战略规划,这与医院缺少既精通财务管理又掌握信息技术的复合型人才直接相关。由于没有人员从底层提出兼顾财务管理专业与信息技术结合的实际需求,造成整个财务运营管理信息化建设比较缓慢且总体设计方向难以被准确把握。同时在建设过程中,缺少复合型人才对系统建设提出合理化建议,导致容易出现验收后使用功能的缺失与总体建设方向发生偏差的问题。

(二)医院对财务运营管理信息化建设的重视程度低

在实施新医改及取消药品加成政策前,医院的管理总体上是粗放的,财务管理的模式也比较传统,重点是放在核算上,由于对财务信息的不可替代性的忽视,财务运营管理信息化建设起步低、建设慢、应用少。医院管理层对财务管理尚未提出较高的管理要求,思想认识上,对财务运营管理信息化建设在医院现代化建设中的作用还不够清晰,更没有意识到随着医改的深入,财务管理模式改变的紧迫性。因此在信息化建设过程中多数还是将计算机录入数据作为建设的总体目标,可以想象实施的效果会比较差。

(三)财务管理信息系统体现一体化融合的受制因素比较多

医院在实施业财一体化建设中受制约的因素比较多,导致真正能体现一体化成效的成功案例不多。一方面,业务系统的发展先于财务管理信息系统,且更多被临床所习惯,或是已经与如 HIS、LIS、PACS 等系统进行数据同享,要求业务系统与财务信息系统融合一体化可能对业务系统的操作进行较大的改动,而得不到业务部门的有效支持。另一方面,一体化建设会对原先传统的操作流程带来比较明显的改变,没有医院从顶层往下强有力的推动执行,会遇到比较多的困难。

第四节　公立医院财务信息化解决方案

公立医院财务信息化建设的目标是适应政府会计制度要求,根据信息技术及相关的管理手段对信息资源实施管理,建立信息集成平台,实现数据共享,打造以财务信息为核心的

集成数据库与共享平台,将医院财务信息系统与业务系统、资产管理系统和合同管理系统等充分融合,逐步实现医院财务分析、全面预算管理、风险控制、绩效考核等决策支持信息化。

一、搭建信息一体化"业财融合"信息平台

政府会计制度下,会计信息获取的即时性、有效性,以及会计质量都成为行政事业单位进行会计信息化平台建设时的要求,为了能够在顺利实施政府会计制度的同时,提高会计信息质量以及利用信息化手段减少人工工作量,避免数据的二次录入,必须对原有的财务信息系统进行改造,实施政府会计制度为推进医院财务信息系统和各业务系统的对接提供了契机。推动公立医院真正实现"业财融合",可以在技术上为政府会计制度的顺利实施提供保障,确保财务信息系统采集和生成的会计数据满足政府会计改革及医院管理的需求。医院主要的信息系统如表8-2所示。

表8-2 医院主要的信息系统

信息系统名称	英文对照	英文简写
医院信息系统	hospital information system	HIS
放射信息系统	radiology information system	RIS
影像归档与通信系统	picture archiving and communication system	PACS
实验室信息管理系统	laboratory information management system	LIS
电子病历	electronic medical record	EMR
临床信息系统	clinical information system	CIS
临床决策支持系统	clinical decision support system	CDSS
医院资源规划系统	hospital resource planning	HRP
财务管理信息系统(可独立存在)	financial management information system	FMIS

(一)改造优化会计核算软件,满足政府会计制度核算要求

行政事业单位要及时升级、更新会计核算软件,增加平行记账功能模块、重新设置会计科目体系、调整会计科目余额及核算基础、补提相关资产的折旧与摊销、基建并账、集成迁移1998—2018年财务数据等。

平行记账模块主要实现会计人员在编制记账凭证时,对于纳入单位预算管理的现金收支业务,在编制财务会计凭证的时候由会计核算软件自动生成预算会计凭证,对同一笔经济业务实现财务和预算的"双功能"核算;会计人员编制报表时,软件能够依据相应的编制原则和会计数据出具财务报表和预算会计报表。2019年1月1日起公立医院执行《政府会计制度》,为医院有效贯彻实施新的会计制度,财政部制定了《关于医院执行〈政府会计制度——行政事业单位会计科目和报表〉的补充规定》和《关于医院执行〈政府会计制度——行政事业单位会计科目和报表〉的衔接规定》,2019年重新设置的会计科目体系应该参考上述规定。

（二）实现财务管理系统与医院各业务系统一体化建设

由于医院业务量大,业务种类繁多,专业细分程度高,各个业务条线随着多年的发展,都建设了针对自身业务特点和管理要求的业务信息系统,这也造成了,除 HIS 系统之外,存在着大量的专业管理信息系统,数据五花八门,种类繁多,如图 8-1 所示,各个业务部门之间会进行与自身相关的业务及数据交流,但是很多数据并没有被财务部门利用起来,造成了信息资源的浪费,信息重复录入的情况严重,并且由于专业的不同,对数据口径有不同的理解,这些都增加了数据错报的风险。

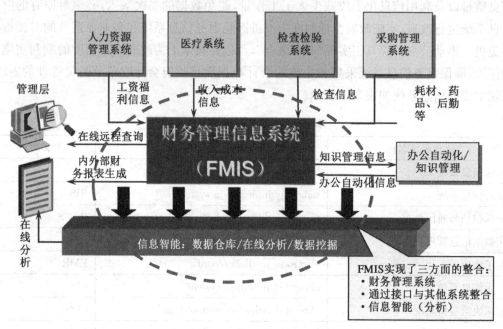

图 8-1　医院业务财务管理一体化系统示意图

构建"业财融合"接口,实现业务系统和财务系统的无缝对接(图 8-2),简化各部门之间的工作流程,加强各部门间的相互协作,提高单位管理信息化水平,降低信息化管理成本,是会计信息化建设的重要方向。以薪酬核算业务为例,可以对接薪酬核算业务和人力资源管理系统,会计信息涉及薪酬核算的时候,可以直接从人力资源管理系统抽取职工名单、薪酬信息等,自动生成会计凭证;会计信息系统可以向人力资源管理系统实时传递薪酬变化数据,方便人力资源部门进行管理,也增强了财务管理的力度,充分有效的利用了现成数据。

二、预算管理系统信息化解决方案

政府会计制度相较于原有的行政、事业单位会计制度更为繁杂,为了配合新制度的执行,医院须及时更新会计信息系统,利用财务信息化技术进行会计核算,形成有效的财务信息报告。

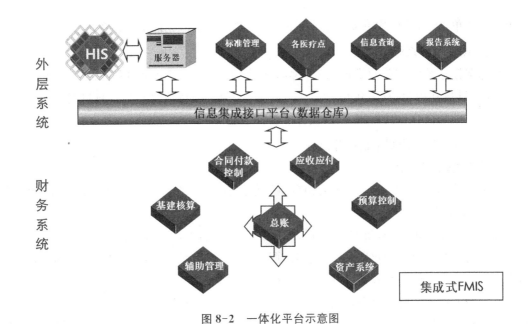

图 8-2　一体化平台示意图

根据医院政府会计信息系统建设要求,在更新完善会计信息系统时,考虑到医院全面预算管理需求,应将政府会计信息化建设和预算管理信息化建设相结合,从预算到报销、再到会计核算,搭建预算管理费控平台。

（一）预算管理信息化实施背景

医院的预算管理信息化建设起步较晚,普遍无法满足新制度背景下的全面预算管理要求。医院应构建统一的预算管控平台,整合业务数据和基础主数据,逐步实现预算管控的全面覆盖。通过集成决策系统和业务系统,可以实现各类预算的编制、调整、审核、分析;实现预算对经费报销的控制;实现医院财务信息系统的数据整合、协同和决策分析。预算管理系统还应具备进一步开发的潜力和空间,以便满足未来医院预算管理更精细化的要求。

（二）预算管理信息化实施目标

预算管理信息化的实施目标是:①实现医院预算编制平台的搭建,满足医院的日常专项预算管理需求,具备编制、调整、审核、分析等各项功能;②实现医院预算控制平台的搭建,满足专项预算对业务单据的控制,针对费用报销业务模块,实现预算管控;③实现医院费用管理平台的搭建,满足日常借款、费用报销、差旅费报销的填制、审核、扣减预算、生成财务凭证等功能;④实现与会计系统的对接,由医院预算费控系统直接生成凭证并同步到会计系统。

（三）预算费控系统实施内容

医院采用的预算费控系统,包含"预算编制平台"和"预算控制平台"模块,运用该信息化系统可以实现项目管理预算的汇总统计。费用管理模块采用 WEB 网页方式执行,运用各类定制的报销单据与预算系统集成来实现预算的控制。通过费用管理单据可以关联生成出纳付款单,再由该付款单关联生成凭证业务,由接口上传凭证至会计系统。

(四)预算费控系统基础资料维护

预算费控系统实施前须维护完整各类基础资料,如:组织单元和人员、预算组织、预算期间、预算科目和项目、计量单位、编制模板、预算方案、预算项目与会计科目对照表、预算项目对应辅助账核算项目对照表、报销标准和补贴等。

(五)预算编制、控制平台操作流程

1. 预算编制及审批

基于医院的现状,各部门将相关预算申请信息提交给财务处,由财务处统一整理汇总后,在预算系统中新增预算表编制预算。

预算表为动态预算表,新增时在预算编制序时簿界面中,通过动态预算表新增界面,录入报表编码、预算模板、创建期间、币别和预算版本,保存后弹出预算表的编辑界面,编辑界面中,手工录入明细单元格数据或编辑好数据导入到预算系统中。

预算表审批方式分为单个审批、批量审批,在"预算审批"序时簿,选择某张状态为"编制中"的预算表,进行预算审批即可。若审批错误,可进行反审批操作后,修改预算表,再提交进行审批。

2. 预算调整

在预算执行过程中,可能存在需要调整预算表数据的情况,调整需要审批,未审批之前,仍按当前预算数据进行控制。

在预算调整表中,可以查看当前项目的调整差异记录和整张预算表中所有调整项目的差异记录,预算调整表完成审批后,状态由"调整中"变成"已审批",原预算表经过预算调整后产生新的预算表数据。

3. 实际数维护

预算费控系统初上线时,可将已发生的实际数作为初始数据录入到实际数维护中,便于管理人员对预算整体的执行情况进行监控分析。录入须进入实际数维护序时簿页面,编制好实际数,提交审批通过后,才生成有效的实际数。

4. 预算控制

预算控制是预算管理中的重要环节,预算投入执行后,有可能需要对实际发生数进行控制,通过设置控制方式以及控制策略,可以协同预算管理以及业务系统的使用,使业务发生数自动接受预算数据的控制,从而实现预算的过程控制。

预先制定好控制策略和控制方式,业务报销时就可以根据控制策略规则来查找相匹配的预算余额。预算控制的方式可以区分为按年度总量控制和按项目总量控制。经常性支出预算按年度总量控制,投资预算按项目总量控制。例如:行政部的会议费当年的预算是10万元,那么会议费在当年只能报销10万元的额度;资产管理处某个大型设备当年预算是100万元,年底未能完成采购全过程的情况下,该额度可以顺延至下一年。

5. 医院预算管理系统架构

医院预算管理系统架构,如图8-3所示。

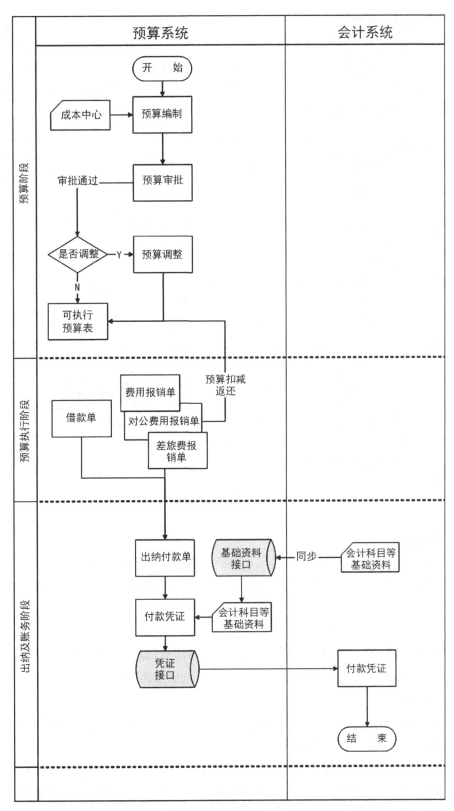

图 8-3 医院预算管理系统架构

（六）费用管理平台操作流程

费用管理模块,主要用于处理日常的借款、费用报销、对公报销、差旅费报销及费用核算等业务。该模块分为面向全体员工的个人报销工作台和面向财务人员的费用核算工作台。通过费用核算流程,可由费用单据生成付款单或凭证,从而实现业务处理与财务处理的无缝集成。费用报销工作流程,如图 8-4 所示。

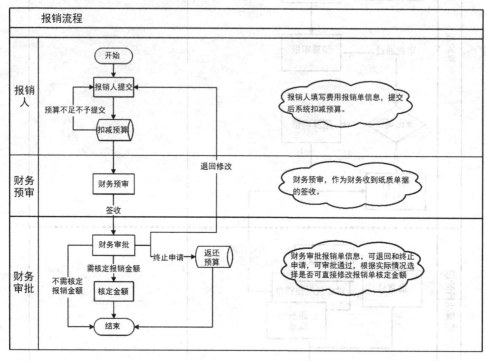

图 8-4　费用报销工作流程

1. 费用报销

报销工作台面向全体医院员工,员工在报销工作台发起借款、费用报销,同时可按需查询费用单据进程及历史记录。项目型的预算报销则由归口职能部门的专属用户发起。

借款单主要用于员工向医院借支费用,与预算管理集成,提交扣减预算。用户进行借款时,需要报销工作台上进行新建借款单操作。

费用报销单主要用于员工报销费用,与预算管理集成,提交扣减预算。用户报销时,需要报销工作台上新建费用报销单操作。用户需要借款后报销,可由已付款状态的借款单关联生成费用报销单。

对公费用报销单支持对公费用的报销,收款人可选择供应商,与预算管理集成,提交扣减预算,相关步骤类似于费用报销单。

差旅费报销单主要用于员工报销差旅费,与预算管理集成,提交扣减预算,用户报销时,需要报销工作台上新建差旅费用报销单操作。差旅费报销采用一人一单的报销模式,通过基础数据维护,实现住宿费、交通费、补贴标准等控制。

2. 费用核算

借款单、费用报销等单据审核通过以后，需要进行财务处理，可通过单据转换关联生成出纳付款单或凭证。

预算费控系统按照预先维护的预算项目与会计科目、核算项目的对照关系，可以自动生成凭证，生成凭证时可根据实际情况手动修改会计科目等数据。

员工借款后，若需归还剩余款项，可在借款单核算页面，进行还款操作。借款单关闭时，返还该项目预算额度。

（七）预算费控系统凭证同步推送功能

预算费控系统生成的凭证可以通过接口同步上传至会计系统中，系统操作相较于人工，能保证数据的一致性、及时性和准确性，提高财务工作效率，如图 8-5 所示。

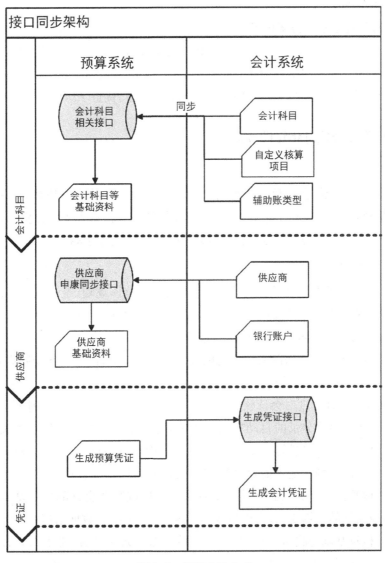

图 8-5　凭证自动生成

（八）预算费控系统报表分析功能

预算分析是预算管理中的重要环节,运用预算表的查询功能,实时获取预算数和实际数,通过分析预算执行差异、执行率及评价其效果,可以提高预算控制和管理水平,更好地完成预算目标。

通过预算系统与业务系统的整合使用,定制预算执行情况分析表,能够对实际发生的单据进行记录和归集,还能够通过"联查单据"打开相应的单据,掌握预算控制过程中预算数据的实际使用情况,实现预算执行跟踪;预算执行明细表按预算项目统计执行明细信息,穿透至报销单的使用科室、院区、预算归口部门等详细信息,可以满足不同维度的信息需求;自定义预算分析表可以从多角度出发,根据实际需求,编制不同的统计汇总分析表,例如按项目统计汇总执行情况的项目管理预算统计表和按预算科目统计汇总执行情况的预算科目汇总统计表等。

（九）预算管理信息化方案成果

通过预算管理费控平台实现预算编制和额度下发,能够在费用发生的事前、事中进行控制,并在事后进行数据归集和分析,加强医院预算和内控管理。预算系统和业务系统的集成,使财务管理、业务管理、支出管理实现信息数据共享,促进了医院预算管理现代化。

三、会计核算系统信息化建设方案

（一）建设要求

核算是决策的基础,会计核算子系统作为医院财务信息系统的基础子系统,区别于传统的会计电算化,不仅要通过采集数据、生成会计凭证、账簿、报表等会计资料,还应通过与医院各系统的有机整合,提供财务分析、图形显示、预警反馈等功能。

（二）建设重点和难点

（1）大型公立医院开展会计信息化工作,应当注重整体规划,统一技术标准、编码规则和系统参数,实现各系统的有机整合,消除信息孤岛;难点在于设计系统架构、保障后台数据库安全以及传递、共享和利用各模块的信息。

（2）会计核算子系统与医院其他系统的连接和交互,结合医院内部控制设计要求,梳理医院业务流程,设置自动取数规则。

（3）满足政府会计制度对会计核算子系统的要求,完善预算会计与财务会计科目间的勾稽关系,实现预算会计分录的自动判断和生成,完成系统对两套科目平衡关系的实时校验和检查。建议重点主要包括:①在财务核算系统中设置核算规则,首先对具体业务场景和业务内容进行分析,判断是否需要进行预算会计的核算;其次设置本年盈余与预算结余调节差异表的取数公式。②政府会计制度首次提出医院财务会计的核算基础为权责发生制,需要考虑应付款的核算要求,考虑与成本系统、合同系统等数据衔接。③政府会计制度下预算会计的核算基础为收付实现制,需要区分现金非现金业务,考虑与费控系统等数据衔接。④政府会计制度下会计科目设置变化:扩大核算范围或账务处理存在变化,涉及的会计科目有:"(长期)待摊费用""受托代理资产""坏账准备""长期股权投资""在建工程等"。首次增设的会计科目有:"其他货币资金""在途物品""工程物资""研发支出""非同级财政拨款等"。⑤细化报表附注,强化信息披露要求。

(三)会计核算子系统规划整体方案

(1)记账形式:案例医院采取基于同一凭证编号的"主"+"辅"模式,以权责发生制的财务会计核算为主,收付实现制的预算会计核算为辅,软件自动生成对应的会计分录,实行单账簿、单凭证、多分录的平行记账方法。

(2)财务信息取数方式:很多凭单数据来源 HIS、LIS、PACS 等业务系统,或是来源于HRP 等资源管理系统。构建开放的信息系统,在系统内部设置接口,实现自动取数,数据同源、共享,减少人为调整、二次数据加工,提升医院总体效率。

(3)信息系统集成:将业务处理与会计处理融为一体,当经济事项发生时触发会计软件进行处理,大部分凭证自动生成。

医院经济运行精细化管理要求财务信息系统不仅要完善会计核算系统,还涉及成本(含科室、医疗服务项目、病种等)核算与管控、收付款管理、合同管理、供应商管理、设备物资等资产管理、绩效管理等多个方面,且需要与业务系统如 HIS、LIS 和管理系统如 OA、HR 实现连接和交互。

(四)会计子系统功能架构图

会计子系统功能架构图如图 8-6。

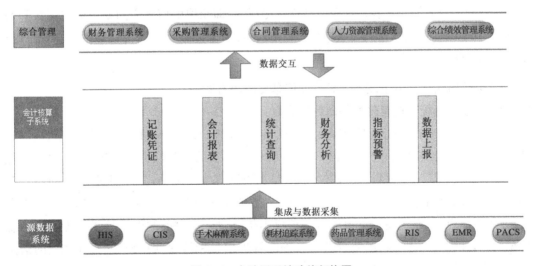

图8-6 会计子系统功能架构图

通过从各临床业务、管理系统直接取数,大大提高了会计信息提取与传递的及时性;同一数据源的共享减少了数据的二次输入,提高了会计信息的准确性;通过对上报或对外公布的其他信息中财务数据一致性检查,提高了对外报送数据的一致性与可比性;通过数据分析平台的实时数据质量监控、异常数据预警,可以将事后管理前移到事前、事中管理,大大提升医院管理效能与治理能力，更好地发挥公益属性，为人民提供高质量医疗服务。

（五）对子系统应用情况的定期自评

根据 PDCA 质量管理方法的原理，对新系统的应用情况加以跟踪、改进，对生成会计报表的会计数据库、会计处理软件的正确性进行自我审查和评价，组织专家对信息化管理状况的合理性、及时性进行评价，根据评价结果及时调整，不断提升。

四、成本核算系统信息化解决方案

（一）当前公立医院成本核算信息化的主要难点

1. 财务核算系统与成本核算系统未能有效融合

目前，公立医院的成本核算系统（科室成本、项目成本、病种成本）和会计核算系统都是分别相对独立的系统，各个系统之间并未实现有效融合。例如医院科室成本核算的数据大部分是建立在财务会计核算系统之上，然后把成本数据按一定规则（业务量、人次、工作面积等）进行细化分摊，直接或间接分摊到相关科室，形成各类科室成本。在此基础上，根据科室成本核算结果再运用一定的管理会计方法（如作业成本法、点数成本法、成本比例法等）取得各医疗服务项目成本，这样工作效率不但较低，而且路径未必最优。

2. 内部的各个管理信息系统和会计核算系统未能有效融合

医院管理信息化系统主要有 HIS、LIS、PACS、HRP 等信息系统。这些管理信息系统的使用为医院进行成本核算而进行的信息及数据采集提供了很大的便利，但绝大多数公立医院的管理信息系统非常容易出现信息孤岛化现象，即获取的信息之间缺乏横向交流和勾稽核对，数据的取得也往往只是通过数据导出的方式，基础数据的获得效率不高，对推进成本核算精细化带来阻力。

（二）政府会计制度下成本核算管理信息化解决方案

1. 建设一套统一规范化的基础数据规则

公立医院需要将医院管理所涉及的信息系统（包括 HIS、LIS、HRP、绩效、人事、病案管理、财务等医疗业务系统）进行整合，对与医院管理相关的各类数据字典进行统一规范，包括科室名称、药品、卫生材料、设备、供应商、员工类别等编码规则、会计期间与结账规则、明细科目与二级科目设置、作业与作业库划分（点数成本法下为各类点数划分，如人力成本点数、专用折旧点数、专用耗材点数等），各项成本指标、财务指标、绩效考核指标等基本信息的编码、名称和定义等。将医院分散在各处的管理信息系统建立在统一的、标准化的医院综合管理的基础数据规则之上。

2. 建立统一的数据采集平台

数据采集平台是联系成本核算信息系统与医院其他内部信息系统（主要是 HIS、HRP 等系统）的桥梁和纽带，是打通信息孤岛，整合医院信息资源的重要工具，具有承上启下的重要作用。通过这个数据采集平台，可以将医院医疗收入明细信息以及各种常规支出数据导入系统，借此规范医院成本管理，大大提高工作效率，实现信息共享。此外，借建立数据采集平台的契机,可以理顺医院各职能部门之间的管理方式和路径。以某医院成本核算数据采集平台为例,由数据采集平台采集相关信息系统数据后(如人力资源、设备、不可收费耗材信息),再由医护人员按每个医疗服务项目选取相关消耗的人力资源、设备和耗材资源,如图 8-7 至图 8-10 所示,最后由成本核算系统收集、汇总并核算每个医疗服务项目的成本。

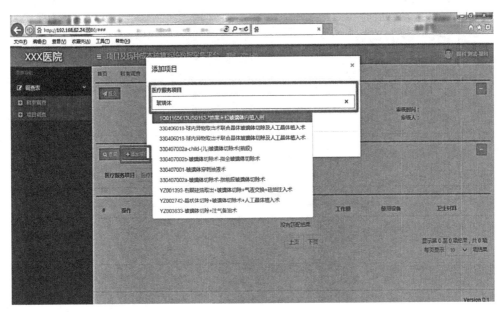

图 8-7　项目成本数据采集平台

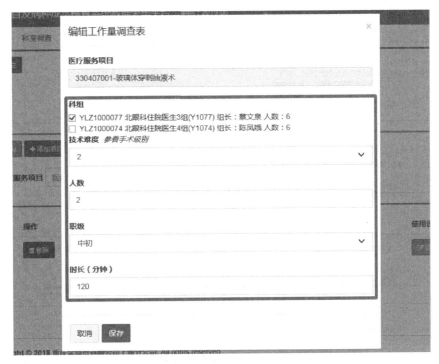

图 8-8　医生工作量采集

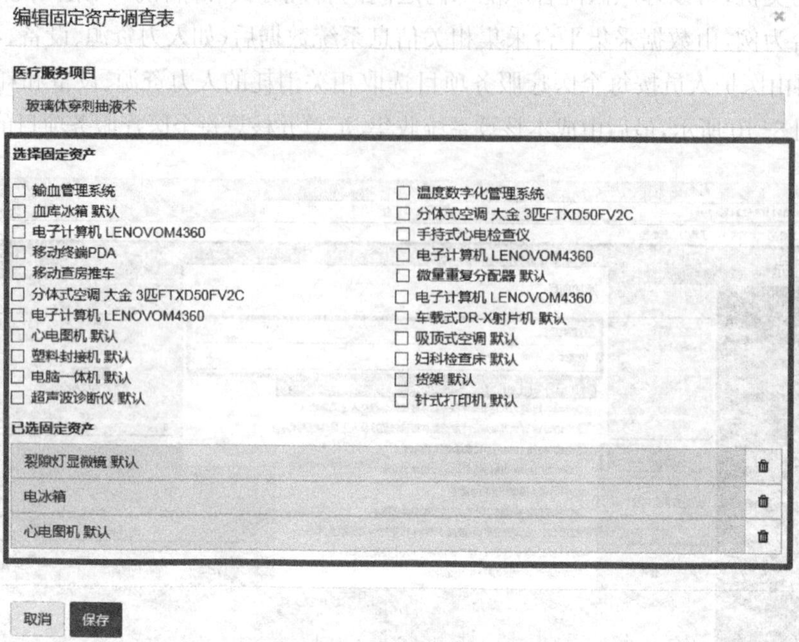

编辑固定资产调查表

医疗服务项目

玻璃体穿刺抽液术

选择固定资产

- ☐ 输血管理系统
- ☐ 血库冰箱 默认
- ☐ 电子计算机 LENOVOM4360
- ☐ 移动终端PDA
- ☐ 移动查房推车
- ☐ 分体式空调 大金 3匹FTXD50FV2C
- ☐ 电子计算机 LENOVOM4360
- ☐ 心电图机 默认
- ☐ 塑料封接机 默认
- ☐ 电脑一体机 默认
- ☐ 超声波诊断仪 默认
- ☐ 温度数字化管理系统
- ☐ 分体式空调 大金 3匹FTXD50FV2C
- ☐ 手持式心电检查仪
- ☐ 电子计算机 LENOVOM4360
- ☐ 微量重复分配器 默认
- ☐ 电子计算机 LENOVOM4360
- ☐ 车载式DR-X射片机 默认
- ☐ 吸顶式空调 默认
- ☐ 妇科检查床 默认
- ☐ 货架 默认
- ☐ 针式打印机 默认

已选固定资产

裂隙灯显微镜 默认	🗑
电冰箱	🗑
心电图机 默认	🗑

取消　保存

图 8-9　固定资产数据采集

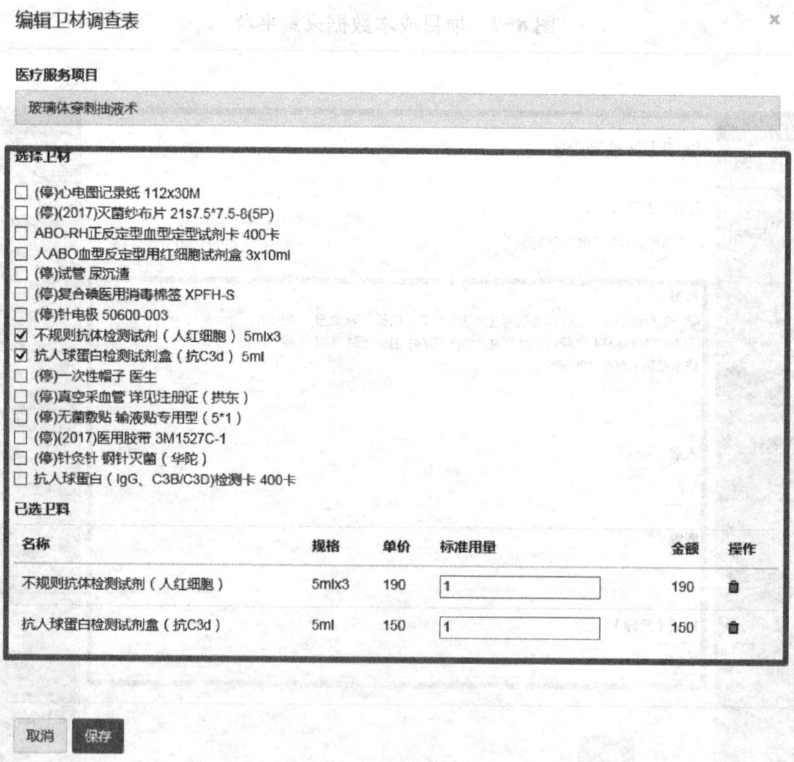

编辑卫材调查表

医疗服务项目

玻璃体穿刺抽液术

选择卫材

- ☐ (停)心电图记录纸 112x30M
- ☐ (停)(2017)灭菌纱布片 21s7.5*7.5-8(5P)
- ☐ ABO-RH正反定型血型定型试剂卡 400-卡
- ☐ 人ABO血型反定型用红细胞试剂盒 3x10ml
- ☐ (停)试管 尿沉渣
- ☐ (停)复合碘医用消毒棉签 XPFH-S
- ☐ (停)针电极 50600-003
- ☑ 不规则抗体检测试剂（人红细胞）5mlx3
- ☑ 抗人球蛋白检测试剂盒（抗C3d）5ml
- ☐ (停)一次性帽子 医生
- ☐ (停)真空采血管 详见注册证（洪东）
- ☐ (停)无菌敷贴 输液贴专用型（5*1）
- ☐ (停)(2017)医用胶带 3M1527C-1
- ☐ (停)针灸针 钢针灭菌（华佗）
- ☐ 抗人球蛋白（IgG、C3B/C3D)检测卡 400-卡

已选卫材

名称	规格	单价	标准用量	金额	操作
不规则抗体检测试剂（人红细胞）	5mlx3	190	1	190	🗑
抗人球蛋白检测试剂盒（抗C3d）	5ml	150	1	150	🗑

取消　保存

图 8-10　卫生材料数据采集

3. 推行会计核算与成本核算工作并轨作业

传统成本核算方式下成本系统和会计系统有大量数据重复输入,同时两个系统数据精细化程度要求也不一致,政府会计制度下的成本核算要求更高,对收入、费用、服务计量等要素按不同的成本对象要进行精细化核算,因此可以探索会计核算与成本核算的并轨作业流程,建立会计核算与成本核算统一口径的核算体系。首先,梳理确定科组成本数据源头,从相应归口科室、业务源头采集科室成本数据,对日常凭证中发生的成本数据进行分别处理,即在会计核算的同时进行科室成本核算,实现成本一体化自动化核算。例如:财务对日常维修等发生的支出核算应明细到科室和科组;所有人员支出皆核算到角色(如急诊外科主科同时又是医务科长,其出差费用须根据本次出差的业务性质对应至科室);采用自动数据推送的方式将其他管理信息系统获取的数据推送到财务会计系统。其次,所有基础明细数据均按实际发生日期采集。如门诊医疗收入、住院医疗收入、药品成本、医用材料成本等数据,皆按会计日(自然日)统计。

这一流程可以从根本上确保成本核算与会计核算数据的一致性,在提高成本核算效率的同时提高成本核算的合理性、准确性。

五、固定资产系统信息化建设方案

(一)建设要求

固定资产是医院正常运行的基本物质保障,是公立医院资产管理的重要内容,也是行政事业性国有资产的重要组成部分。公立医院固定资产品类杂、数量多,资金占用大,涉及科室众多,必须通过信息化手段进行动态监管,才能满足各方面的管理要求。

1. 政府会计制度的要求

政府会计制度的施行为各级政府财政部门编制权责发生制政府综合财务报告奠定了坚实的会计核算基础,对固定资产的核算与管理也提出新的要求。

政府会计制度取消了"固定资产清理""非流动资产基金""待冲基金"科目,增加了"待处置费用"科目。以往财政补助、科教项目购置固定资产时计入待冲基金,折旧时冲减待冲基金,而不计入成本。新制度规定在取得固定资产时,财务会计中计入固定资产,在预算会计中计入支出;折旧时全部计入成本,不再冲减待冲基金,并且在固定资产增加当月就开始计提折旧,体现出会计核算的谨慎性要求和夯实资产的管理理念。

2. 公立医院内部控制的要求

公立医院固定资产属于国有资产,国家统一所有,单位占有、使用。医院固定资产管理应当与内控要求相结合,避免业务与内控两张皮。通过资产管理风险评估,资产信息管理与报告,运用信息化手段对风险点实时监控,加强固定资产从申请到采购、管理、使用、处置、收入上缴等全过程监督,实现固定资产全生命周期管理。

3. 事业单位国有资产管理的要求

1)国有资产综合管理的要求

2018年12月上海市十五届人大常委会第八次会议首次听取并审议了《上海市人民

政府关于 2017 年度国有资产管理情况的综合报告》，这是上海人大首次听取并审议国资报告议题。报告指出，上海行政事业性国有资产管理框架体系是"财政部门综合管理，主管部门监督管理，单位具体管理"，要求优化事业性国有资产配置使用，更好地服务于政府履职。

2）国有资产横向管理整合的趋势

国有资产管理日益体现出横向管理整合趋势，横向、综合、集中化管理是未来行政事业单位国有资产管理的方向。上海市嘉定区在规范区级行政事业单位房屋招租管理方面，借助信息化平台，对行政事业单位闲置房屋出租实现了"统一评估定价、统一信息发布、统一租赁规则、统一交易平台、统一结算流程"的"五统一"管理（嘉定区 2017 年度行政事业性国有资产情况专项报告）。

在加强政府治理能力，提高国有资产政府工作报告质量的大背景下，公立医院固定资产信息化建设不仅要满足医院内部运营管理需要，还应当把握趋势，做好顶层设计，致力实现部门、地区的动态共享互通。未来通过外部接口实现行业数据共享，打造本地区医疗行业资产管理数据平台，为实现全行业国有资产监管提供数据和信息支撑，医院间共享信息，不仅可以为大型设备采购论证提供其他医院的采购价格、实际利用率、回收期等数据参考，在固定资产投资、固定资产出租出借等方面也可以信息互联互通，从而优化固定资产配置和使用，加强整个行业、整个地区的竞争力。

（二）建设重点和难点

1. 上线前准备工作

1）管理制度的建立实施、资产的分类管理

信息化只是管理的工具，关键在于人，将人的管理理念借助信息系统落实到位。系统上线前，首先应梳理资产管理要求，建立以资产产权管理为基础，以资产配置为核心，以资产使用、处置为关键的一整套资产管理制度，落实公立医院对占有、使用国有资产的管理主体责任。重点建立事业单位国有资产处置、对外投资、出租出借及清查核实等管理制度。

此外，应根据重要性原则实行分类管理，对经营性资产与非经营性资产分别管理，区分管理重点，对非经营性资产应注重其使用效益，对经营性资产应体现其市场价值。

2）资产清查，产权核实

由于历史原因，很多公立医院存在账外资产和产权不清的情况，例如没有产证的房屋建筑物、达到固定资产标准但已经费用化的实物资产等。在全口径、全过程管理的理念下，这部分固定资产也应当在信息系统中加以记录和反映，包括后续的报废、处置、处置收入上缴管理等，避免国有资产的隐形流失。

3）梳理业务流程，建立多部门协作机制

固定资产从立项论证到使用、处置，几乎涉及医院所有部门（资产、财务、采购、法务、科研、基建、临床等），传统模式下的多部门分级管理、多头管理造成信息不流通，存在高投资、低效益的情况。企业中通常由财务部门提取折旧，而医院多由资产系统提取折旧再导入财务软件,存在数据核对的需要,所以信息系统上线前极其重要的准备工作是梳理业务流程,明确部门职责,建立分工合作机制,使固定资产资金流、实物流、信息流三流合一,如图8-11所示。

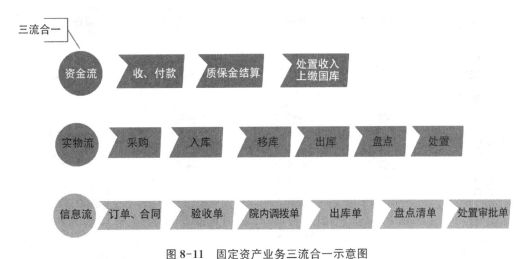

图 8-11 固定资产业务三流合一示意图

2. 子系统规则设置与功能配置

1) 统一编码,一物一码

建立医院固定资产标准分类数据库字典,固定资产数据按照国标分类(GB-T 14885—2010)、药监局《医疗器械分类目录》、卫生部行业标准分类代码(68码)和《政府会计制度》折旧年限分类等多码对应,一个统一的编码将多个管理编码联系起来,系统可自动完成多码对应和以任一分类代码为索引的统计分析工作,便于医院与上下级单位及各子系统之间的数据交换、综合查询及数据上报。

2) 多系统对接

在前期梳理业务流程的基础上设置规则,确定系统需要哪些功能,系统间哪些数据需要推送、何时推送,数据间如何互相勾稽,业务发生与账务处理如何同步。例如,在建工程与固定资产转换时点的确认;实物院内(分院间)调拨与科室成本核算;设备实际使用与固定资产台账的智能比对,是否能够预警账外资产或违规投放设备情况;设备的购置成本、开机率、科研产出、服务人次等数据,如何推送到成本与绩效系统等等。总之,需要综合考虑固定资产子系统与医院预算、财务核算、采购、合同、基建、成本、绩效等系统的对接和数据贯通,以发挥信息系统的最大效用。

(三) 固定资产子系统功能架构

固定资产子系统功能构架如图8-12所示,通过固定资产子系统,使医院全面掌握固定资产的存量、分布及使用状况,有利于优化资产配置;通过资产实时动态管理、构建集团(总院)、医院(分院)、科室多级台账,实现多角度查询、集中管控,为多级辅助决策提供科学依据,如图8-13所示。

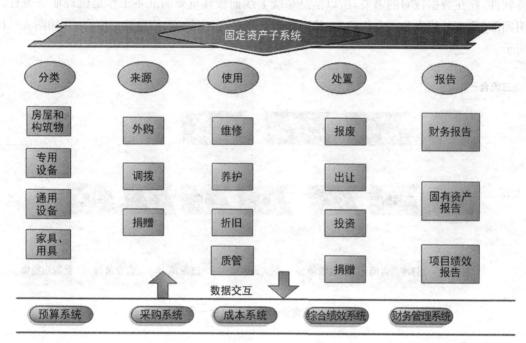

图 8-12　固定资产子系统功能架构图

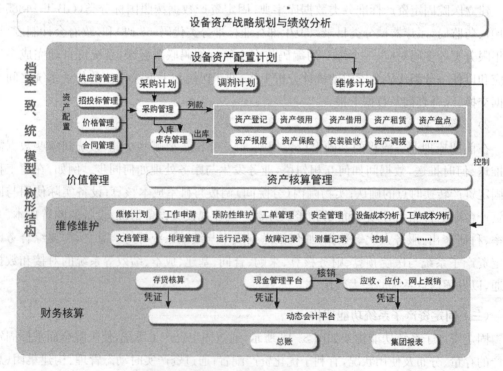

图 8-13　设备资产战略规划与绩效分析图

通过关键设备追踪分析(图8-14),掌握其使用和效益状况,生成各类分析报表。

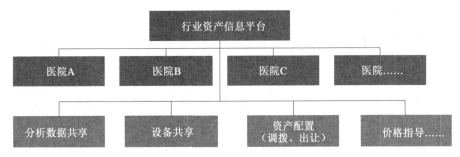

图8-14　固定资产使用分析内容

(四) 未来对子系统应用的扩展

各医院固定资产变更审批、信息报送至市财政资产平台,财政资产平台在固定资产管理中发挥了重要作用,但目前仍以静态数据为主。随着信息化建设推进,财政资产平台功能还有进一步拓展空间,可考虑有效利用资产报告数据,加强大型仪器、设备等资产的共享、共用和公共研究平台的建设工作。医院信息采集平台搭建结构如图8-15所示。

图8-15　医院信息采集平台

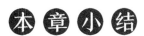

本章小结

随着公立医院财务信息化的不断完善,与财务相关的业务模块也逐渐成熟起来,受制于篇幅的限制,本章节对如何构建、优化公立医院财务信息系统,构建业财一体化信息平台提供了思路,具体描述了如何实现如会计、预算、成本等常见财务模块的建设,基本满足了大多数同类单位财务信息化改造的需要。在实际运用中,公立医院根据自身需要,可以增设和开发的模块可能更多,但无论模块的多少,都可以参考本章节提供的基本思路、方法及案例来实施建设和改造。

财务信息化一直以来都是公立医院财务管理的重要工作，但是现有的财务信息系统还存在很多不足，查找这些不足，为公立医院对现有的财务信息系统进行改造升级，从而适应管理的需要。财政部颁布的一系列政府会计准则与制度，以及各类衔接问题的指导性文件，为会计政策变革下，作为事业单位的公立医院如何利用信息化手段来完成此项工作提供了政策指导，也为利用信息化手段来实现此项重要工作的顺利过渡提供了支撑。公立医院应以信息技术为支撑，以政府会计准则制度为指导，利用信息化手段构建医院的财务信息系统，充分研究自身现有的财务信息系统，来制定信息系统的优化解决方案，来保证新制度的有效实施。

最大限度发挥信息化环境下公立医院财务管理新模式的优势，可以提高财务管理的高效性。新准则要求的"双轨制""平行记账"等特点，对传统的会计处理提出了更高的要求，如何高效地提升财务管理以及会计核算的效率，将成为新制度实施中一个很难解决的问题，也是影响新制度实施有效性的一个关键因素。本项研究通过对医院财务信息系统的优化改造，对医院的会计核算、固定资产、预算管理、成本管理等方面提出具体解决方案，通过对整个财务运营管理信息化系统搭建设计的研究，形成可以付诸实施的系统搭建方案，对政策落地实施、财务管理效率提升、管理水平的提高以及财务人员业务转型提供一个可行的参考。

构建"业财融合"接口，打造一体化的信息共享平台，实现业务系统和财务系统的无缝对接，简化各部门之间的工作流程，加强各部门间的相互协作，提高单位管理信息化水平，降低信息化管理成本，是财务信息化建设的重要方向。业财融合一体化系统的优势体现在综合性、多维反映、精准核算、信息流传递的双向性和信息的及时性等方面。通过实施业财融合一体化系统，医院管理者们可以随时提取财务信息，并将预算管理、成本管理和绩效管理纳入基于业务活动、数据统一标准、信息同步更新、过程监督可控、结果分析利用的财务运营管理信息化新模式，从而构建支持和保障公立医院经济运行管理工作的统一框架结构。

财务运营管理信息化的转变体现了新时期现代医院管理制度建设中对财务管理的要求，财务管理要借用信息化手段进行转型升级，特别是通过信息技术确保核算质量的基础上，更多地发挥决策支持功能，积极通过数据平台与驾驶舱等工具为医院管理决策提供数据分析与支撑，推动财务运营管理信息化建设从科学性、前瞻性和实效性等方面建立一套完整的、以数据管理为驱动的信息系统。

【关键概念】

医院智慧财务、医院财务信息化、政府会计制度、业财融合

【思考拓展】

1. 现阶段医院智慧财务管理体系构建的主要难点及解决思路有哪些？
2. 医院智慧财务管理体系的数据库应该如何搭建？
3. 财务机器人(RPA)和人工智能下(AI)的智慧财务管理的主要差别是什么？

第九章
医院运营管理分析

第一节　医院运营管理分析的目标、意义与要求

随着医改的逐渐深入,医院取消药品加成、医疗收费价格调整、医保支付及分级诊疗等措施的逐步推行与实施,医疗机构面临前所未有的经营压力,医院的集团化、区域化发展也促使医院管理转型迫在眉睫。

医疗市场日趋激烈的同质竞争使各级医院普遍面临不同程度的"增量难、增收更难"的发展问题。如何制定有效的运营战略并保障运营目标的顺利达成,成为各级医院加强医院运营管理的核心问题。因此,如何建立运营管理分析体系,实现对医院日常运营数据的及时挖掘、整理、汇总、分析和反馈,为管理者及时提供运营决策制定和调整的准确依据,成为当务之急。

首先,建立医院内外部运营数据分析的科学管理模式,"拿数据说话,用结果验证",可大大提升决策和管理效率;其次,运营分析体系的建立,使得医院年度运营计划和预算目标有了全过程监控和反馈机制,决策者能够定期了解医院整体运营绩效的发展状况,及时发现问题,尽快给出改善建议,提高了决策反应速度。因此,加强运营分析系统和分析体系建设,已经成为各医院在提升内部管理和决策水平方面的共识。

一、医院运营管理分析的目标

医院运营管理分析的目标是:以新时代卫生与健康工作方针和医院事业发展战略规划为指引,牢固坚守公益性方向,努力实现社会效益与经济效益的有机统一,大力推动核心业务工作与运营管理工作深度融合,将现代管理理念、方法和技术嵌入运营管理的各个领域、层级和环节,坚持高质量发展和内核建设,通过完善管理制度,改善业务流程,优化资源配置,强化分析评价等管理手段,将运营管理转化为价值创造,有效提升运营管理效益和投入产出效率。

二、医院运营管理分析的意义

（一）运营管理分析是运营管理的重要环节

医院要在竞争中立于不败之地，不仅要认真组织好各项医疗服务活动，而且要及时掌握自身的运营状况，而运营分析是一个重要的手段。医院可以通过对相关指标的分析准确了解运营现状并科学预测发展趋势；可以在运营分析的基础上制定发展战略和运营计划；可以根据运营分析所提供的情况，找出医疗服务的组织和医院运营中存在的问题，拟定提升社会效益和经济效益的方案，制定挖掘潜力的措施。只有不断开展运营分析，才能及时发现问题、总结经验教训，让医院保持持续发展。

（二）运营管理分析是提高会计信息质量的重要手段

以较少资源占用和耗费取得高质量的服务产出，兼顾社会效益和经济效益是医院重要的管理目标。要实现这一目标，首先要确保财务会计核算的准确性、及时性和可靠性。只有经常开展运营分析，明确及时地掌握医院各收入、费用实际情况及其变化规律，才能发现会计核算中可能的问题，不断提高会计信息质量，推动财务管理能力的提升。在一定的意义上可以说，运营分析是对会计核算的有效复核手段之一；运营分析数据来源于财务核算提供的信息，分析也可以反促会计核算的精准，提高会计信息质量。

（三）运营管理分析是促进医疗服务科学性、合理性的重要方法

国内公立医院在现有财务状况下，除了政府少量的拨款，其他运营资金都需要通过医疗服务来补充。医院的各项医疗服务都同其一定时期的运营目标有着密切的联系；运营管理分析则是了解医院运营现状及发展潜力，恰当组织医疗服务活动的必要手段。如果通过运营管理分析发现医院服务效率有下降的趋势，那么就要分析其背后的原因，如果是非外界特殊因素导致的，后续在组织医疗服务过程中，就应把调动职工的工作积极性、完善服务组织、加强刚性约束作为工作重点；同样，如果通过运营管理分析发现运营效果有下降的趋势，就应把优化服务结构、提高服务质量、降低不必要的消耗作为工作重点。

（四）运营管理分析是外部了解医院的重要途径

医院开展运营管理分析，可以使医院外部的相关单位较准确地掌握医院的运营状况，进而采取有效的支持政策或监管措施。医院自身则可因此得到外部相关单位的更多支撑和资源，从而加快自身发展。如卫生行政、财政、医保、物价、审计和各类监管机构等可以根据医院的运营状况，相应地对医院工作给予指导、支持、监督和服务，从外部促进医院的高质量发展。

三、医院运营管理分析的要求

医院运营管理分析是对医院运营状况做的综合性诊断，因此不能仅着眼于财务数据，还要结合医院业务活动，将非财务数据一并纳入探讨。财务分析是医院会计核算的继续和深入，是以医院的会计核算、统计资料为依据，对医院一定期间的全部业务活动中的财务状

况进行分析研究和评价，揭露矛盾，找出存在的问题及原因，并提出成本、效率、质量等方面改进措施的一种管理方法。进行财务分析的主要目的在于了解医院各项医疗服务中财务活动的完成情况；查明影响各项财务指标完成的因素；总结经验、克服缺点、挖掘潜力、改进工作，以尽可能少的消耗取得尽可能大的财务效果。

运营管理分析则是财务分析的深入和发展。其分析内容并不只是医疗服务过程中的财务状况本身，而更重要的是医疗服务过程中运营活动的结果。运营管理分析利用管理会计工具和信息化手段，提供大量定制型的分析图形和报表，多维度分类汇总展示医院主要的业务指标和经济指标，并呈现医院主要绩效指标的历史状况、发展趋势、行业对标等。运营管理分析的主要目的在于了解医院的发展潜力、发展趋势、潜在问题和不稳定因素，以支撑医院的运营决策，为实现医院的战略目标、长期高质量发展助力。

第二节　医院运营管理分析工具

一、财务比率分析

财务比率分析是运营管理分析中适用性最强、应用范围最广的方法。它以财务报表所提供医院运营情况的各项指标数值为依据，通过计算这些指标间的比率关系来判断医院收入能力、发展能力、运营效率和稳定程度。例如：计算总资产与业务收入的比率关系，评价医院的盈利能力；计算投入与产出的比率，求得医院财务效益的状况；计算人力与工作量的比率，考察服务效率；计算流动资产与流动负债比率关系，判断医院稳定发展的程度；等等。

（1）在进行财务比率分析时，应注意分析财务比率之间说明问题的一致性。运用财务比率分析最重要的是通过财务比率了解医院全貌时不能仅仅依据某一个比率来作出判断。

（2）注意会计政策对财务比率的影响。在医院会计制度中有许多会计处理方法可供选择，不同的会计处理方法会产生不同的财务报表数据，进而影响各财务比率的数值及可比性。因此，要实现医院及医院之间的比较，必须注意医院自身与对比医院在会计政策和程序上存在的差异，在比较分析时，还需要对这些数据的差异进行调整。例如，不同的财政补助收入的入账方法会导致财务指标分析结果的差异。

（3）注意医院类型、规模、级别应大体一致。在采用财务比率分析法进行医院间的对比时，所选择的医院类型、规模及级别应尽量具有可比性。如综合性医院同专科医院之间，不同规模、不同级别的医院之间，其财务资料一般不具有可比性。

二、结构分析

结构分析是运营管理分析的又一重要方法。该方法首先要确定各类医院的标准财务结构,再以此判断本医院的运营状况。当本医院财务结构与标准财务结构相同或相近时,说明医院运营正常;如果两者相差较大,则表示医院运营不正常。不同类型、不同规模医院的财务结构是不相同的。所谓标准财务结构,只是对特定医院或某一类医院而言的,决不能要求所有的医院都具有相同的财务结构。只有根据医院的不同情况确定不同的标准财务结构,并以其对不同医院的财务状况进行分析,才能发挥此方法的作用,客观反映医院的运营状况。

【例 9-1】 某医院 2020 年、2021 年、2022 年连续三年 1 季度物耗性支出占比发生改变:

如表 9-1 所示,其中药品收入占医疗收入比例分别为 25.30%、19.16%、19.01%,受益于国家"4+7 药品带量集采"工作推进,药品采购价格逐年降低,药品占比呈现逐年下降趋势。同期,卫生材料收入占医疗收入比例分别为 15.96%、20.99%、24.16%,卫生材料占比呈现逐年上升趋势。在结构性指标分析中,一是卫生材料占比与药品占比两个指标呈现此消彼长变动特性。二是药品与卫生材料合计占比呈现逐年波动上升趋势(41.26%、40.15%、43.17%),意味着医护人员劳务性收入和检查检验类具有含金量的收入占比呈波动下降,会导致医院可支配收入减少,需要引起医院管理者关注和干预,控制卫生材料合理使用。

表 9-1　某医院医疗物耗性收入支出结构分析表

指标名称	2020 年 1 季度	2021 年 1 季度	2022 年 1 季度
药品收入占医疗收入比重	25.30%	19.16%	19.01%
卫生材料收入占医疗收入比重	15.96%	20.99%	24.16%

因此,在进行结构分析时,需要注意以下几点:

(1) 在采用结构分析法时,对于有关项目指标所包含的内容口径必须注意其一致性,只有一致才具有可比性。

(2) 会计政策和会计处理方法、会计计量标准必须一致。对由于会计政策、会计处理方法和会计计量标准的变动而不具可比性的会计数据,必须进行调整,否则计算出的结构就不适合进行分析。

(3) 时间单位和区间的一致性。在采用结构分析法时,总体指标、个体指标的计算等都必须注意数据的时间及其长度的一致。

(4) 医院类型、规模、级别应大体一致。在采用结构分析法进行分析时,所选择的医院类型、规模及级别应尽量具有可比性。只有大体一致的医院之间的数据所计算出来的结构才具有可比性。

三、因素分析

医院的很多指标往往是由多个相互联系的因素共同决定的,当这些因素发生不同方向、不同程度的变动时,对相应的财务指标也会产生不同的影响。因此,对这些财务指标的影响因素进行分析,有助于寻找问题的成因,便于抓住主要矛盾,找到解决问题的线索。

【例9-2】　如表9-2、表9-3所示,某医院2018年出院人数73 748人、平均住院日8.31天,2019年出院人数79 685人,平均住院日7.80天。具体分析相关业务数据可以得知,由于平均住院日的降低使得出院患者增加4 890人;同时由于病床使用率的提高,出院患者增加1 047个病人。该医院2019年次均住院费用为19 093元,因此平均住院日降低使得医院增加医疗收入约9 336万元。

表9-2　出院患者占用床日数统计表

平均住院日		出院人数		出院患者占用床日数		
D0	D1	Q0	Q1	D0×Q0	D1×Q1	D0×Q1
8.31	7.80	73 748	79 685	612 846	621 543	662 182

表9-3　出院患者占用床日数因素分析

平均住院日		出院人数		出院患者占用床日数	
指数	绝对额	指数	绝对额	指数	绝对额
93.86%	−40 639	108.05%	49 336	101.42%	8 697

在运用因素分析时需要注意以下几点:

(1) 因素分解的相关性。运用因素分析法进行分析必须注意构成因素的相关性,按照影响因素同综合性指标之间的因果关系,确定影响因素,并根据各个影响因素的依存关系确定计算公式。

(2) 计算过程的假设性。在分析某一因素对分析指标的影响数量时,必须假设其他因素不变,即第一个因素的影响程度是在其他因素均不发生变化的条件下测算的结果;第二个因素的影响程度是在扣除了第一个因素的影响程度和其他因素均不发生变化的条件下测算的结果。

(3) 因素替代的顺序性。在分析各因素对总体的影响程度时,必须注意替代的顺序,如果替代的程序不一样,分解出的各个因素的影响值就不一样,不能准确地说明问题。一般来说,替代顺序在前的因素对财务指标的影响程度不受其他因素或影响较小,而替代顺序在后的因素对财务指标的影响程度受其他因素的影响较大。当经济指标被分解为多个因素时,如果这些指标既有数量指标,又有质量指标,应先替代数量指标,而后替代质量指标;当多因素指标中既有实物量指标又有价值量指标时,应先替代实物量指标,而后替代价值量指标;当多因素指标中存在两个以上的同类指标时,应依据事物的先后与主次依存关系来确定各因素对总体的影响。

四、趋势分析

趋势分析也是运营分析中经常应用的方法,它通过对各项指标不同时期的变化情况来判断医院运营方向的变化。这种方法以每项运营指标某一年度的数值为基数,将其他年度的该项指标数值与此基准进行比较,从而找出各项指标的发展变化规律,判断医院的运营发展趋势。2020年新冠疫情防控期复工复产初期某医院床位使用情况趋势,如图9-1所示。

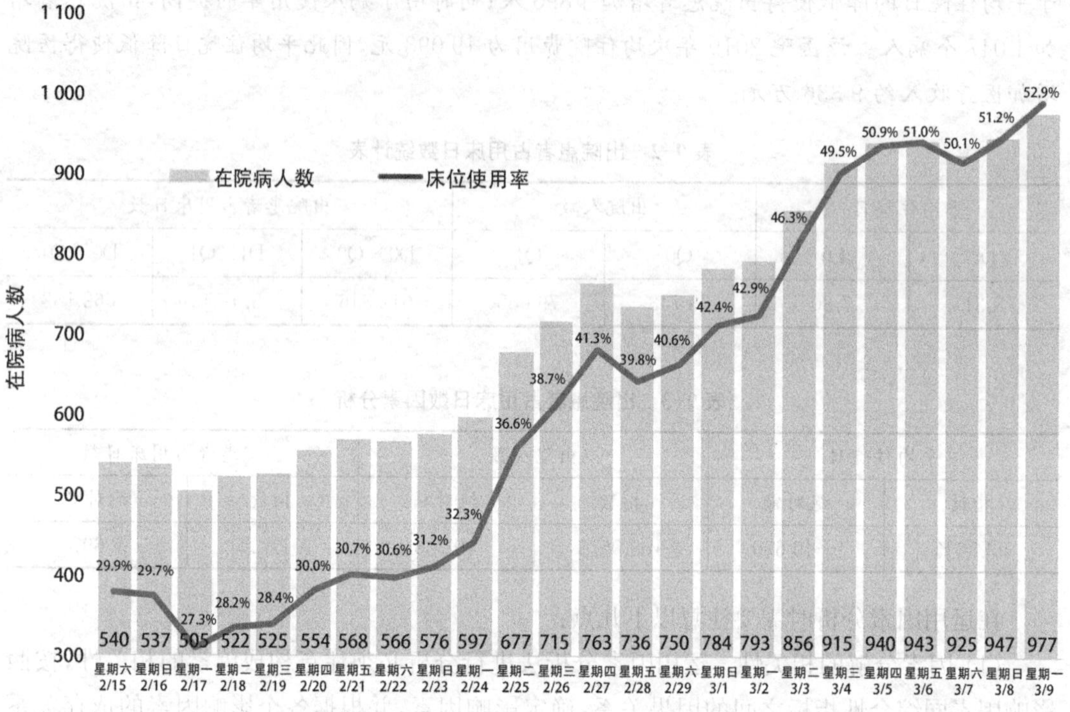

图 9-1　2020 年新冠疫情防控期复工复产初期某医院床位使用情况趋势

在运用趋势分析时需要注意以下几点:

(1)分析时应剔除偶然性因素的影响,以使分析的数据能表述正常的经营情况,否则各期间的趋势分析可能被歪曲。

(2)当趋势分析涉及的时间较长时,物价水平的变动对各期财务数据的影响程度较大,必要时可以剔除物价变动因素的影响后再作趋势分析。

(3)分析时应结合医院经营的内外环境变化,应注意一些重大事项和会计政策不一致时对财务数据的影响。

五、本量利分析

1. 本量利分析的含义

本量利分析是"成本、服务量、盈余"分析的简称,又称 CVP 分析、保本分析、盈亏临界点分析。它是以成本性态分析为基础,根据医疗服务量、价格、成本、盈余之间相互制约关系的综合分析,用来预测盈余、控制成本、判断运营状况的一套分析方法。主要是研究医院在持续运营活动中有关因素的变动对盈余的影响,为实现医院目标盈余所应采取的措施,不同的服务量或生产方法下盈余的对比分析,以及实现收支盈余的最优规划等。一般来说,医院收入＝成本＋盈余,如果盈余等于 0,则有收入＝成本＝固定成本＋变动成本,而收入＝服务量×服务单价,变动成本＝单位变动成本×服务量,这样由服务量×服务单价＝固定成本＋单位变动成本×服务量,可以推导出盈亏平衡点的计算公式为:

盈亏平衡点服务量＝固定成本÷每单位边际贡献＝固定成本÷(单价－单位变动成本)

盈亏平衡点医疗收入＝固定成本÷(1－变动成本率)＝固定成本÷(1－单位变动成本÷单价)

【例 9-3】 某临床科室每月固定成本为 180 万元,变动成本平均为 40％,依上述公式,计算盈亏平衡点的月收入。

盈亏平衡点收入＝固定成本÷(1－变动成本比率)＝180 万元÷(1－40％)＝300(万元)

病床使用率是医院运营管理上很重要的指标,反映住院部门资源利用率,从盈亏平衡点收入可计算盈亏平衡点时的病床使用率。通常情况下病床使用率越高,病房的运营效率就会越高。该临床科室盈亏平衡点收入为每月 300 万元,其门诊次均费用 250 元,住院次均费用 8 500 元,门诊收入院率 4％,平均住院日 8.5 天,病床 70 张。

假设门诊人次为 X,则 $3\ 000\ 000＝250X＋8\ 500×4％X$

解得 $X＝5\ 085$

住院人次＝5 085×4％＝203

盈亏平衡点病床使用率＝(8.5×203)÷(70×30)＝82.17％

盈亏平衡点每日住院床数＝70×82.17％＝58 床

盈亏平衡点每日门诊人次＝5 085÷22＝231 人次

损益平衡点服务量:每天住院病人 58 床,除去周末后,每天门诊人数应为 231 人。

2. 本量利分析的前提条件

(1) 成本性态分析的假定。本量利分析必须以完成成本性态分析为前提,即医院的全部成本都必须被划分为固定成本和变动成本两部分,并且建立了成本性态模型。

(2) 相关范围及一元线性假定。假定医院在一定时期和一定服务量范围内,成本水平保持不变,即在相关范围内固定成本总额和单位变动成本保持不变。成本和业务收入在相关范围内均表现为线性关系。

(3) 医院服务项目构成保持不变的假定。假定医院在多种医疗服务项目的情况下,其总的服务量发生变化时,各个服务项目的收入额在全部医疗服务项目总收入额中所占比重不会发生变化,即医疗服务项目的种类及其收入额的构成一般保持不变。

(4) 变动成本法的假定。假定医院的各医疗服务项目的成本,是按变动成本法计算的。

3. 盈亏平衡点在管理上的应用分析

(1) 固定成本增加、变动成本增加,损益平衡点向右移动,需要更多的服务量与收入才能达到盈亏平衡。降低固定成本或降低变动成本单价、服务量,则盈亏平衡点向左移动,达到盈亏平衡点的收入或服务量都可减少。

(2) 从损益平衡点比率分析出抵抗运营风险的能力。医院现有的医疗收入距离盈亏平衡点越近,则越不安全,因为只要业务量稍有波动,医院就会面临亏损。

$$盈亏平衡点比率=盈亏平衡点医疗收入÷实际医疗收入×100\%$$

当盈亏平衡点比率小于60%时,医院运营风险较为安全;当比率在60%至70%之间时,运营存在低风险;当比率在70%至80%之间时,运营存在中风险;当比率在80%至90%之间时,运营存在高风险;如果盈亏平衡点比率超过90%,则医院运营处于危险状态。

六、盈余敏感度分析

1. 盈余敏感度分析法的含义

影响医院盈余的因素主要有4个:服务价格、服务的单位变动成本、服务量和服务的固定成本。其中任何一个因素的变动都会引起医院盈余的变动,甚至会使一所医院由盈变亏,也会使一所医院扭亏为盈。所谓盈余敏感度分析是研究当制约盈余的有关因素发生某种变化时,盈余变化程度的一种分析方法。在日常经营环境中,影响盈余的因素是经常发生变动的。有些因素增长会导致盈余增长(如单价),如政府出台医疗服务价格调整政策;而另一些因素降低才会使盈余增长(如单位变动成本),如实行药品和卫生材料集中招标采购政策;有些因素略有变化就会使盈余发生很大的变化,而有些因素虽然变化幅度很大,却只对盈余产生微小的影响。其中对盈余影响大的因素被称为敏感因素,反之,为非敏感因素。所以,管理者不仅要了解哪些因素对盈余增减有影响,而且要知道影响盈余的因素中,哪些是敏感因素,哪些是非敏感因素,综合分析各有关因素之间的相互关系,采取综合措施,才能在经营管理中把握主动性。

2. 盈余敏感性分析助力医院决策

一般而言,在对盈余产生影响的各因素中,灵敏度最高的是服务单价,最低的是固定成本,而服务量和单位变动成本介于两者之间。

1) 慎重评判价格调整对经营影响

单价为绝对敏感因素,单价的变化会引起盈余以几倍于单价变化的速度发生变化。所以在经营决策中,对医疗服务价格调整必须高度重视。价格下调带来的盈余损失,若不能通过扩大服务量或降低单位成本予以更大程度的补偿,医院的整体盈余肯定会下降。同时,价格上调,应尽可能抑制销量的大幅缩减和成本的大幅上升。

2) 降低单位成本

单位变动成本同样属于盈余的敏感因素,所以降低单位变动成本对实现医院的目标盈余具有重要意义。特别是从长期来看,成本的高低将是医院能否生存和发展的关键。医院降低单位成本的主要措施有以下几个方面:①源头控制,降低物资的采购成本。②服务过程控制,降低物耗性成本支出和人力服务成本。③实行批量服务,优化服务流程,共享人力、场地、设备,缩减耗材、药品使用目录,实现规模效益。④建立责任成本控制制度。将成本控制的责任落实到个人或具体的部门。

3) 增加服务量

服务的增加会导致医院盈余的大幅度增加,但前提是,单价的降低幅度不能太大,否则,由于价格的敏感程度大于服务量的敏感程度,服务量的增加未必能增加医院的盈余。

一般而言,医院扩大服务量的主要措施包括:①提高医疗水平与服务质量,以质取胜。②实施品牌战略,提高就诊者品牌忠诚度。③与下级医疗机构合作,扩大转诊患者来源。④实施集中化策略,针对某种疾病投入优势资源深度研究,提升专科口碑和影响力,建立品牌效应。

【例 9-4】 某医院骨科、神经外科两个临床科室经营数据如表 9-4 所示,两个科室业务收入相等,骨科由于变动成本较高,以至于其边际利益低于神经外科,但神经外科的固定费用则大于骨科,最终两个科室实现的盈余均为 100 万元。

从盈余敏感度分析角度,当价格、服务量、成本变动时的盈余差额比较:

(1) 售价增 10% 的盈余差异:

售价增加 10% 后,两个科室的收入都增长 100 万元,但其他成本都没改变,所以两科室盈余也都增长 100 万元。

(2) 服务量增 10% 的盈余差异:

服务量增加 10% 后,两个科室收入都增长 100 万元,但当服务量增加时,变动成本也会等比增加,由于骨科变动成本大于神经外科变动成本,神经外科较骨科多增加盈余 20 万元。

(3) 变动成本降低 10% 的盈余差异:

由于骨科原本变动成本高于神经外科,当两个科室变动成本均降低 10% 时,则骨科变动成本降低金额将比神经外科多;由于收入与固定成本不变,所以骨科较神经外科高出 20 万元。

(4) 固定成本降低 10% 的盈余差异:

由于神经外科原本固定成本高于骨科,当两个科室固定成本均降低 10% 时,则神经外科固定成本降低金额将比骨科多;由于收入与变动成本不变,所以最终神经外科反而比骨科盈余高出 20 万元。

表 9-4　盈余敏感因素分析表　　　　　单位:万元

指标	现状		售价提高(10%)		服务量增加(10%)		变动费用降低(10%)		固定费用降低(10%)	
	骨科	神经外科	骨科	神经外科	骨科	神经外科	骨科	神经外科	骨科	神经外科
收入	1 000	1 000	1 100	1 100	1 100	1 100	1 000	1 000	1 000	1 000
变动成本	600	400	600	400	660	440	540	360	600	400
边际贡献	400	600	500	700	440	660	460	640	400	600
固定费用	300	500	300	500	300	500	300	500	270	450
盈余	100	100	200	200	140	160	160	140	130	150
变动成本率	60%	40%								
固定成本率	30%	50%								

第三节 医院运营管理分析方法

一、资产负债表分析

资产负债表主要反映医院某一时点总资产、负债以及净资产等各种财务状况的会计报表。医院向外部公布财务情况的主要财务报表就是资产负债表(表9-5),会计报表在一定程度上能直接反映出医院当前发展的财务状况,全面准确地反映出资产负债以及盈利现状,同时充分地反映出整个医院对债务的偿还能力(表9-6)。

表9-5 医院简易资产负债表 单位:万元

项目名称	基期	占比	比较期	占比	增减幅度
流动资产	123 799	51.2%	111 745	50.0%	−9.7%
速动资产	119 603	49.4%	107 884	48.3%	−9.8%
固定资产	115 029	47.5%	108 708	48.6%	−5.5%
无形资产	3 117	1.3%	3 121	1.4%	0.1%
资产合计	241 945	100.0%	223 574	100.0%	−7.6%
流动负债	73 706	96.6%	56 912	94.7%	−22.8%
长期负债	2 626	3.4%	3 166	5.3%	20.6%
负债合计	76 332	31.5%	60 078	26.9%	−21.3%
累计盈余	155 166	93.7%	148 742	91.0%	−4.1%
专用基金	6 548	4.0%	6 561	4.0%	0.2%
本期盈余	3 899	2.4%	8 193	5.0%	110.1%
净资产合计	165 613	68.5%	163 496	73.1%	−1.3%
负债和净资产合计	241 945	100.0%	223 574	100.0%	−7.6%

表9-6 医院偿债能力比较表

项目	公式	基期	比较期	参考值
流动比率	流动资产/流动负债	168.0%	196.3%	200%
速动比率	速动资产/流动负债	162.3%	189.6%	100%
资产负债率	总负债/总资产	31.5%	26.9%	50%

分析医院资产负债表是医院管理者全面获得经济信息的重要途径,更是管理者为医院发展制定科学合理措施的重要依据。通过分析资产负债表,能够了解到医院总资产与负债、盈余之间的关系是否合理,以及医院当前发展过程中是否具有较高的偿还能力,从而帮

助医院管理者制定出更加合理的运营策略,推动医院更好地持续发展。

1.分析医院资产的来源和构成。资产负债表资产合计数表明医院的资产规模,各明细项目列示资产的构成和关系。净资产表明自由资产总额和各组成项目的份额,其变动还表明医院的成长性。由于医院总资产在一定程度上反映了医院的经营规模,而它的增减变化与医院负债与净资产的变化有极大的关系,当医院净资产的增长幅度高于资产总额的增长时,说明医院的资金实力有了相对的提高;反之则说明医院规模扩大的主要原因是来自于负债的大规模上升,进而说明医院的资金实力在相对降低、偿还债务的安全性亦在下降。

2.判断医院经营情况。分类项目数表明资产的构成,通过它们在资产总和的比例,可以反映出不少问题。对于期初与期末数据变化幅度很大,或金额变化很大的项目需要进一步分析,如流动资产、流动负债、固定资产、长期银行借款、应付票据等、应收账款、货币资金以及股东权益中的具体项目等。例如存货的比例过大,说明医院的业务情况效率不高,存货资金占用较多;而如果银行存款的比例过小,应收账款的比例过大,说明医院的资金回笼有问题,应重点关注病人欠费或医保结算周期;固定资产的增加数以及在建工程项目都可以说明医院的投资情况。

二、医疗活动收入费用分析

医疗活动收入费用表反映医院一段时期内业务开展和成本费用支出情况,是评价医院经营成果最直观的报表(表9-7)。

表9-7 简易医疗活动收入费用表　　　　　　　单位:万元

项目名称	基期	占比	比较期	占比	增减幅度
纯医疗收入	70 680	28.1%	73 284	28.6%	3.7%
药品收入	51 372	20.4%	56 676	22.1%	10.3%
材料收入	55 224	22.0%	46 632	18.2%	−15.6%
检查化验收入	64 212	25.6%	68 472	26.7%	6.6%
财政基本拨款收入	9 780	3.9%	11 040	4.3%	12.9%
人力费用	106 416	42.4%	109 452	42.7%	2.9%
药品费用	51 372	20.4%	56 676	22.1%	10.3%
材料费用	61 200	24.4%	55 836	21.8%	−8.8%
医疗毛利润	32 280	12.8%	34 140	13.3%	5.8%
管理费用	22 716	9.0%	23 484	9.2%	3.4%
医疗净利润	9 564	3.8%	10 656	4.2%	11.4%
其他收入	492	0.2%	168	0.1%	−65.9%
其他费用	132	0.1%	—	0	−100.0%
本期盈余	9 924	3.9%	10 824	4.2%	9.1%

（1）医疗业务收入是反映和评价医院运营状况的主要指标之一，是医院运营结果的重要体现。业务收入增减受服务量和人次平均收费两个因素共同作用，在医疗物价政策调整和人次平均收费增幅受到政府调控的政策环境下，医院需要及时调整业务结构，通过增加服务量和服务含金量提升业务收入总额。进一步分析服务收入明细项，在药品、卫生材料零加成政策背景下，如果药品收入、材料收入占比过高，说明医院收入含金量低，在保障医疗质量前提下，应不断降低药品、卫生材料等物耗性收入占比；检查化验类项目通常能为医院带来利润，但考虑到检查化验项目需要大量的医疗专业设备投入，应结合设备折旧与检查化验物价政策调整，合理控制检查化验收入占比；重点分析能体现医护人员劳动附加价值的纯医疗收入（诊疗、护理、手术、麻醉、治疗等）占比和增长情况，采取措施不断提高此类项目占比，优化收入结构，促进医院高质量发展。此外，财政基本拨款收入受各地区政府财力和卫生投入政策影响，逐步由"人头经费"向"以事定费、购买服务"方式转变，财政拨款总额与业务工作量挂钩。

（2）费用是指医院在日常医疗服务活动中发生的各项资源耗费，包括直接人工、药品、材料、管理费用等。各项费用会导致医院经济利益流出，进而影响医院盈余水平，费用分析重点是关注与业务开展无密切关联的支出项目和金额变动，控制浪费，精细化管控成本。在分析医院各项费用时，可与预算目标值或同行业标准进行对比，并分析主要费用与医疗收入比率，注意各费用项目与业务量变化情况。

（3）通过动态比较若干期比率来分析医院盈余水平（表9-8）。净资产盈余率是盈余水平的关键指标，应与同行业医院或目标值比较分析；总资产周转率反映医院总体资产的平均运作效率，周转次数越多表明运营能力越强；应收账款周转率反映医院应收账款的流动速度，应收账款在医院的流动资产中占有很大份额，提示医院应加强应收账款的管理。为了解现金、存货、固定资产运营状态，了解医院各类资产流动性和收益性匹配情况，可以分别计算现金周转率，存货周转率，固定资产周转率等指标。

表9-8　盈利能力比较表

项目	公式	基期	比较期	增减幅度
净资产盈余率	盈余/净资产	5.99%	0.55%	−90.8%
盈余率	盈余/医疗收入	0.34%	0.37%	7.5%
总资产周转率	（医疗收入＋其他收入）/总资产	1.00	1.10	9.7%
应收账款周转率	医疗收入/平均应收账款	5.34	5.28	−1.1%
现金周转率	医疗收入/现金	3.36	4.16	23.9%
存货周转率	存货支出/平均存货	31.78	16.24	−48.9%
固定资产周转率	医疗收入/平均固定资产	2.10	2.25	7.4%

三、盈亏平衡点分析

盈亏平衡点通常是指全部医疗业务收入等于全部成本费用时的服务量。以盈亏平衡点为界限，当医疗收入高于盈亏平衡点时医院有盈余，反之，医院就亏损。盈亏平衡点可以用服务量来表示，即盈亏平衡点的服务量；也可以用医疗收入来表示，即盈亏平衡点的医疗收入。盈亏平衡点的高低影响运营结果，盈亏平衡点越高，则需创造的服务量与医疗收入越高，医院运营难度也越大（表 9-9）。

表 9-9　盈亏平衡点计算表　　　　　　　　　　　　　　　　单位：万元

项目		基期	比较期	增减幅度
盈亏表	医疗收入	98 945	75 251	−23.9%
	变动成本	41 925	30 314	−27.7%
	边际利润	57 020	44 937	−21.2%
	固定成本	45 463	37 894	−16.6%
	盈亏	11 557	7 043	−39.1%
边际利润率	边际利润/医疗收入	57.6%	59.7%	3.6%
盈亏平衡点	固定成本/边际利润率	78 891	63 457	−19.6%
盈亏平衡点比率	盈亏平衡点/医疗收入	79.7%	84.3%	5.8%
安全率	（医疗收入−盈亏平衡点）/医疗收入	20.3%	15.7%	−22.7%

分析盈亏平衡点、盈亏平衡点比率和安全率的变化，受到医疗收入增减、固定成本增减、边际利润率变化的影响，分析最大的影响因素，并采取应对措施。医疗收入变化会直接影响盈亏金额、盈亏平衡点、边际利润率、盈亏平衡点比率和安全率等指标，当医疗服务量增加或医疗服务价格上调均能增加医疗收入，应重点分析其变化原因。变动成本随服务量发生变化，降低药品、卫生材料等物耗性成本可以降低变动成本，增加边际利润。重点分析政府价格调整因素，如药品、卫生材料集中采购、实施零加成等政策对采购成本影响，以及重点科室高值耗材使用情况。分析固定成本及其占比情况，对比自身历史值和行业平均水平，并关注固定成本中的主要组成部分的变动情况。

四、资源产出能力分析

资源产出代表医院在发展过程中投入的设备、培养和引进的人才等资源是否能创造效益，医院投入资源如果不能产生效益，则盈利能力和资金周转都会恶化，设备更新维护，人员薪酬提升和留住人才将面临威胁。医院作为智力、技术密集型的服务行业，人员是最具价值的资源因素，在资源产出能力分析中"人均医疗附加价值"是最为关键性的分析指标（表 9-10）。

表 9-10 资源产出能力情况分析　　　　　　　　　　　单位：万元

项目		基期	比较期	增减幅度
医疗收入		250 980	241 488	−3.8%
职工人数		3 123	3 296	5.5%
每职工人均	医疗收入	80.4	73.3	−8.8%
	医疗附加价值	21.9	19.5	−11.0%
	本期盈余	9.5	1.4	−85.5%
	人力成本	51.0	38.2	−25.1%
医疗附加价值率	医疗附加价值/医疗收入	27.2%	26.6%	−2.4%
专业设备装备率	专业设备资产/人数	37.3	36.7	−1.6%
设备投资效率	医疗附加价值/专业设备资产	0.019%	0.016%	−14.3%
医疗收入相对人力成本的倍数		1.58	1.92	21.6%
医疗附加价值相对人力成本的倍数		0.43	0.51	18.8%
本期盈余相对人力成本的倍数		0.19	0.04	−80.7%

在各期财务报表比较中，资产负债表中的静态指标或收入费用表中的动态指标，随着经营情况会上下波动，但因人员工资具有刚性，人力成本通常逐年上涨。因此，人均医疗附加价值也必须逐年提升才能覆盖增加的人力成本。

1. 提升人均医疗收入与附加价值

人均附加价值＝人均医疗收入×附加价值率
附加价值÷人数＝（医疗收入÷人数）×（附加价值÷医疗收入）

（1）提高医疗收入的方法：新技术新项目开展、新设备使用和自动化程度提高，建立医联体扩大业务覆盖范围，提升疑难危重病人救治能力，从而增加医疗收入；积极利用政府调价政策，合理组织收入，即使服务量不增加，医疗收入也会增加；加强职业培训可提升员工服务技巧与工作方法，提高人均医疗收入等。

（2）提高附加价值的方法：积极参与执行政府部门组织"以量换价"集中采购工作，降低药品、卫生材料费或设备进价；组织开展依赖医护人员技术的新项目，在手术、治疗、护理、麻醉等医疗服务项目中寻求利润增长点，并引导政府定价和医保偿付标准的合理提高；改进业务服务方式，通过改进制度、优化流程、削减间接人员降低人力成本等。

2. 提升设备装备率与设备投资回报率

设备附加价值＝设备装备率×设备投资回报率
设备附加价值÷人数＝（专业设备固定资产÷人数）×（设备附加价值÷专业设备固定资产）

专业设备装备率：每职工平均专业设备固定资产价值，表示专业设备与职工匹配情况。

设备装备率＝专业设备固定资产÷职工人数×100%

设备投资回报率：投入的设备资金所创造的效益与投入设备资金的比率。

$$设备投资回报率＝投资设备创造的净利润÷投入设备的资金金额×100\%$$

降低设备购置价格，加强设备购置前经济效益论证工作，提高设备利用率，都可以提高设备投资回报率，增加医院经营盈余。

3. 人均人力成本与人均利润（盈余）

人力成本通常包括基本薪酬、奖励性绩效、津贴、补贴、五险两金等，人均人力成本代表医院的薪酬水平，是吸引人才、留住人才的关键性指标。通过分析人力成本相对于医疗收入、医疗附加价值、本期盈余的倍数，判断人力成本投入所产生的效益。控制人员规模，提高人均产出值，不断提高经营成果含金量。

$$医疗收入相对人力成本倍数＝医疗收入÷人力成本$$
$$医疗附加价值相对人力成本倍数＝医疗附加价值÷人力成本$$
$$本期盈余相对人力成本的倍数＝本期盈余÷人力成本$$

单位人力成本创造的医疗收入越高、医疗附加价值越高、盈余越高，则医院运营效益越高。

资源产出能力分析，除了纵向比较，还需要与同行业或标准值横向比较分析，找到提升效益的关键因素。

五、效率分析

医院投入各项资源（人力、设备、空间、资金等）后，各项资源是否能有效运用，直接影响医院运营结果，医院或科室效率分析可通过平均住院日、择期手术患者术前等候时间、手术室使用率、患者检查预约等候时间等项目予以展开，以提升运营效率。

1. 平均住院日

平均住院日是指一定时期内出院患者的平均住院天数，不仅反映医院的医、护、技力量，而且能全面反映医院的管理水平，是评价医院工作的重要考核指标，也是提高医院绩效管理水平的重要手段和措施。患者住院期间，对医院最有价值的是诊断前及确诊后的治疗行为。外科患者手术后停留在医院，每日仅能收取床位费、住院诊查费、护理费及药费等。内科患者在诊断确定前，因为要进行各项检查经济价值较高，通过各种检查诊断确定后，除非进行手术或治疗，否则，停留在医院观察、用药，则对医院价值也非常低。因此，患者住院日长短，直接影响医院运营效益。患者住院日短，则床位每张病床可收治患者人数增加，收入也相对增加，床位周转率提高后，医院增加投入的只有变动成本（药品、耗材等），其余固定成本（人力成本、房屋及设备折旧等）不会增加，运营效益自然提高。

平均住院日是评价医疗效率和技术水平的比较硬性的综合指标。有效缩短平均住院日能使医院在实现资源成本最小化的同时，降低患者费用，达到医院综合效益的最大化。但平均住院日也不是越短越好，盲目缩短平均住院日可能导致科室单纯收治简单病种，或者使一些病情稍有好转或刚做完手术没多久的病人出院，出院后患者因病情加重或术后并发症而重复入院,最终增加医疗风险,降低医疗质量。所以,缩短平均住院日的理想状态是:在不降低服务质量和诊疗效果的前提下,保障患者的有效住院天数,使患者日均费用相应提高,从总体上降低出院者次均费用。可从以下几个影响因素分析平均住院日是否合理:

(1) 患者入院时的情况。患者住院时年龄大,基础疾病相对较多,免疫力低下,康复起来相对困难,导致住院时间延长;慢性病患者、疑难危重症患者以及院前诊断不明的患者,入院时需完成多项检查以明确诊断,甚至需要抢救,也会延长住院时间。

(2) 外部环境因素。国家医保政策医保项目及自费比例,患者为减少自费部分更倾向入院治疗护理康复。双向转诊制度实施过程中,因为目前基层医疗机构医疗水平尚未与大医院尚未同质化,导致"转上容易转下难",延长上级医院患者住院时间。

(3) 医院管理制度。医院管理制度包括三级医师查房制度、分级护理制度、会诊制度、转院转科制度、医患沟通制度、多学科联合诊疗制度、临床路径及单病种入组,以及麻醉室和手术室的操作规程未落实等因素都会直接影响患者的诊疗进程及患者住院时间。

(4) 医务人员及医疗设备的情况。科室人才梯队建设不合理,技术水平不过硬,职能部门未制定行之有效的业务考核及激励机制等使得医务人员工作积极性不高、工作效率低下;医疗设备落后,部分大型设备检查及微创手术不能开展,都可导致患者住院时间延长。

2. 择期手术患者术前等候时间

对择期手术患者,医院应尽量确保其住院次日就能手术,避免住在医院占用医疗资源,但无法创造价值。因此,要及时分析择期手术住院后无法按时手术的原因;必要时,可指定归口管理部门主动监测在院等候手术的状况,发现问题立即改进。同时要制定相应流程制度,要求各科室积极配合,确保手术时间不会延后。可从以下几个影响因素分析择期手术患者术前等候时间是否合理:

(1) 医院管理因素。例如,工作流程欠完善,手术安排不到位,手术医生没有或错误录入手术通知单,医生随意更换手术顺序,无手术室专用电梯,手术间过少,无法满足病人及时手术需求。

(2) 医护人员因素。例如,术前准备室无固定护士,手术室护士操作技术不熟练,术前准备时间过久,沟通不到位错误估计手术进展,过早接下一台手术患者;麻醉医生没有关注手术进展,患者自身条件差异,前一患者拔管时间长以及操作及时差异因素;外科医生对手术时间估计不足,操作技术有差异等。

(3) 物资保障因素。例如,手术仪器设备数量少、有损坏,无专人负责维修,物品供应不到位,数量少、周转慢,部分手术医生对设备或材料的偏好无法得到满足等。

3. 手术室使用率

手术室是医院各种医疗资源最集中的单位,也是医院建设发展的核心。优化手术的流程及有效管理开台、周转时间有利于提高手术间的利用率、充分合理利用人力资源、提高医护人员和病患的满意度,是医院整体运行效率和质量的重要体现。手术室效率低下会引起诸多问题,例如对患者的护理不及时可能引起医患矛盾,手术室空间、人力资源和各种物资设备的浪费会加重医院的负担。手术室从竣工投入使用起,每日就要计提固定折旧,每间手术室要配置若干名护理人员,因此手术室使用率如果不高,不仅单位时间使用成本增加,同时会形成手术室人员闲置而浪费人力成本。在分析手术室利用率时要关注以下几个影响因素:

(1) 关注每日第一台手术的开台时间。手术室的管理涉及各类人员和物资的管理,手术室的有效运作是以相关专业和学科人员为前提,仪器物资保障为基础,第一台手术的准时开始对手术室的利用效率尤为重要。关注麻醉师和外科医生第一台手术到达手术间的时间,明确规定第一台手术最迟的切皮开始时间。手术室管理者加强实时检查、督导、反馈分析并持续改进提高手术室的使用效率。

(2) 是否制定手术标准时间来协助手术安排。先按各专科相对固定手术间,分析确定各手术专科常见手术的标准时间,优先安排手术标准时间短的手术;复杂有变数的手术安排在后,避免人力、物力的空耗。最后根据手术进程合理进行手术间接台的调整,保证手术间利用率最大化。

(3) 关注人员资源是否得到最大限度的利用。激励手术室管理者动态调整手术排期,提高手术室使用率,从而提高运营效益。在实行弹性工作制的同时,打破原有的器械、巡回护士相对固定手术间的排班模式,以手术标准时间为依据交替安排巡回护士。如果手术与预计手术时间有差,备班护士应临时补位,保证在手术开始前有足够时间接手术患者进入手术准备室,进行术前准备。以人力换空间,以人力提升手术室利用率。

4. 患者等候检查时间

患者等候检查时间长,不仅造成医院资源浪费,也会降低患者满意度。因此,通过分析患者等候时间,明确是患者病情改变无法按时检查,还是检查科室人员安排不合理,或者是设备故障或设备超负荷运转等因素造成。找出原因并予以解决,以降低患者等候检查时间,提高患者满意度和检查效率。

(1) CT、MRI、X 光拍片、B 超、心脑电图等各类检查设备,是否已从医技科室释放设备资源进入全院预约信息系统。分类统计各检查项目所需时间,由信息系统排出资源号池,每一号源具体到分钟,供门急诊、住院部医生预约时使用。患者经预约后能准确得知何时、何地进行等候检查。24 小时动态心电图可在 08:00~10:00 集中放号,胃肠镜检查按时间段放号,便于麻醉评估及做检查前准备。

(2) 从患者角度评估预约检查是否高效便捷。患者缴费后打印出导诊单,是否有效告知需要到指定的检查服务机构预约,预约成功后,是否有效告知患者检查的具体地点和等候时间,以及检查前的准备工作。

(3) 分析检查患者是否存在特殊需求并做好应对措施。部分患者因个体情况对检查时间有特殊要求的,检查申请单上留有备注栏,医生可将所有需求在栏内注明。对需要轮椅、平车运送的患者,医生在开具申请单时必须勾选运送方式,经检查服务中心预约后,后勤服务中心即会收到信息,在规定时间内携带运送工具陪送检查。

(4) 评估检查服务机构工作人员的培训工作是否到位。包括工作职责、管理制度、服务规范、工作流程等,将每项检查的耗时、注意事项,尤其多项检查的关联要求、先后顺序等制作成表格集中学习培训,然后再到各医技检查科室登记窗口集中跟班实践,经考核合格后上岗。为了保证分时段预约检查顺利进行,避免出现病人等医生、医生等设备、设备等病人的情况,定期对预约方式、预约时间段分配进行改进和调整。

(5)评估病区单元和医技科室工作人员的培训是否到位。为了使各医技临床科室熟悉并配合预约,所有病区单元、医技科室的医生护士进行检查流程、医嘱和申请单开具、检查配合的培训,并制定考核方案,以确保工作有序运行。

六、质量分析

医院在追求运营效率与效益的前提下,医疗与服务质量是不可忽视的要素,没有好的质量,再多的效益与再好的效率也都失去意义,因此,在运营分析工作中,质量分析是必须要关注的。医院质量可通过"结构""过程""结果"三个维度进行分析。"结构"维度通常分析评判硬件,指保障高质量服务开展所需的各类资源静态配置关系,如床位、设备与人力配置、服务项目及范围、服务能力等。"过程"维度主要分析评判软件,指医疗机构动态运行的质量情况,如临床治疗和护理的路径、各项活动的监测与评价、员工培训与教育等。"结果"维度考察整体情况,医院通过运营管理取得了何种结果,包括病人满意度测定、再住院率、发病率、死亡率、剖宫产率、病人等候时间、满意度、规培医师人数、带教实习学生人次数、科研论文发表、科研成果临床转化数量、病人满意度等。

1. 医疗质量

医疗质量是医院的持续经营的重要保障,包括医疗安全事件的预防、不良事件上报制度、死亡病例讨论、新技术新项目准入制度、疾病严重度分析、院内感染事件预防等方面。可通过出院患者四级手术比例、Ⅰ类切口手术部位感染率、手术患者并发症发生率、低风险组死亡率、抗菌药物使用强度、单病种质控等指标监控和改进医疗质量,控制医疗风险。

2. 教学质量

人才是医院最重要的资源,需要源源不断地注入新鲜血液,医院教学质量水平可表现在住院医师与带教医师的教学人数、教学满意度及教学成果等三方面。加强示范教室、图书馆、临床技能培训中心及信息化建设,组建完整的培训体系,不断充实师资,提升教学水平。

3. 科研质量

在医院运营过程中,科研能力在医院的未来发展中扮演极为重要的角色,这可以体现在学科发展规划和科研项目质量中,各学科必须制定中长期发展战略,并定期监控战略落实情况。医院科研应该以支持临床医疗发展为主,因此,除鼓励科研项目的立项外,更要关注科研成果的转化和应用。协助科研专利申请与转化,鼓励对科研有兴趣的临床人员在医疗工作之外参与科研项目,为医院医疗技术发展注入动力。

4. 服务质量

患者就医体验中能直接感受到的就是医护人员服务态度、医患沟通、应对礼仪、就医流程等。患者就医满意度越高,其对医院忠诚度也越高,进而转化为来院就医次数和社会口碑,推动医院可持续发展。通过患者满意度调查,发现和分析现有服务措施不足。坚持以患者为中心,增加便民惠民硬件设施,改善就医服务流程,利用信息化技术提高就医效率。

第四节 运营管理分析常用指标

一、预算管理分析

预算是医院工作计划在资金上的体现。预算管理分析主要用于反映和评价医院业务工作开展、预算执行、成本控制等情况。医院预算管理分析指标主要有预算收入执行、预算支出执行率、财政专项拨款执行率。

1. 预算收入执行率

预算收入是医院编制的年度预算总收入,本期实际收入是医院在预算年度中实际完成的收入。预算收入执行率反映医院收入预算的编制和执行水平,一般来说该项指标应当在100%左右,过高或过低都反映医院在年初编制预算时没有充分考虑医院的经营状况和环境条件。

2. 预算支出执行率

本期预算支出是医院编制的计划期内预算总支出,本期实际支出是医院在预算期内实际发生的支出。预算支出执行率反映医院对支出的预算编制和管理水平,该项指标过高或过低说明医院预算编制和支出控制方面存在问题。

3. 财政专项拨款执行率

财政专项拨款执行率反映医院财政项目补助支出的执行进度,政府下达的专项指令性任务的完成情况。

二、结余和风险管理分析

1. 业务收支结余率

业务收入结余率反映了医院除来源于财政项目收支和科教收支项目之外的收支结余水平,能够体现医院的业务收入规模水平、成本费用的节约程度以及医院的管理水平、技术状况等。

2. 边际贡献率

边际贡献率是指边际贡献与医疗收入的比率,反映服务量增加能为医院增加的盈余,医疗收入扣除变动成本即为边际贡献。

3. 净资产利润率

净资产利润率是医院本期盈余与净资产的百分比率,该指标反映净资产的收益水平,用以衡量医院运用自有资本的效率。指标值越高,说明资产带来的盈余越高。该指标体现了自有资本获得净收益的能力。

4. 资产负债率

资产负债率揭示医院资产与负债的依存关系,反映医院的资产中借债筹资的比重。一般来说,在医院的管理中,鉴于医院的性质及特点,资产负债率不应太高。医院应结合行业的发展趋势、所处竞争环境和技术发展状况等客观条件,确定一个合适的水平。

5. 流动比率

流动比率指标的意义在于揭示流动资产与流动负债的对应程度,考察医院短期债务偿还的安全性,反映医院的短期偿债能力。一般地讲,鉴于医院的特点,医院的流动负债不应过高,医院应贯彻适度举债的原则,以免影响医院正常业务的发展。

6. 速动比率

速动比率是反映医院在某一时点上运用随时可以变现资产偿付到期债务的能力。医院的速动资产包括货币资金、短期投资、应收账款等。速动比率由于剔除了存货等变现能力较弱且不稳定的资产,因此,速动比率较流动比率更能准确、可靠地评价医院资产的流动性及其短期偿债的能力。

三、资产运营分析

1. 总资产周转率

总资产周转率又称总资产周转次数,反映医院总体资产的平均运作效率,通常表示总资产在一年中周转的次数。周转次数越多,表明运营能力越强;反之,说明医院的运营能力较差。

2. 流动资产周转率

流动资产周转率反映医院流动资产周转速度和流动资产利用效果。医院一定期间的流动资产的周转次数越多,表明医院的流动资产利用效果越好;反之,说明医院的流动资产的运营能力较差。

3. 应收账款周转天数

应收账款周转天数反映医院应收账款的流动速度。应收账款在医院的流动资产中占有很大份额,通常由应收在院病人医疗款、应收医保款、欠费病人记账款、银联、微信、支付宝等第三方线上渠道滞留金、应收合约单位记账款和外部单位非医疗业务往来资金等组成。医院应加强应收账款的管理,根据不同类型应收账款制定风险管控政策,控制坏账损失、管理成本、收账成本和资金的时间成本。

4. 存货周转率

存货周转率反映医院从取得药品、卫生材料、其他材料到投入医疗服务等各个环节的管理水平。存货过多会浪费资金,同时也可能造成存货过期、变质;存货过少则会影响医院的正常医疗活动,因此,医院应根据医疗服务的规律确定一个最佳的存货水平。针对危急重症抢救药品、卫材保证必备配置用量,毒、麻、精神类药品专项管理,一般药品、卫材、试剂最大限度利用 SPD(Supply Processing Distribution)医疗供应链管理系统,在保证医疗安全和质量的前提下,不断降低医院仓储成本,加快存货物资周转供应。

5. 设备投资效率

设备投资效率是医疗附加价值与医疗专业设备净值的比率,反映专业医疗设备投入与医疗附加价值产出关系。通常情况下,这一指标越高,意味着医院收入含金量越高、设备投资回报率越高,经济效益越好。结合国家医保支付制度改革,在 DRGs、DIP 打包支付背景下,也要注意观测大型医疗设备阳性率,合理控制患者费用,避免过度检查导致医保不予支付,医院利益受损。

四、成本管理分析

1. 每门诊人次收入

每门诊人次收入对于病人来说反映了病人所承担的费用水平;对于医院来说反映医院单位服务量的收入水平。这一指标的高低应该同医院的技术、规模、质量相适用。

2. 每门诊人次支出

每门诊人次支出反映医院对于门诊成本的管理水平,在保证医疗质量和病人安全前提下,此项指标越低,说明医院的成本管理水平越高,医院的经济效益越好。

3. 门诊收入成本率

门诊收入成本率反映医院的收入水平、成本费用的节约状况以及医院的管理水平、技术状况,也反映医院的可持续发展能力。

4. 每住院人次收入

每住院人次收入对于病人来说反映了病人住院所承担的费用水平;对于医院来说反映医院单位服务量的收入水平。这一指标的高低反映医院的技术、规模、质量及管理水平。

5. 每住院人次支出

每住院人次支出反映医院对于住院成本的管理水平,在保证医疗质量和病人安全前提下,此项指标越低,说明医院的成本管理水平越高,医院的经济效益越好。

6. 住院收入成本率

住院收入成本率反映医院的收入水平、成本费用的节约状况以及医院的管理水平、技术状况,也反映医院的可持续发展能力。

7. 变动成本率

变动成本率是变动成本与医疗收入的比率。变动成本是指随着服务量变动而变动的成本,通常由药品、卫生材料等物耗性支出项目和人员工资组成。变动成本率越低,边际贡献率越高,医院经营运行的安全性越高。

8. 固定成本率

固定成本率是固定成本与医疗收入的比率。固定成本是指成本总额在一定时期和一定业务量范围内,不受医疗业务量增减变动影响而能保持不变的成本,通常由一次性投入的场地、专业仪器设备、辅助设备设施等固定资产构成。医疗行业因业务特点属于重资产行业,可以通过租赁设备、委托服务降低固定成本率,通过扩大服务量、提高设备利用率、增产提高固定成本摊销、降低单位固定成本率。

9. 盈亏平衡点比率

盈亏平衡点比率是盈亏平衡点与医疗收入的比率。盈亏平衡点是指所有医疗收入等于全部成本时服务量对应的收入。以盈亏平衡点为界限,当医疗收入高于盈亏平衡点时医院盈利,反之,医院就亏损。盈亏平衡点可以用服务量来表示,即盈亏平衡点的服务量;也可以用金额来表示,即盈亏平衡点的医疗收入额。

五、支出管理分析

1. 人员经费支出比率

人员经费支出比率反映医院人力资源配置的合理性及薪酬水平高低,也可以反映医院的支出结构是否合理。通过与以前年度比较可以判断医院支出结构的变化趋势是否合理;与同类型的医院横向对比,可以了解本单位与对标单位的差距。对医院人员经费支出比率的分析,应结合医院特点、技术状况、人力资源配置以及薪酬政策来分析比较。

2. 公用经费支出比率

公用经费支出比率反映医院的商品与服务支出的投入情况。公用经费支出在医院的支出中占有很大的比重,加强对公用经费支出的管理对于提高医院的经济效益具有重要意义。

3. 管理费用率

管理费用率反映医院的管理水平和效率。与以前年度比较可以了解医院管理费用的变化情况;与其他医院比较,可以找出差距,有利于控制医院的管理费用开支,提高医院的经济效益。

4. 药品、卫生材料支出率

药品、卫生材料支出率反映医院在开展医疗服务过程中的药品、卫生材料的耗费程度。与以前年度相比可以了解医院对于药品、卫生材料的使用的趋势变化;与同规模的医院比较,可以找出本单位在药品、卫生材料使用方面存在的问题,以便加强管理,科学合理地使用药品及卫生材料,以免给病人带来不合理的经济负担。在分析中,也可以分别计算药品、卫生材料的支出率,这样便于正确地发现问题或差错,便于管理。

5. 药品收入比重

药品收入比重反映医院对于药品使用的状况。一般地讲医院的药品收入比重同医院的规模相关,规模越大,药品收入的比重越低;反之越高。同时,药品收入比重还同医院的技术结构以及药品使用的合理性有关。通过与以前年度相比,可以发现医院在药品购置、使用方面存在的不合理现象,有助于及时发现问题,及时纠正;通过与其他同规模的医院相比,也可以分析本单位的技术状况以及在药品购置、使用等方面存在的问题。

六、发展能力分析

1. 总资产增长率

总资产增长率从医院资产总量方面来反映医院的发展能力,表明医院规模水平对医院发展潜力的影响。该指标越高,表明医院在一个营业周期内资产规模扩张的速度越快,但应注意资产规模扩张的结构、质量、举债的风险程度等,避免资产规模的盲目扩张。

2. 净资产增长率

净资产增长率反映医院净资产的增值情况和发展潜力。净资产增长率大于零,是医院健康发展的标志,其增长速度展示了医院的发展潜力。该指标若是负值,表明医院的净资产受到侵蚀,应引起注意。

3. 固定资产净值率

固定资产净值率反映医院固定资产的新旧程度,体现了医院固定资产更新的快慢和持续的发展能力。

4. 医疗附加价值率

医疗附加价值包括诊察、治疗、手术、麻醉、护理以及依赖人工完成的检查项目所产生收入。医疗附加价值率反映医院收入含金量高低,通过与前期数据或行业数据对比,医疗附加价值率越高,越能体现工作人员劳动价值,能用于人员分配的比例也越高。

七、DRGs 管理分析

疾病诊断相关分组(DRGs)根据病人年龄、性别、住院天数、主要诊断、病症、手术处置、疾病严重程度及合并症、并发症等因素,将临床特征与医疗资源消耗相近的病人分入同一组,以组为单位打包确定医疗服务价格或医保支付标准。DRGs 管理体系包括了医院医疗服务产出、效率和质量等因素的绩效评价,对推动医院精细化管理具有重大意义。

1. 产能指标

产能指标反映医疗服务广度和整体技术难度。

(1) 入组率,充分反映医院的管理水平,入组率太低会明显降低总权重。

(2) DRGs 组数,医院收治病例分到的 DRGs 组个数,代表了医院收治病例所覆盖疾病类型的范围。

(3) DRGs 权重(RW),根据医疗费用越高消耗的资源越多,病情相对越严重的总体思路,计算每个 DRGs 组相对所在区域次均费用的权重,综合反映各 DRGs 组的疾病严重程度和资源消耗情况。

(4) 总权重,反映医院服务总量,医院服务能力的评价标准之一。其计算公式如下:

$$总权重 = \sum(某 \text{ DRGs } 费用权重 \times 该医院该 \text{ DRGs } 病例数)$$

(5) 病例组合指数(CMI),是某个医院的例均权重,跟医院收治的病例类型有关,值高被认为医院收治病例的评价难度较大。

2. 效率指标

效率指标即时间/费用消耗指数,反映住院服务效率。

利用时间/费用消耗指数评价医院的绩效,如果计算值在 1 左右表示接近平均水平;小于 1,表示医疗费用较低或住院时间较短;大于 1,表示医疗费用较高或住院时间较长。计算步骤如下:

（1）计算区域各 DRGs 的平均费用、平均住院日。

（2）计算医院各 DRGs 的平均费用、平均住院日。

（3）计算医院与区域 DRGs 各组比。

（4）计算费用消耗指数、时间消耗指数。

八、功能定位分析

1. 日间手术占择期手术比例

日间手术占择期手术比例要求在保障医疗质量与安全的前提下，符合条件的三级医院稳步开展日间手术，逐步扩大日间手术病种范围，逐年增加日间手术占择期手术的比例，缩短患者等待住院和等待手术时间，提高医疗服务效率，缓解患者"住院难"和"手术难"问题。

2. 出院患者手术占比

该指标反映三级医院提供优质医疗资源服务于疑难危重患者，尤其是提供安全有保障的高质量医疗技术服务的能力。

3. 出院患者微创手术占比

该指标反映医院微创技术发展水平，指标越高，说明医院微创技术发展水平越高。

4. 出院患者四级手术比例

该指标用于衡量医院住院患者中实施复杂难度大的手术的情况。该指标越高，说明医院开展复杂难度大的手术的能力越强。

5. 特需医疗服务量占比

该指标反映医院提供特需服务的规模大小，中共中央、国务院出台的《关于深化医药卫生体制改革的意见》（中发〔2009〕6 号）要求，特需服务的比例不超过全部医疗服务的 10%。

九、质量管理分析

1. 低风险组死亡率

该指标体现医院医疗质量和安全管理情况，也间接反映了医院的救治能力和临床诊疗过程管理水平。

2. 30 天再住院率

该指标是医院医疗技术水平和质量的重要结果指标之一，结合同病种平均住院日、死亡率一起分析，指标越低，说明医疗技术和质量越高。

3. 手术患者并发症发生率

该指标是反映医院医疗技术能力和管理水平的重要结果指标之一，指标越低，说明医院手术后并发症的预防措施落实到位，医疗技术能力和管理水平越高。

4. Ⅰ类切口手术部位感染率

该指标反映医院对接受Ⅰ类切口手术的患者医院感染管理和防控情况，指标越低，说明医院对接收Ⅰ类切口手术的患者医院感染管理和防控措施做得越好。

5. 大型医用设备检查阳性率

该指标反映医院大型医用设备科学配置和合理使用情况。

6. 点评处方占处方总数的比例

该指标反映医院的用药管理情况,该指标越高,说明医院对用药管理越重视。

7. 抗菌药物使用强度(DDDs)

该指标可反映不同年度的用药动态和用药结构,某抗菌药物 DDDs 大,说明用药频度高,用药强度大,对该药的选择倾向性大。

十、教学科研管理分析

1. 在医学人才培养方面的经费投入占比

该指标反映医院承担培养医学人才的工作成效,也反映医院对医学教育和人才培养的重视程度。

2. 每百名卫生技术人员科研项目经费

该指标反映医院的科研创新能力。

3. 每百名卫生技术人员科研成果转化金额

该指标反映医院去规模化和创新成果应用能力。该指标导向是逐步提高。

附表:运营管理分析常用指标

分析维度	指标名称	计算方法	评价内容	指标控制说明
预算管理	预算收入执行率	预算收入执行率=本期实际收入总额/本期预算收入总额×100%	医院收入预算的编制和执行水平	一般在 95%～105%,过高或过低说明医院年初编制预算时没有充分考虑医院的经营状况和环境条件
	预算支出执行率	预算支出执行率=本期实际支出总额/本期预算支出总额×100%	反映医院对支出的预算编制和管理水平	一般在 95%～105%,过高或过低说明医院预算编制和支出控制方面存在问题
	财政专项拨款执行率	财政专项拨款执行率=本期财政项目补助实际支出/本期财政项目支出补助收入×100%	医院财政项目补助支出的执行进度	专款专用,结合工作任务进度或序时进度研判执行率
结余和风险管理	业务收支结余率	业务收支结余率=本期实际业务收支结余/(医疗收入+财政基本补助收入+其他收入)×100%	医院除来源于财政项目收支和科教收支项目之外的收支结余水平	业务收支平衡,略有结余
	边际利润率	边际利润率=边际利润/医疗收入×100%	服务量增加能为医院增加的收益	边际利润值越高越好,且应大于固定成本,为医院带来利润
	净资产利润率	净资产利润率=利润/净资产×100%	净资产的收益水平	值越高说明盈利能力越强
	资产负债率	资产负债率=负债总额/资产总额×100%	医院资产中借债筹资的比重	低负债率医院资金压力大,高负债率经营风险大,医院资产负债率应适中,等级医院评审要求不超过 70%,结合现金流判断

（续表）

分析维度	指标名称	计算方法	评价内容	指标控制说明
结余和风险管理	流动比率	流动比率＝流动资产/流动负债×100%	医院的短期偿债能力	流动比率一般在1.5～2.0比较好,流动比率越高这就说明日常经营越不需要短期资金的支持,但比率过高表明资金利用效率越低
	速动比率	速动比率＝速动资产/流动负债×100%	医院在某一时点上运用随时可以变现资产偿付到期债务的能力	速动比率维持在1:1较为正常,它表明医院的每1元流动负债就有1元易于变现的流动资产来抵偿,短期偿债能力有可靠的保证。速动比率过低,企业的短期偿债风险较大,速动比率过高,速动资产上占用资金过多,会增加投资机会成本降低收益率
资产运营	总资产周转率	总资产周转率＝(医疗收入＋其他收入)/平均总资产×100%	医院总体资产的平均运作效率	值越高表明资产利用效率越高,运营能力越强
	流动资产周转率	流动资产周转率＝(医疗收入＋其他收入)/平均流动资产总额×100%	医院流动资产周转速度和流动资产利用效果	值越高表明医院的流动资产利用效果越好
	应收账款周转天数(天)	应收账款周转天数＝(平均应收账款余额×365)/医疗收入	医院应收账款的流动速度	应收账款周转天数越少越好,提高资金使用效率
	存货周转率	存货周转率＝(医疗支出中的药品＋卫生材料＋其他材料)/平均存货	医院药品、卫生材料、其他材料等的流动速度以及存货资金占用的合理性	在保障临床物资需要的前提下,存货周转速度越快越好
	设备投资效率	设备投资效率＝医疗附加价值/专业设备资产净值×100%	专业医疗设备投入与医疗附加价值产出关系	值越高表明医院收入含金量越高、设备投资回报率越高,经济效益越好
成本管理	每门诊人次收入(天/人次)	每门诊人次收入＝门诊收入/门诊人次	病人所承担的费用水平/医院单位服务量的收入水平	值的高低与医院的技术、规模、质量相适用,指标导向为逐步降低
	每门诊人次支出(天/人次)	每门诊人次支出＝门诊支出/门诊人次	医院对于门诊成本的管理水平	在确保医疗质量和安全前提下,合理控制医院成本
	门诊收入成本率	门诊收入成本率＝每门诊人次支出/每门诊人次收入×100%	医院的收入水平、成本费用的节约状况、管理水平和技术状况	在确保医疗质量和安全前提下,合理控制医院成本
	每住院人次收入(天/人次)	每住院人次收入＝住院收入/住院人次	病人住院所承担的费用水平或医院单位服务量的收入水平	值的高低与医院的技术、规模、质量相适用,指标导向为逐步降低
	每住院人次支出(天/人次)	每住院人次支出＝住院支出/住院人次	医院对于住院成本的管理水平	在确保医疗质量和安全前提下,合理控制医院成本
	住院收入成本率	住院收入成本率＝每住院人次支出/每住院人次收入×100%	医院的收入水平、成本费用的节约状况、管理水平和技术状况	在确保医疗质量和安全前提下,合理控制医院成本
	变动成本率	变动成本率＝变动成本/医疗收入×100%	医院经营运行的安全性	值越低,边际贡献率越高,医院经营运行的安全性越高
	固定成本率	固定成本率＝固定成本/医疗收入×100%	医院经营运行的安全性	
	盈亏平衡点比率	盈亏平衡点比率＝盈亏平衡点/医疗收入×100%	医院经营运行的安全性	值<1,表明医院盈利,反之,表明医院亏损

（续表）

分析维度	指标名称	计算方法	评价内容	指标控制说明
支出管理	人员经费支出比率	人员经费支出比率＝人员经费/（医疗业务成本＋管理费用＋其他支出）×100%	医院人力资源配置的合理性、薪酬水平高低以及支出结构是否合理	结合医院特点、技术状况、人力资源配置以及薪酬政策来分析比较,该指标越高越好
	公用经费支出比率	公用经费支出比率＝公用经费/（医疗业务成本＋管理费用＋其他支出）×100%	医院对人员的商品与服务支出的投入情况	公用经费支出比率越低越好
	管理费用率	＝管理费用/（医疗业务成本＋管理费用＋其他支出）*100%	医院的管理水平和效率	医院需要控制管理机构臃肿,人浮于事;又要不断提升管理水平,通过管理产生效益。管理费用率需要结合医院所处发展阶段合理控制
	药品、卫生材料支出率	药品、卫生材料支出率＝（药品支出＋卫生材料支出）/（医疗业务成本＋管理费用＋其他支出）×100%	开展医疗服务过程中的药品、卫生材料的耗费程度	药品、卫生材料支出率越低越好
	药品收入比重	药品收入比重＝药品收入/医疗收入×100%	医院对于药品使用的状况	与医院规模、技术结构、药品使用合理性相关,指标导向为逐步降低
发展能力	总资产增长率	总资产增长率＝（期末总资产－期初总资产）/期初总资产×100%	医院资产总量方面体现的医院发展能力	值越高表明医院在一个营业周期内资产规模扩张的速度越快
	净资产增长率	净资产增长率＝（期末净资产－期初净资产）/期初净资产×100%	医院净资产的增值情况和发展潜力	指标＞0 表明医院健康发展,指标＜0 表明医院的净资产受到侵蚀
	固定资产净值率	固定资产净值率＝固定资产净值/固定资产原值×100%	医院固定资产的新旧程度	值越高说明医院固定资产新增或更新集中度越大,资金占用大,根据医疗业务开展情况,科学制定固定资产投入或更新计划,保持固定资产净值率在合理水平
	医疗附加价值率	医疗附加价值率＝医疗附加价值/医疗收入×100%	医院收入含金量高低	值越高,医院收入含金量越高,越能体现工作人员劳动价值
DRGs管理	入组率	入组率＝入组病例数/病例总数×100%	反映医院的管理水平	低入组率说明医院在首页质量管理上存在问题,入组率太低会明显降低总权重
	DRGs组数	根据 DRGs 分组器反馈情况	医院收治病例所覆盖疾病类型的范围	数量越大表示医院能够提供的诊疗服务范围越广,结合医院功能定位判断
	DRGs权重（RW）	DRGs 权重＝该 DRGs 病例的平均费用或成本/本地区所有病例的平均费用或成本	各 DRGs 组的疾病严重程度和资源消耗情况	权重值越大表示该病组难度越大,一般 RW＜2 为常见疾病,RW＞2 为疑难危重疾病
	总权重	总权重＝$\sum$（某 DRGs 费用权重×该医院该 DRGs 病例数）	医院服务总量	总权重越大,医院服务数量和难度越大
	病例组合指数（CMI）	病例组合指数＝$\sum$（某 DRGs 费用权重×该医院该 DRGs 病例数）/ 该医院所有病例数	治疗病例的技术难度水平	CMI 值越高代表医院收治病例的疑难危重度越高

（续表）

分析维度	指标名称	计算方法	评价内容	指标控制说明
DRGs管理	费用消耗指数	医院DRGs各组费用比＝医院DRGs各组平均费用/区域DRGs各组平均费用；费用消耗指数＝$\sum$（医院DRGs各组费用比×DRGs各组病例数）/医院总入组病例数	同类疾病所花费的费用	计算值在1左右表示接近平均水平；小于1，表示医疗费用较低；大于1，表示医疗费用较高。控制在1以下，具有成本优势
	时间消耗指数	医院DRGs各组平均住院日比＝医院DRGs各组平均住院日/区域DRGs各组平均住院日；时间消耗指数＝$\sum$（医院DRGs各组平均住院日比×DRGs各组病例数）/医院总入组病例数	治疗同类疾病所花费的时间	计算值在1左右表示接近平均水平；小于1，表示住院时间较短；大于1，表示住院时间较长；控制在1以下，具有效率优势
功能定位	日间手术占择期手术比例	日间手术占择期手术比例＝日间手术台次数/同期出院患者择期手术总台次数×100%	医院提供医疗服务的效率	提高日间手术占择期手术的比例，可以缩短患者等待住院和手术时间，提高医疗服务效率，指标导向为逐步提高
	出院患者手术占比	出院患者手术占比＝出院患者手术台次数/同期出院患者总人次数×100%	医院提供优质医疗资源服务于疑难危重患者，尤其是提供安全有保障的高质量医疗技术服务的能力	值越高，说明医院提供优质医疗服务的能力越高，指标导向为逐步提高
	出院患者微创手术占比	出院患者微创手术占比＝出院患者微创手术台次数/同期出院患者手术台次数×100%	医院微创技术发展水平	值越高，说明医院微创技术发展水平越高，指标导向为逐步提高
	出院患者四级手术比例	出院患者四级手术比例＝出院患者四级手术台次数/同期出院患者手术台次数×100%	医院住院患者中实施复杂难度大的手术的情况	值越高，说明医院开展复杂难度大的手术的能力越强，指标导向为逐步提高
	特需医疗服务量占比	特需医疗服务量占比＝特需医疗服务量/同期全部医疗服务量×100%	医院提供特需服务的规模大小	国家要求公立医院提供特需医疗服务的比例不超过全部医疗服务的10%
质量管理	低风险组死亡率	低风险组死亡率＝低风险组死亡病例/低风险组病例数×100%	临床上死亡风险极低病例的死亡率，反映医院医疗质量和安全管理情况	计算各病种平均死亡率，死亡率低于平均值负一倍标准差的病种为低风险病种；该指标值越低表明医院医疗质量和安全水平越高，指标导向为逐步降低
	30天再住院率	30天再住院率＝患者同一主要诊断30天内再入同一医院人数/出院人数×100%	医院医疗技术水平和质量	值越低，说明医疗技术和质量越高
	手术患者并发症发生率	手术患者并发症发生率＝手术患者并发症发生例数/同期出院的手术患者人数×100%	医院医疗技术能力和管理水平	值越低，说明医院医疗技术能力和管理水平越高，指标导向为逐步降低
	Ⅰ类切口手术部位感染率	Ⅰ类切口手术部位感染率＝Ⅰ类切口手术部位感染人次数/同期Ⅰ类切口手术台次数×100%	医院对接受Ⅰ类切口手术的患者医院感染管理和防控情况	值越低，说明医院对接受Ⅰ类切口手术的患者医院感染管理和防控措施做得越好，指标导向为逐步降低

（续表）

分析维度	指标名称	计算方法	评价内容	指标控制说明
质量管理	大型医用设备检查阳性率	大型医用设备检查阳性率＝大型医用设备检查阳性数/同期大型医用设备检查人次数×100%	医院大型医用设备科学配置和合理使用情况	阳性率高说明检查患者大多需要或合适该设备检查,属于适当医疗行为;阳性率低反映存在过度医疗现象
	点评处方占处方总数的比例	点评处方占处方总数的比例＝点评处方数/处方总数×100%;点评出院患者医嘱比例＝出院患者住院医嘱点评数/同期出院人数×100%	医院的用药管理情况	值越高,说明医院对用药管理越严格,指标导向为逐步提高
	抗菌药物使用强度(DDDs)	抗菌药物使用强度＝住院患者抗菌药物消耗量(累计DDD数)/同期收治患者人天数×100%;收治患者人天数＝出院患者人次数×出院患者平均住院天数	衡量医院抗菌药物合理用药的管理水平	DDDs值高,说明用药频度高,指标导向为逐步降低
教学科研管理	医学人才培养经费投入占比	医学人才培养经费投入占比＝(院校医学教学经费投入＋毕业后医学教育经费投入＋继续医学教育经费投入)/医院当年总费用×100%	医院对医学教育和人才培养的重视程度	值越高,说明医院对医学教育和人才越重视,指标导向为逐步提高
	每百名卫生技术人员科研项目经费(万元)	每百名卫生技术人员科研项目经费＝本年度科研项目立项经费总金额/同期卫生技术人员总数×100	医院的科研创新能力	指标导向为逐步提高
	每百名卫生技术人员科研成果转化金额(万元)	每百名卫生技术人员科研成果转化金额＝本年度科研成果转化总金额/同期医院卫生技术人员总数×100	医院去规模化和创新成果应用能力	指标导向为逐步提高

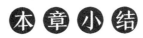

本　章　小　结

　　本章介绍了公立医院在取消药品加成、医疗收费价格调整、医保支付及分级诊疗等政策背景下,如何构建和优化医院内外部运营数据分析的科学管理模式,秉持"拿数据说话,用结果验证",实现对医院日常运营数据的及时挖掘、整理、汇总、分析和反馈,为医院管理者及时提供运营决策制定和调整的有效依据和支撑。

　　1. 医院运营管理分析的基本要求

　　运营管理分析的目标是以新时期卫生与健康工作方针和医院事业发展战略规划为指引,将现代管理理念、方法和技术嵌入到运营管理的各个领域,坚持公益性方向,努力实现社会效益与经济效益的有机统一。运营分析利用管理会计工具和信息化手段,展示医院主要的业务指标和经济指标,并呈现医院主要绩效指标的历史发展和变化趋势,以实现医院的长期稳定发展。

2. 医院运营管理分析工具

面对医院大量的业务数据和财务数据,需要根据不同的分析目标和预期效果,使用不同的运营分析工具。运营分析工具主要包括:比率分析、结构分析、因素分析、趋势分析、本量利分析和盈余敏感度分析。在使用分析工具时应注意分析工具与说明问题的相关性;会计政策的一致性;医院类型、规模、级别差异;医院经营的内外环境变化和突发应急事件对分析结果的影响。

3. 医院运营管理分析方法

为全面且快速了解医院财务状况、经营成果、成本结构、资源产出能力、业务效率和业务质量,常用的几种分析方法包括:资产负债表分析;医疗活动收入费用分析;盈亏平衡点分析;资源产出能力分析;业务效率分析;医疗、教学、科研、服务质量分析。

4. 运营管理分析常用指标

为评价和控制医院运营管理状况,构建了包括医院预算管理、结余和风险管理、资产运营、成本管理、支出管理、发展能力、DRGs 管理、功能定位、质量管理、科研教学管理等十大类 54 项指标的常用指标系统。

【关键概念】

运营管理分析、资产负债表分析、医疗活动收入费用分析、盈亏平衡点分析、资源产出能力分析、业务效率分析、质量管理分析

【思考拓展】

1. 运营分析原始数据如何获得?

2. 运营分析分析主体是哪个(些)部门?

3. 运营分析结果如何反馈和应用?

4. 运营分析指标适用条件和注意因素有哪些?

5. 运营分析时如何兼顾医院社会效益,还有哪些指标可以评价公立医院运营的社会效益?

第十章

医院多院区运营管理

第一节　医院多院区运营管理发展沿革

近年来,我国许多医院呈现出一院多区发展态势。资料显示,复旦大学医院管理研究所发布的《2019年度中国医院排行榜》排名前30的公立医院中,有22家设置了分院区。在2020年新冠疫情阻击战中,大型公立医院依托分院区爆发出巨大力量,让"一院多区"建设得到了从中央到地方、从政府到医院、从机构到个人的空前关注。实际上,大医院办分院由来已久,其给周边乃至区域内患者提供的就医便利,及其对医疗资源和基层患者的虹吸作用,就像硬币的两面被反复讨论。国家是否支持发展分院区,如何规范发展分院区,之前一直没有定论。2021年6月,《国务院办公厅关于推动公立医院高质量发展的意见》(国办发〔2021〕18号)要求公立医院"三转变、三提升",实现高质量发展,其中包括要"发挥公立医院在城市医疗集团中的牵头作用,统筹负责网络内居民一体化、连续性医疗服务……支持部分实力强的公立医院在控制单体规模的基础上,适度发展多院区,以便发生重大疫情时迅速转换功能"。这是国家层面文件首次提出支持一院多区,医院一院多区发展具有调整卫生资源布局、满足人民群众卫生服务需求的重要作用。然而,许多医院的分院区之间常常距离较远、甚至不在同一个城市,从而给医院运营管理带来了一系列新问题和巨大挑战。越来越多的医院管理者所面临的重大课题之一便是如何进一步加强多院区医院管理的科学性、一致性、有效性。

2022年1月,国家卫生健康委印发《医疗机构设置规划指导原则(2021—2025年)》(以下简称《指导原则》),首次提出公立医院分院区概念。2022年3月,国家卫生健康委又印发了《国家卫生健康委关于规范公立医院分院区管理的通知》(以下简称《管理通知》)。这些重要制度的出台,对指导地方规范管理分院区,做到合理有序发展、科学规范管理分院区,具有重要现实意义。"分院区"的亮相,标志着"多院区医院"正式进入规范管理和稳步发展阶段。

一、多院区医院的定义和命名

多院区医院，也可称单体多院区医院，是指拥有两个或两个以上院区的医院。多院区医院通常通过新建、迁建、改扩建、兼并等方式发展而来，具有相同的法定代表人、统一的财务管理。《指导原则》中提出，公立医院"分院区"是指公立医院在原有院区（主院区）以外的其他地址，以新设或者并购等方式设立的、具有一定床位规模的院区。分院区属于非独立法人，其人、财、物等资产全部归主院区所有。公立医院举办的基层医疗服务延伸点、门诊部、未设置床位的健康体检中心等，以及医联体、医院托管、合作举办、协议合作、对口支援等合作医疗机构不属于分院区。

医疗机构规范命名事关群众看病就医知情权、选择权和健康权益。公立医院多院区命名应当规范，不能引发歧义或者误导患者。《管理通知》对公立医院多院区命名提出了明确要求。分院区名称由主院区第一名称、识别名称和通用名称依次组成，体现分院区与主院区间业务关系，应当符合医疗机构命名有关要求。原则上，分院区通用名称为院区、分院；识别名称为地名、方位名、顺序名或者其他有内在逻辑关系的名称。分院区登记名称为"主院区名称＋识别名＋院区/分院"。如上海市第一人民医院，目前拥有相同法定代表人的上海市第一人民医院虹口院区和上海市第一人民医院松江院区。同时，《管理通知》也明确提出，除符合条件的分院区和国家层面推动的区域医疗中心建设项目单位外，其他医联体、医院托管、对口支援等合作模式的成员单位不得以"某某医院＋识别名＋院区/分院/医院"的形式命名。从规范命名的层面，将公立医院分院区和其他合作形式等进行区分，有利于群众选择就医。

二、我国多院区医院的发展历程

我国多院区医院与医院集团的发展有着密不可分的关系，多院区医院的发展最早可追溯到医院集团的发展雏形时期。20 世纪 80 年代初期，我国医疗卫生领域曾以医疗合作联合体的形式，进行过一场医疗资源的重组，这一形式的产生是我国医院集团的雏形。当时，鉴于医疗卫生资源的匮乏，国家提出医疗联合体的形式，大医院支持偏远地区的基层建设工作。在该模式下，各医院以技术为纽带开展合作，这种松散的模式并未涉及产权问题，类似当前的帮扶。医疗联合体模式下的各个院区是以技术上的互助连接在一起的，基本没有涉及医院产权问题，各院区处于一种松散状态。此时，严格意义上的多院区医院较少。20 世纪 90 年代中后期开始，我国医院开始尝试医院集团化发展道路。这个阶段的集团化多是在政府支持下，医院主动开展的市场拓展，以松散型和半松散型的托管、合作办院为主。集团化探索初始阶段，影响较大的当属南京鼓楼医院集团。1996 年年底，在原南京市卫生局主持下，南京三级市属医院鼓楼医院、儿童医院、口腔医院，走出了探索的一步，组建了全国第一家医院集团——南京鼓楼医院集团。按照规划，鼓楼医院作为大型综合性医院，可有力地支持专科医院的发展；而儿童医院、口腔医院则可发挥其专科优势的特长，弥补鼓楼医院发展的短板。1998年起,青岛市市立医院启动改革,通过兼并重组、资产置换等方式,先后合并了青岛市东部医院和青岛市人民医院等8个医疗单位,开启了集团化发展模式。与此同时,在南方的羊城,黄埔区政府也与原中山医科大学签订了合作协议,由原中山医科大学委托中山大学附属第一医院全面经营黄埔区人民医院。由此,在医院采用共建、调整、合作、合并、委托管理等多种方式组建医院集团的过程中,很多医院联合在一起,形成了相当数量和规模的多院区医院。但是,不同类型的医疗集团蜂拥而起,其所面临的困境也日渐显现。由于人、财、物不能统一管理,无法真正实现利益共享,医疗集团就失去了赖以生存与发展的根基。这是当时,乃至当下松散型医联体普遍面临的困境。医疗机构渐渐意识到,法人资格、资产归属、行政隶属、职工身份等保持独立的情况下,医疗集团单位成员之间并未打破利益藩篱,很难一盘棋发展。由于医疗服务的社会公平性差、医疗资源配置效率低,2005年原卫生部提出,要解决这两个难题,主要是靠政府,而不是走市场化的道路。由此,自2005年起,大型公立医院自建院区的案例越来越多,松散的集团化模式渐渐退潮。2009年2月,上海市启动改变全市医疗格局的郊区三级综合医院"5+3+1"建设工程,引入长征、仁济、六院、华山、瑞金等三级医院优质医疗资源,在浦东、南汇(原)、闵行、宝山、嘉定5个区,建设各600张床位规模的三级综合性医院。2012年,华中科技大学同济医学院附属同济医院谷院区奠基,该院位于光谷生物城医药产业园,规划占地面积16.7万平方米,规划床位1000张。次年,同济医院中法新城院区破土动工,该院区一期规划建筑总面积约15万平方米,总投资8.21亿元,由德国著名设计师设计,7个庭院式小院建筑风格,极大地方便了患者就医。2013年,南昌大学第一附属医院着手建设象湖院区,该院区占地面积32.7万平方米,总建筑面积67万平方米,一期建筑面积43万平方米,投资20.6亿元,编制床位3200张,超过主院区的2900张。以超大型综合医院为主体的多院区医院是公立医院改革的阶段产物,在特定时期下对医疗卫生资源下沉、缩小城乡医疗能力差距、提升基层医疗卫生服务能力方面发挥了重要作用。

另外,我国台湾地区的医院多院区管理也较普遍,其中台湾长庚医院以其企业化管理特色尤为知名。至2016年,台湾长庚医院在基隆、台北等地设立7个院区,包括林口长庚医院、台北长庚医院、基隆长庚医院、云林长庚医院、高雄长庚医院、嘉义长庚医院和桃园长庚医院,2016年门诊量800万人次,住院量260万人次,急诊量55万人次,为台湾地区规模最大的医疗集团。长庚医院把台塑企业的管理模式成功应用于医院的经济运行管理中,采取"医管分工合治"的组织结构,在经营管理上高度集权、在医疗专业上高度分权,医疗专业技术人员负责提升医疗专业水平,专业管理团队负责医院经营管理和效率改进,在经营管理上堪称亚洲地区最佳标杆医院之一。长庚医院董事会下设决策委员会,直接管辖行政中心,是整个医院运营的中枢。行政中心下设医学研究发展部、人力资源发展部、工务管理部、经营管理部、医务管理部、法律事务室、公共事务关系室、财务管理部等10多个管理部门,负责建立健全全院的各项规章制度,维持医院经济平稳运行。各院区按事业部制的方式经营,实行独立核算,院长为该院区最高主管。为保证院区经营分目标与医院整体总目标相统一,各院区均设立管理部,负责医院经营管理事项。每个管理部负责人由行政中心委派并接受其考核,同时具有院长级别的决策权。

三、其他国家多院区医院管理概览

(一)美国梅奥综合医学中心多院区管理

创立于1863年的美国梅奥医学中心(Mayo Clinic)是美国规模最大、设备最先进的综合性医疗机构,也是世界最具影响力和代表世界最高医疗水平的医疗机构之一,在医学研究领域处于领跑者地位。美国梅奥诊所虽被称为"诊所",但实际上是一所拥有悠久历史的综合医学中心,拥有3个主院区,70多所医院和诊所,4 500多名医生和科研人员,约5.7万名其他各类员工。总部坐落于明尼苏达州罗切斯特市,其他两大院区分别是亚利桑那州的斯科茨代尔院区及佛罗里达州的杰克逊维尔院区。

梅奥诊所的"一院多区"采用结构集中化和分权化混合的管理机制,构建四级管理架构,即董事会、治理委员会、管理团队、两大运营团队。两大运营团队一个负责跨院区临床、教学科研与各商业部门日常运作,另一个则为各个分院运营团队。这种做法既实现了每个院区和下属医疗服务机构可以根据自身市场具体情况调整运营,又保证了医院整体文化、诊疗和流程的统一,能够保证不同院区间始终拥有相同的管理理念。梅奥在不同院区实行统一战略,其成功有四个关键要素:一是有清晰的目标和价值;二是发挥医生和行政人员在各层级的领导作用;三是自上而下制定战略;四是权责分明。

梅奥的3个主院区不仅战略发展目标一致,其运营手段也保持一致。医院都设置有临床执业委员会(Clinical Practice Committee,CPC)。CPC由医生组成并由医生领导,负责整个医疗机构的医疗服务质量,包括基础设施支持和专家制定的临床规范的传播。3个州主要院区的CPC领导者组成整个梅奥诊所体系的临床执业顾问委员会(Clinical Practice Advisory Group),负责整个梅奥诊所体系的医疗服务质量,并由梅奥诊所董事会监管。如此一来,整个梅奥诊所体系之间也能够形成整合和互动。所有院区都采用统一的电子病历和信息管理系统。

梅奥诊所下设有梅奥医学院作为其重要的人才来源地。梅奥一方面通过招聘选择符合梅奥价值观的员工,另一方面雇用自己培养起来的培训生,优中选优,梅奥诊所有超过60%的医生在梅奥接受过培训。梅奥通过派遣有经验的梅奥医生和管理者把梅奥的文化带到分院区。团队合作是梅奥对员工要求,这种合作足以穿越不同的职称、不同的部室和不同的院区。梅奥所有员工采用固定工资制,薪资等级旨在确保薪资具有市场竞争力,能够招聘和留住人才,并与本组织的使命、愿景和价值观保持一致,在梅奥医学中心的各个执业地点和科室之间,非工资类的补偿和福利是一致的。

对于资产分配和使用,梅奥采用类似行政部门的"收支两条线",所有收入由组织统一管理,再根据需求进行分配,掌握最高决策权的是董事会。新营业点的建筑设计、内部设备都体现出与本部相同的风格。此外,患者预约、病例记录及患者通信系统等都与本部一样。三大院区中的临床化验室、放射科、安全保卫处、后勤、维护中心以及其他大部分功能多是被整合成统一的服务,来满足医院和诊所运营的需求。梅奥诊所在各个院区统一采取"医生—管理者"团队合作的方式。

在医院文化方面,"同一个梅奥"成为梅奥行动的口号以及战略目标。在各个部门之间,梅奥实行的则是共享式的服务模式。共同分享的精神已在梅奥形成一种文化传统。梅奥除了为医务人员提供官方继续教育课件,还在梅奥官方网页设有专家分享平台,梅奥的医生能查找到医院任何领域的专家,并通过邮件、电话、短信等方式向其求教。除此之外,专家们也把行医经验、心得体会及有效临床路径发布到这个平台,与其他医务人员共同分享。

(二)美国医院集团委托管理模式

美国医院集团(Hospital Corporation of America,HCA)是美国一家营利性的健康服务提供集团,也是全球最大的健康服务提供集团,总部设在美国田纳西州的纳什维尔。股东通过和HCA公司签订合同,下放医院管理权,将医院托管给HCA公司管理。在该模式下,医院可以输入先进的管理方法、运营机制以及技术支持,达到资源合理配置,构建一个患者、医生、政府和股东四方共赢的局面。目前HCA公司在美国和英国共拥有184家医院和123家独立急救中心。

(三)澳大利亚片区医院集团管理

澳大利亚近年来采用实体区域医疗中心模式来组建片区医院集团管理,即:政府在进行城市区域卫生资源合理规划和布局的基础上,按照区域把片区内所有的医疗资源,包括社区卫生服务中心、康复保健中心、家庭护理院、老年护理院、高端医疗设备检查和检验中心等划拨给代表区内医疗技术水平的公立大医院,组建具有独立法人地位的实体区域医疗中心。这一模式有利于公立大医院调派自己区域内的医疗资源,划分不同的服务中心,为不同需求的患者分流服务。但这其实将政府的职责转移到了公立大医院,区域内的医疗结构可能会面对更不均衡的财政和资源配置。

(四)新加坡行政集团式医院管理

新加坡行政集团式医院管理是通过建立董事会统筹管理和配置集团内的卫生资源。医院集团运行机制主要采用董事会领导下的院长负责制,董事会可确定医院的发展战略、审批重要人事及财务事项、监督医疗服务质量。集团总部统一管理医疗事务、医疗质量、财务、后勤、信息系统、教育等。通过医疗集团横纵混合模式,集团内既有同级别的医院,也有不同级别的医院,有利于形成集团内的双向转诊机制。

实践中,新加坡卫生部在全国范围内按东西两大区域将公立医疗系统重组为国立健保服务集团和新加坡保健服务集团,集团产权归政府所有,管理权转交给这两家集团公司,按集团化模式运行。两家集团公司分别由各自的董事会管理,集团CEO、董事由卫生部任命,对董事会负责,集团具体日常管理由全职CEO负责。两家集团内部下设具有独立法人地位的公立医院,实行董事会领导下的院长负责制,享有经营自主权。医院董事会参与医院内部重要的人事管理及财务管理,日常由医院院长负责管理。

该模式优点在于集团内部的公立医院自主性比较大,政府与集团、医院三方监督有利于控制医疗成本；缺点是多头管理可能会造成医院的信息不对称、效率低下等问题。对患者来说，虽然该模式医疗服务的效率不高，但患者能够以较为实惠的价格享受到较高质量的医疗服务。

四、我国医院多院区发展的动因

近年来，许多综合实力强且有发展空间的大型公立医院，不断拓展新的院区，寻找新的发展机遇。探究多院区医院的发展动因，可从医疗机构内部发展动因和外部环境因素两个方面来分析探讨。

（一）医疗机构内部发展动因

1. 规模经济效益

经济学中著名的"规模经济效益"指出，企业生产规模扩大使单位产品的生产成本降低。医院的发展同样也符合这个基本规律，多院区医院发展首先是医院降低成本、追求规模效益的需要。随着新医改的推进，政府对公立医院的投入方向和渠道发生重大变化，继取消药品加成之后，2019年全面实行的医用耗材零差价的政策，促使公立医院进一步回归公益属性，但同时也加大了医院的政策性亏损。医院为了实现收支平衡，在力求扩大医务性收入的同时越来越重视成本效益，而提高规模经济效益是降低成本、增强自身竞争实力的重要手段。很多医院采取新建、重组、合并等多种方式扩大规模，多院区医院正是通过医院间的整合发展而来。

2. 医院增强自身竞争实力的需要

伴随着医疗卫生体制改革的如火如荼进行、人民群众日益增长的优质医疗服务需求不断增加、公立医院绩效考核以及各类医院排行榜的出现，医院管理层认识到必须通过各类改革来提升综合实力和自身的竞争力。同时，大量外资医疗机构和民营医院的进入，带来了一些先进做法和先进经验，但也给本土医院特别是大型综合性公立医院带来了不小冲击。由此，医院过去的单一院区发展模式已经不能很好地适应日趋错综复杂与竞争激烈的医疗市场竞争环境。

3. 扩大医院品牌影响力的有效途径

大型综合型公立医院在长期的医疗实践过程中，通过较高的技术水平和优良的医疗服务逐渐在广大人民群众心中树立了自己的品牌效应。医院多院区发展使医院总体的医疗服务提供能力增强，服务覆盖人群更广，有利于提高医院品牌的知晓度，也有利于维护医院品牌的忠诚度。同时，品牌作为医院宝贵的无形资产，具有扩张性。多院区协同发展可以扩大核心院区的品牌效应，通过品牌追随带动新产品、新市场，从而进一步提升医院的整体竞争力。

4. 破解医院区位发展的局限性

医院原有的规划布局存在不足，使得医院在发展壮大中遭遇瓶颈，如：医院位于寸土寸金的城市中心地区，导致医院拓展空间严重受限；城市发展功能布局调整，新区存在医疗卫生空白，亟待更多医疗卫生服务；等等。为了适应形势，化发展过程中的被动为主动，很多医院纷纷采取新建、迁建、合并新院区的方式来彻底改变这种局面，一方面可以拓展医院发展空间，提升医院综合实力，另一方面可以提升城市新区、郊区等地的医疗服务水平。由于历史和发展的原因，许多实力强的高水平医院主院区地处繁华市区，发展空间、结构布局、资源统筹等高质量发展的相关条件受到严重制约。例如，浙江大学医学院附属第一医院，是国家首批公立医院高质量发展试点医院，同时承担国家医学中心和区域医疗中心建设任务，但其地处杭州市中心庆春路，占地面积受限，难以在现有空间上进一步发展。在各级党委政府的支持下，该医院在余杭区建设"分院区"，并将其规划为未来的主院区，与浙江大学医学中心（浙江良渚实验室）拟共同将其打造成医学科技研发和临床医学实践的策源地、转化地，推动医院高质量发展。

（二）医疗机构外部环境因素

1. 城市人口的地理分布新趋势引发医院多院区发展的需求

伴随着我国城镇化的飞速发展、产业新城建设带来的人口聚集效应，城市医疗卫生的主要矛盾是人民群众对医疗服务需求的日益增长与基层公立医院服务能力不足的矛盾。基层公立医院服务能力尚有不足，特别是城市中一些新功能区、新城镇和市属基地建设速度加快，而医疗体系的配套建设相对滞后，人口导入区的医疗资源急需充实和完善；政府和医院都需要扩张院区、增加床位来满足患者的医疗需求，提高群众就医的便捷性、安全性。例如，据全国人口普查主要数据公报显示，2000 年，上海市松江区仅有常住人口 64.1 万人，其中外来常住人口 13.5 万人，外来人口占比 21.06%。但到 2010 年，松江区常住人口就达到了 158.2 万人，较 2000 年增长了 146.80%；外来常住人口 93.7 万人，较 2000 年增长了594.07%；外来人口占比为 59.24%。松江区卫生资源严重短缺。2010 年，按照 158 万常住人口来计算，千人口床位为 2.91 张，标准为 5 张；千人口医生数为 1.33 人，标准为 2～2.5 人；千人口护士数为 1.27 人，标准为大于 3 人。面对城市竞争的升级与转型而日益增长的人口导入趋势，面对居民收入和医疗保障增加而逐步提升的医疗需求，卫生资源短缺的形势十分严峻。

2. 地区政策规划引导多院区医院发展

根据国家医药卫生体制改革和城市发展政策的规划布局，医院的多院区发展在一定程度上满足了人民群众的健康需求，缓解了医疗资源地区分布不均衡。例如，积水潭医院的回龙观分院，北京同仁医院的亦庄院区都是在城市发展政策引导下发展起来的。再如，2009 年上海市启动的"5＋3＋1"建设工程为郊区三级医院建设项目。"5"即在浦东、闵行、宝山、嘉定 4 个区分别引入长征、六院、仁济、华山、瑞金等 5 家三级医院优质医疗资源，床位规模 600 张；"3"是对崇明、青浦、奉贤 3 个区（县）的中心医院，规划定位于三级医院，全方位加强医院人员配置、技术水平、硬件设施的建设，并按照三级医院等级评审标准进行评审，评审通过后医院明确为三级医院，床位规模 1 000 张；"1"是迁建金山区 1 所三级医院，床位规模为 700 张。2021 年 10 月，为进一步推进"五个新城"民生重大工程建设，上海市 5 家市级医院分别牵手了"五个新城"：奉贤新城的新华医院奉贤院区一期工程、嘉定新城的瑞金医院北部院区二期扩建工程、松江新城的上海市第一人民医院南部院区二期扩建工程、南汇新城的上海市第六人民医院临港院区二期扩建工程、青浦新城的复旦大学附属中山医院国家医学中心项目一期工程。新建总建筑面积742 983平方米，总投资超77亿元，新增床位3 000张。以上工程促生了一大批三甲医院在郊区的分院，这些多院区医院的发展大大缓解了分院驻地医疗供需矛盾，满足了人民群众的医疗需求。2021年7月，国家发展改革委、国家卫生健康委、国家中医药管理局、国家疾病预防控制局联合发布的《"十四五"优质高效医疗卫生服务体系建设实施方案》中也指出，要通过建设高水平医院分中心、分支机构、多院区等方式，定向放大国家顶级优质医疗资源。

3. 当前我国卫生服务提供模式下需要发展多院区医院

由于不同地区、不同层级的医疗卫生机构发展不平衡，甚至有差距扩大化的趋势，而"基层首诊、双向转诊"的分级诊疗新模式尚在健全和完善中，居民就医主要首选大型综合性公立医院，存在大医院"虹吸效应"，选择中小型医疗机构的患者数量根本无法与之相比。大医院在单一院区的发展模式下，很难提供充足的优质医疗服务，只有通过扩张院区、增加床位来满足患者的医疗需求。

4. 发生重大公共卫生事件时分院区能迅速转换功能

各地疫情防控和救治实践已经证明，优质医疗资源发挥着核心作用。发生重大公共卫生事件（包括疫情防控、自然灾害等）时，分院区迅速转换功能意义重大。通过迅速转换功能，所有病床和空间都可以很快用来应急救援。此时，新院区空间大、配套设施齐全的优势就可以得到发挥。最直接的背景是2020年在武汉抗击新冠疫情期间，武汉同济医院中法新城院区、光谷院区，武汉协和医院西院区等分院区，在短时间内转换为重症患者收治院区，依托现有优质医疗资源全力救治患者，显著提升救治率、降低病亡率，有力保障人民群众生命安全和健康权益，为疫情防控下公立医院分院区建设和发展提供了实践经验。当时，中法新城院区仅用48小时就完成了第一轮550张病床的"改造"。在2022年大上海疫情防控战中，瑞金医院的嘉定院区、华山医院的宝山院区、仁济医院的浦江院区、上海市第六人民医院的临港院区、上海市第九人民医院的北部院区、曙光医院的西部园区等多家市级医院的分院区都被快速征用为新冠肺炎确诊患者收治的定点医院。和方舱医院主要收治无症状感染者和轻型病例不同，定点医院主要收治普通型及以上确诊病例和孕妇、幼儿、高龄老人等重点人群，这种多院区模式在打赢疫情防控的人民战争、总体战、阻击战中发挥了重要作用。一些患者经定点医院收治，病情稳定、相关症状消失，但核酸检测结果仍未转阴的、满足方舱医院收治标准的，可下转至方舱医院；一些患者经定点医院收治，核酸检测结果已转阴但基础疾病不稳定、仍需住院治疗的，可转至自己的母体医院。这些都为今后更好地应对疫情等突发公共卫生事件提供了很好的思路。

综上所述，医院多院区是近年来我国医疗卫生体系中较为新颖的一种医院运营管理现象，其通过新建分院、直接购买等方式，设立"核心输出"主体，以主体医院为导向，向各个分区医院提供管理、医疗、资金等方面的指导与支持。该类型多院区医院的出现有助于医院扩大规模，法人主体资格的唯一性也避免了产权和医保支付的争议，不失为一种较好的运营方式。但不可否认，也有一些医院不顾自身发展实际，缺乏长远规划，跑马圈地、盲目设立分院区，既造成资源浪费，也存在医疗安全风险隐患，需要加以关注和规范管理。

第二节　医院多院区管理的目标、特征与模式

一、医院多院区管理的目标

如前所述，多院区医院是以资本或长期的经营管理权等为纽带建立起来的拥有两个或两个以上院区的医院，拥有同一个法定代表人、实行统一的财务管理，大都设立一个核心院区，由核心院区向其他院区输出包括技术、管理、人力等各类资源要素，发起并开展各类医疗服务活动。在此基础上，其管理目标是实现医院整体集约发展与优化组合，推进医院管理体制和内部运行机制的进步，整体提高医院医疗服务的质量和水平，实现公益性。

医院多院区管理的重点是科学合理规划各院区发展目标，凸显学科优势，实现院区间的同质化管理，促进"管理融合、人才融合、技术融合、学科融合、学术融合"。通过重组学科架构，打造技术特色明显的优势学科，推动先进医疗技术和科学管理的渗透、延伸，在整个院区内形成资源共享、优势互补、梯度式的连续医疗服务；通过院区间的错位发展，在服务范围、管理水平、医院声誉、公众形象、吸引病人的能力等方面发挥协同作用，实现优势互补。

二、医院多院区管理的特征

（一）主院区居于核心地位，通常实行集中式管理

多院区医院多采取直线职能式组织结构，只设一个管理中心，由核心院区对分院区实行集中式一体化管理。

核心医院多为具备一定规模和水平，具有学科优势的主院区，本身具有较高的科学管理手段和完整的管理体系，能够承担核心和辐射作用。医院领导层负责制定发展规划，统筹学科建设、人权、财权、管理权、绩效工资、分配权统一；各院区是中间管理层，负责医疗质量管理和后勤服务的基本运作；各科室是执行实施层，主要负责实施临床诊疗服务工作。

多院区医院法定代表人的唯一性，保障了人事权和行政权的集中运用；统一的管理中心和质控中心，人财物高度一体化的管理，有利于形成规模效应和聚集效应，提高综合效益；统一的医院标志，统一的管理模式，共同的医院章程，有利于实现医院资源共享，扩大医院品牌影响。

（二）对核心医院的医疗管理、行政管理水平要求较高

医院由单一院区发展到多院区，由原来的"医院—科室"两级管理变成了"医院—院

区—科室"的三级管理,随着管理层次的增多,管理难度增大,医院运营的复杂性也大大增强。即便在同一城市,跨区域的发展也会面临各区主管部门政策的不同,这些变化都对多院区医院的资源调配、内部授权、协调能力、管理水平提出了较高的要求。

三、医院多院区管理的模式

组织架构和管理模式体现了医院内部权力分配和制衡的关系。合理的组织结构形式能使人、财、物产生综合的使用效益,并通过医院的权力分配结构、组织关系、职能机构设置及人力资源配置对其进行调整。各院区岗位设置以组织设计为前提和基础,而组织设计最终也反映和落实到岗位设置,并最终体现为医院整体的效率和效能。

同一个法人代表管理的多院区医院,对分院区的管理大致有以下三种不同的管理模式。

(一)传统的垂直一体化模式

该模式体现出"层次化"的特点,即将核心医院的管理模式完全复制到分院区,一套班子同时管理多个院区。该模式有利于促进形成同质化效应,能够更好地凝聚各个分院。

(二)扁平化模式

扁平化组织结构是通过破除专业分工和"垂直高耸"的等级制结构,减少管理层次,压缩职能机构,增加管理幅度而建立的一种高效且富有弹性的组织结构。扁平化的组织结构以分权管理为主,权力中心下移,管理成本低,信息传递迅速,决策周期短,注重权力下放及下级自我管理,有利于管理人才的培养,能够增强机构对环境化的反应能力和协调能力。现代管理学之父彼得·德鲁克认为医院作为知识经济的典型组织,最适合这种扁平化模式。近年来,我国公立医院逐渐兴起扁平化管理的热潮。在该模式下,医院通常选派副院长担任分院执行院长,从主院职能科室选派副主任,与副院长组成分院的管理班子;分院有一定的自主权,在发挥主院医疗优势的同时,保持分院的创新与发展能力。实践表明,扁平化组织结构能够有效提高临床护理质量和临床科室管理效率,优化医疗资源的合理配置,提升医院管理水平。但是,在扁平化模式下,管理幅度较宽,权力分散,主管人员的工作负荷较重,对主管人员的素质和能力要求较高,下属也需要及时得到专业化的教育和培训。

(三)混合型模式

为提高行政管理效率,根据按需设岗、精简效能的原则,可以采取介于前两种模式之间的混合型行政管理模式,即采取大部制结构,在分院将具有相似职责的科室划归为一个行政科室,压缩行政岗位,实行一岗多能、合署办公。核心业务处室如医务处、护理部、后勤保障处等几个核心行政部门,在分院单独设立,职权与总院处室平行,招聘配备固定工作人员。上述三个处室之外的职能部门为非核心业务处室,可集中组建党政综合办(包含一名正职),派遣若干名员工每天在分院上班,"打包"履行相应职能。

以上各种组织架构和管理模式无绝对的优劣之分,也没有严格的边界。组织变革的关键正是要识别出本组织所处的阶段,然后根据自身业务发展需要,探索建立合适的组织管理模式,并随着组织的战略定位、发展状况、拥有的资源等不断调整优化。

第三节　医院多院区管理的难点问题及其对策

一、医院多院区管理的难点问题

当前,我国医院多院区管理尚未建立统一完善的管理模式,共性的管理难点问题如下。

(一)医院一体化管理问题

一体化管理是多院区医院发展的基础工作。多院区之间的协同运行,需科学地进行总体规划和布局,将分散的医疗资源有效地合理配置。由于组织架构设计不同,各院区之间的空间距离使得医院一体化管理面临诸多挑战。

1. 医院集中管理的可控程度与精细化程度

医院集中管理的可控程度与精细化程度决定了医院统一资源配置的有效性。即便分院买个电脑都需要总院审批,也并不代表医院就一定会以统一的价格和供应商谈判,发挥规模优势。单纯复制核心医院管理方式并不意味着真正实现了一体化管理,而需要从各方面实现精细化。

2. 多院区之间权责分配

在多院区的模式下,多院区之间权责分配如果不够明晰,缺乏明确的职责与分工,可能造成职能缺失或者错位,最终导致组织效率低下。多院区医院要达到"管理融合、人才融合、技术融合、学科融合、学术融合",首先需要解决院区间权责分配的难题,科学进行顶层设计。

3. 信息系统建设的一体化管理

没有信息化的支撑,多院区医院几乎无法实现一体化管理。与单院区医院相比,多院区的信息化建设面临更多挑战。首先,医疗资源的分布不均衡导致管理医疗资源的各类信息系统设计更为复杂。其次,就诊患者差异性大,病人门户数据差异性也较大,相应的应用系统设计要求也更高。最后,医院各个院区通常都已分别构建了独立的业务系统,由于没有统一的编码标准和接口而无法实现信息共享和数据交换,导致多院区间的业务协作能力受到阻碍。尤其是改扩建、兼并形成的多院区医院,原信息系统各不相同,相应业务流程也各不相同,质量不一、步调不一,院区间信息沟通不畅。这些问题将阻碍多院区医院信息化发展,增加各类医疗信息系统建设、部署和管理的复杂度和难度。

(二)医疗质量同质化问题

医疗质量是医院的生命,医疗服务质量和医疗安全控制是医院的核心竞争力。不同院区的同质化发展,能够充分发挥多院区医院的整体品牌效应。

医疗质量的同质化管理既是重点又是难点。由于各个院区的发展历史不同,特色专科不同,人员素质不同,医疗技术水平和服务质量必然存在差异。例如,医疗质量和信息化水平的差异,导致电子病历与纸质病案长期并存,可能出现多院区病案号不连续,新近出院病案重复调档,病案首页存在质量缺陷等问题。多院区的医疗质量与医疗服务水平的不一致,会影响患者的就医体验,进而影响多院区医院的整体协调发展。例如,2002年9月,有着中国医疗界第一金字招牌的北京协和医院与邮电总医院正式合并重组,可在相当长的时间里,东西两院差距巨大。此后经年,协和通过将风湿免疫科等6个强势特色科室整体搬迁新址等"大动干戈"的举措,才逐渐将医疗质量拉齐。

(三)运营成本管控问题

无论是单院区还是多院区,成本控制都是医院管理者重点关注的问题。多院区的发展有利于形成规模效益,但伴随着医院规模的扩大,其运营成本也随之增加。为确保各院区的正常运转,医院的各种必要维持成本,特别是在人员经费、医疗设备投入、交通、安保等方面都会出现不同程度的增加,其控制更是一个错综复杂的过程。

因此,多院区医院基于跨区域的现实情况会导致运转成本的大幅增长和核算的复杂性倍增,成本精细化管控的难度也相应增加。不仅界定各种资源在多院区共享过程中产生的成本难度加大,而且规模效应带来的成本消耗环节也变得更为复杂。

(四)人力资源管理问题

首先,院区扩张使医院对人力资源的需求增加。医院在规模扩张的过程中,原有的专家队伍被稀释,人力资源的总量和高精尖人才的需求同步倍增,但培养人才需要时间,引进人才需要机制,在各大医院招贤纳士愈演愈烈之际,人才毫无疑问已成为制约多院区医院发展的瓶颈。其次,郊区分院的建设,在吸引人才方面存在一定劣势,通勤时长、医疗条件往往不尽如人意,就近招聘未必符合医院需要;而采取人员相互派驻,又使职工考勤、奖惩管理变得尤为复杂。最后,各院区因医疗收入与成本支出有所不同,亦可能造成院区间职称或职务相同的职工绩效待遇不统一,如果职工之间收入差距过大,不利于医院职工队伍的稳定。

(五)文化整合问题

由于各院区历史沿革不同、所处地理位置不同,不同的院区可能存在不同的制度文化和行为文化,各院区人员在专业技术能力和综合素质水平上也存在一定差异。各院区文化的冲突可能会降低医院运行管理效能,尤其是通过兼并方式形成的多院区医院,融合难度远远大于新建院区的一体化。对于多院区而言,有研究表明患者的满意度与医院的院区增加、发展规模扩大并非正相关。当医院规模扩大、院区增加时,患者的满意度可能没有出现预期的提升,反而有所降低。

二、医院多院区管理难点问题的对策

(一)加强组织机构建设

1. 加强党的领导

《管理通知》中指出多院区医院"全面执行和落实党委领导下的院长负责制,各院区由统一党委领导。按照精简、高效原则，建立扁平化行政管理框架，主动控制运行成本"。因此，多院区医院在党委领导下应加强总院统一指挥，强化"全院一盘棋"思想，摒弃部门利益，合理界定各院区权责利关系，准确把握集权和分权的"度"，做到"统而不死，放而不乱"。强化落实公立医院章程，涉及人事、财务、资产管理等重大事项，由医院依章程统一决策。完善组织管理，督促分院落实总院各项决议和任务。调整优化领导班子结构，从总院党政领导班子成员中选拔任命各分院执行院长，根据任职条件和资格，大胆创新分院领导选拔机制，从各临床业务和行政科室主任中竞争选拔出各分院分管医疗、科教、后勤等副院长和分管党务工作的副书记，组成年龄、知识、智能和素质结构合理的新领导班子。为保证人才一体化管理，总院应保留全院人事管理权，负责各院区人才规划、人员统一招聘、培训、调配和考核。

2. 精简组织机构设置，实行扁平化管理

为避免管理机构重叠和管理成本增加的弊端，提高行政管理效率，要坚持按需设岗、精简效能的原则。医院行政管理部门及岗位设置以优化资源整合管理为前提，对各条线工作职能进行深入细致的分析，并进行科学归类与合并，根据担负的职能、任务实行按需设岗，同时制定明确的岗位职责与任职权限，实行扁平化管理构架、一人多岗管理职能高度融合，进一步提高管理效率。国内一些运行较好的多院区医院的实践验证了"大部制、扁平化"组织理念的成功。多院区医院应依据不同院区的功能定位，合理界定各院区、科室及部门的权责关系，按照"重大决策集中化，日常运行扁平化"原则，总院及各院区按需设置相应科室、部门，促进医院总体高效运行，运行成本最低化。如在分院区设置综合办公室，主要负责服务、统筹、协调院区内部的各项工作；设置医疗办公室涵盖医务处、护理部和门诊办公室的职能，主要负责医疗质量、医疗安全、护理、医技、教学、应急、预防等工作；财务主要负责院区财务报销、门诊和住院部医疗结算工作。各部门与主院区相关部门的职能相同或相似，并均由主院区一体化垂直管理，两个院区的职能科室密切联系，相互支持，提高管理效能。

例如，华中科技大学同济医学院附属同济医院三个院区执行"同一品牌、同一法人、同一制度"的管理模式。其中，分院区光谷院区和中法新城院区在部门设置上，建立了院区办公室、医疗办公室、财务科、保卫科、后勤科和计算机中心等必备工作部门，基本确保了两个院区正常运行。院区办公室是在院区院长及主院区党委办公室、院长办公室等部门垂直管理下的党政综合办事机构，其主要职责是服务、统筹、协调院区内部的各项工作。医疗办公室涵盖了医务处、护理部和门诊办公室的职能，主要负责医疗质量、医疗安全、护理、医技、教学、应急、预防等工作。各部门与主院区相关部门的职能相同或相似，并均由主院区一体化垂直管理，主院区与各院区的职能科室密切联系。两个院区的管理政策与业务流程与主院区一致，所有工作人员均由主院区统一调配，财务、信息、后勤等科室由主院区科室统一管理。这种"由主院区派驻工作人员，实行统一管理"的模式很好地保证了管理上的一体化，同时构建了垂直扁平化管理的格局，提高了管理效率，减少了各院区管理驻扎人员数量，降低了管理成本。

3. 加强信息一体化建设

强化多院区医院管理的一个重要途径就是大力推进多院区医院信息化建设,院区间信息交互运用的水平是实现医疗、管理同质化的重要影响因素,也是制约因素。多元区的信息一体化建设,应注重整体性、前瞻性和标准化,从初始通过院内的系统建设和院区间系统融合协调,逐渐从一个独立系统走向整合互联系统的高质量发展过程。

1) 建立一体化的标准编码体系

编码标准化是信息一体化的基础工作,应当以国家或者地区行政主管部门发布的版本为基础,对包括院区、病区、核算单元、医疗服务项目、药品、耗材、固定资产、疾病诊断和手术操作编码等进行规范化并建立必要的编码变更管理制度。

2) 建设高效集中的信息化集成平台

不同院区间信息交互运用的水平是实现医疗、管理同质化的关键因素,既是信息平台,又是制约因素。集成式的信息平台能够实现各院区员工与员工之间、员工与院区之间、院区与院区之间直接、及时、广泛、有效的沟通,从而提高人员管理效率、节约成本,对多院区医院实现一体化管理具有重要作用。如积极发展互联网电子公务系统,畅通各分院区和主院区的财务、资产、业务等信息流转,引入电子签名、电子印章等信息技术方法,降低多院区带来的公共管理成本。

此外,集成的信息平台,还可以促进信息联通,有利于数据的维护与集成,保证信息数据一致性和数据共享的高效性。全院的数据库集中存放,有利于统一的维护和管理,在二次开发时可以保持数据同步,如建设统一的医疗质控平台、公共卫生预报警平台、科教学习交流平台、健康宣教平台等。

多院区信息化建设,首先需进行顶层设计,具备适度领先与前瞻性、可拓展性、符合信息化建设评级要求,重点包括全院级信息平台、服务平台、医院资源管理平台及大数据中心建设,同时应考虑信息安全及异地灾备建设;其次应符合院区布局要求,如在市区建设快病部、急诊室,在郊区建设慢病部、科教中心。我国公立医院应根据《医院信息化建设应用技术指引(2017年版)》《医院智慧管理分级评估标准体系(试行)》(国卫办医函〔2021〕86号)等制度规范,大力推进多院区医院信息系统标准化和规范化建设,优化服务流程,提高运营效率,降低运行成本。

3) 标准化和同质化的医疗业务系统

医疗业务系统包括 HIS 系统、病案管理系统、影像系统、医保系统等数十个模块。随着数字医疗和智慧医院的建设,远程医疗应用场景的不断扩大,无论基于国家对医疗影像和检查结果互联互通互认的要求,还是患者在院区内部转诊时综合提取信息的要求,都需要建立标准化和同质化的医疗业务系统,而其中的一个关键因素就是需建立高质量和规范化的医疗信息资源库,包括入院记录、首次病程、三级查房记录、疑难病例讨论、手术记录等基础数据。

使用公共平台定义医疗业务系统,统一用户管理系统、统一用户访问接口,有利于对各院区就诊数据进行集中统一管理,有利于保护患者信息的安全与隐私。院区间信息化建设进展和信息化程度保持一致,将极大提高医疗质量和患者的就诊体验。

4）财务系统、人事系统的统一应用

借助统一的信息平台,在核心医院与分院区间实行统一的全面预算管理,统一的支出管理,让统一的财经纪律、财务管理真正得以贯彻执行。

建立完善的人力资源信息管理系统,在招聘、培训、考核、薪酬福利、沟通、用工关系等方面实现多院区一体化管理。

例如,湖南省人民医院目前形成了天心阁院区、马王堆院区、岳麓山院区、星沙院区(在建)一院四区协同发展格局。2020 年,该医院上线了多院区一体化信息系统,实现了一院三区数据的互联互通。首先是临床诊疗数据在 3 个院区的互联互通,包括基础数据、患者就诊信息、电子病历、检查结果等,三个院区、一套系统,极大地方便了医护人员的操作,节约了时间成本。其次是便捷患者就医,提升就医体验。患者不管在哪个院区,只要凭身份证就能一号建档、一卡就诊,所有信息三院区共享,就诊变得更加方便。再次是优化内部流程,三院联动的无纸化医院信息系统,实现患者数据的沉淀和互联互通,提升了临床诊疗效率和服务质量。最后是全院资源统一调度,多院区一体化信息系统涵盖了预约挂号、检查检验、移动支付、电子病历、药品管理、医保报销、后勤物资管理等全线业务流程,可进行资源统一调度,极大提升了运营管理效率。

(二)加强医疗质量的同质化管理

分院的建立使医院的规模得到了扩大,但随之而来的管理成本增加、技术水平差距、原有工作模式的惯性都会造成分院区的医疗服务质量与主院区存在差异。要真正实现同质化管理,往往需要一个长期甚至反复的过程。

根据国务院办公厅 2019 年印发的《关于加强三级公立医院绩效考核工作的意见》(国办发〔2019〕4 号),医疗质量涵盖功能定位、质量安全、合理用药、服务流程 4 个方面 24 个三级指标。2022 年 3 月,国家卫健委发布《国家三级公立医院绩效考核操作手册(2022 版)》,对相关指标进行了延伸。医疗质量同质化主要体现在医疗技术和医疗服务两个方面,包括临床诊疗、护理技能等基本一致、不存在重大差异。通过建立统一的核心制度、统一的质控体系、统一的业务标准,将多院区的医疗技术、护理质量、管理服务等方面提升至同一水平,是医疗质量同质化管理的重要内容。集中建设医学影像中心、检查检验中心、病理诊断中心、消毒供应中心、后勤服务中心等,为不同院区提供一体化、同质化服务。

医疗质量同质化管理不仅有助于提高医疗安全,还有助于打造多院区医院内部转诊的绿色通道,提高患者就诊的便捷性,可探索大型检查仪器设备跨院区预约服务,缩短患者等候检查周期。跨院区就诊不仅能提高多院区医院资源的使用效率和医疗质量,方便患者就诊、检查、治疗、住院,还可以增加患者的安全感、信赖感和顾客粘性,有效提升患者就医满意度。不同院区医疗质量同质化的根本途径在于医疗质量统一管理,推行医院内部的全面质量管理体系、开展精细化管理、护理五级质量控制都是医疗同质化的有效措施。在加强医疗质量控制的基础上,各院区间应当互认检查检验结果,减少患者就医负担。

例如,中国科学技术大学附属第一医院(安徽省立医院)由总院(院本部)、南区(安徽省脑科医院、安徽省心血管病医院)、西区(安徽省肿瘤医院)、感染病院(合肥市传染病医院)组成。医院建立医疗质量与安全管理三级网络来统筹多院区医疗质量,其中:一级网络为各类委员会,二级网络为医院各职能部门,三级网络为各质量小组。医院根据国家《医疗质量管理办法》18项安全核心制度要求,结合《安徽省三级综合医院评审标准细则》,制定个性化的医疗质量与安全考核细则,覆盖所有业务科室和重点部门,实行全面质量管理,与绩效考核直接挂钩,形成督查—反馈—整改—再督查的闭环管理。每天由一位院领导带领医务处、护理部、医疗总值班、护理总值班、信息总值班和行政总值班深入病区督查医疗质量,对各院区的疑难危重病例、死亡病例、手术病例、超30日住院病例、住院病历等进行适时统计、在线质控、在线反馈;医务处、护理部、人事处每月联合督查,重点检查值班制度、交接班制度、会诊制度等18项医疗质量安全核心制度;建立统一的医疗质量与安全管理评价、监督、考核、奖惩体系,医务处、护理部、药剂科、感染办、学科办等职能部门每月定期督查,结果纳入考核并与绩效挂钩,确保同质化考核。

(三)加强医院运营成本的总体控制和精细化管理

设置分院区带来的成本上升和资源集约共享带来的成本下降,是一种辩证关系,处理好这种关系,才能做好医院的运营管理。随着公立医院收入渠道的改变,成本增速普遍超过收入增速,医院维持收支平衡的压力逐年增大,医院管理的重心已经从"收入为中心"向"成本为中心"转化。国务院颁布的《关于进一步深化基本医疗保险支付方式改革的指导意见》(国办发〔2017〕55号)中提出:"全面推行以按病种付费为主的多元复合式医保支付方式。各地要选择一定数量的病种实施按病种付费,国家选择部分地区开展按疾病诊断相关分组(DRGs)付费试点。"2020年国家医疗保障局启动DIP付费试点工作并出台技术标准规范,医院成本管控工作日益重要。2020年6月,国家卫生健康委、国家中医药管理局联合提出开展"公立医疗机构经济管理年"活动,要求公立医疗机构加快补齐内部管理短板和弱项。特别是在后疫情时代,医改进入深水区的关键时刻,医院成本精细化管理持续受到各方的高度重视。伴随着一院多区医院规模的扩大,一方面医院可以取得规模经济效益,另一方面医院运营成本管控难度也随之增加。针对多院区医院成本控制复杂性增强的问题,加强医疗设备以及医用耗材的管理,规范医疗成本核算等方面的工作都是有力措施。

1. 统一财务管理,加强成本核算与管控

首先,在多院区背景下,财务条线应统一领导方式、统一财务制度、统一财务流程,可采用派出或者分设机构统一财务管理。对于银行账户的设置,考虑便利性可以根据分院区位置就近开设银行一般账户,便于接受银行服务,当然也可以通过原有合作银行延伸服务的形式解决。上述两种方式在保证工作便利性和安全性的前提下皆可行。其次,建立各院区资源流转机制,强化资源在流转过程中的成本界定与核算。利用信息系统准确记录各类资源在各院区、各科室的流转情况,结合资源在各院区、各科室产生的收入情况,将成本分摊到各院区、各科室,为医院科室成本、项目成本、病种成本乃至DRGs/DIP成本核算打下坚实的基础。再次,实施集约化管理,将成本控制工作落实到各院区科室等基本功能单位,严格控制成本产生,并加强内部审计工作。最后,建立全面预算管理的闭环机制。将预算管

理纳入各院区综合目标管理指标进行考核，并和各级管理者的薪酬挂钩。

2. 建立医院各类医用设备、物资的集中采购、统一分配制度

传统模式下医院采购业务根据采购内容不同归口于不同的职能部门，因此流程中不相容岗位未能有效分离，导致业务执行过程中未形成部门间牵制。为提高采购业务管理水平，医院首先可设立统一的采购中心，剥离其他职能部门的采购职能，凭借多院区医院规模优势提高医院的议价能力，降低药品、耗材、医疗器械等物资的购买成本。各院区间实行统一采购制度，统一付款政策，统一验收标准，开展集约化、精细化管理。医疗设备是医疗技术得以发挥的重要条件。多院区管理中，必须制定并严格遵守各院区医疗设备配备原则，统一各院区医疗设备配置投入，这是医疗技术水平协调发展的关键。对于医用耗材，尤其是高值耗材，其是医疗成本较为重要的一环，医院应加强医用耗材的合理配置与监督使用，实行集中管理，无差别调配。此外，医院信息系统建设亦属于广义的采购范畴。信息系统分散建设时，各分院的网络、服务器、数据库系统、应用软件投资会产生较高费用，分院数量越多，投资费用越高。集中上一套系统，在系统选型、技术构架、基础管理等方面保持高度一致，可有效降低系统的建设成本和维护成本，同时可避免产生信息孤岛，促进信息互联互通。

开展 SPD 物资供应链新模式，将医院内医疗物资的供应、存储和整理、配送等工作进行集中一体化运行，从而提升医疗物资管理效率和服务效果。如图 10-1 所示，SPD 模式下医院对于物资管理范围大大缩小，主要集中在诊疗区域内的使用；同时 SPD 库房在信息系统支持下自动补货，实现医用物资的零库存。由于采用了消耗点完成物权转移的方式，除了节省了医院现金流，最重要的是能使多院区内每个物资消耗点的医疗物资的消耗数据得到准确、及时统计，助力多院区下高质量管理。

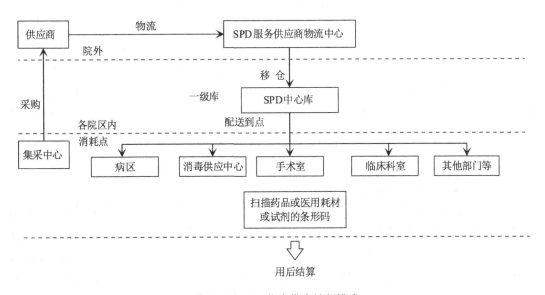

图 10-1 SPD 物资供应链新模式

3. 强化多院区日常运行的成本管控

（1）加强生活服务成本管控。生活服务成本包括物业费（含配餐、餐饮、电梯驾驶、会务、运送、交通管理）、被服洗涤服务费、电话通信费、标示标牌制作费等。多院区医院应加强预算管理，根据不同院区特点对第三方服务人员的岗位进行分类细化、核定岗位数量和工作量，依据工作内涵确定各类人员工资水平，在评审论证的基础上建立服务外包招标机制，通过竞争机制降低成本。加强日常监管，建立考核指标体系，加强医院间及院区间的成本分析比较，定期对供应商进行考核、评估。

（2）加强能源成本管控。能源成本包括水、电、燃气费等。根据多院区的特点情况，对水、电、燃气等能源分类管理；建立能耗指标和能耗成本建立监控机制，定期进行各类能耗指标分析，并在医院间及院区间进行分析比较，建立统一的能源监测平台；采取应用新节能技术、合同能源管理等多种节能减排措施方式降低能耗成本；加强预算管理，及时归集核算能源成本。

（3）加强设施设备运行管理成本管控。设施设备运行管理成本包括电站运行管理费、污水处理站运行管理费、电梯运行管理费、氧站运行管理费、空调运行管理费、运维报修服务费等。强化预算管理，按照院区及费用类别编制预算；设施设备运行管理供应商由医院归口部门统一实行招标准入，比质比价，统一签订合同，各院区具体落实实施；加强设备设施维修维护分类成本管控，定期监控分析维修费使用情况，对大型设备、重点设施设备的维修按单台进行管控；采取多种维修策略相结合方式，通过预防性保养、重点设备监护与事后及时响应维护相结合，自修、厂家维修、第三方维修服务等相结合，多种措施合理压减维修费用。

（4）加强其他日常运行费用的管控。其他各类费用包括差旅、三公经费、培训等各类费用，应全部纳入预算管理，定期分析监控，按院区进行归集，及时入账。

例如，华中科技大学同济医学院附属同济医院三个院区医疗设备购置计划和预算由主院区器材科集中化归口管理，实行联合招标、统一购买，提高议价能力，按照统一管理流程办理验收入库及财务报账手续。所有的设备维保单位由主院区各科室统一实行招标准入，维保合同由主院区各科室负责签订，由各院区负责监督执行。借助设备信息化共享平台，以设备台账为基础，结合标准化的设备巡检模块、在线状态监测、运行值班管理等手段，实现设备动态远程统一监管。

（四）统一人力资源政策与绩效考核标准

1. 顶层设计考虑人力的需求与流动

统一制定医院中长期人力资源发展规划，统一划定招聘条件及发布招聘信息，配齐配强队伍。制定人才引进、人员调配管理规定，严格控制条件和标准，面向全社会公开招聘引进高层次人才。根据各院区发展重点目标，制定科学合理的院区间员工流转机制，开展人员派驻与人员培训，完善人力资源配置，加强人才梯队建设。在人员调配上，尤其是一线医护人员的安排上，尽量考虑其居住地与工作区的关系问题，按其居住地"就近不就远"调配。针对偏远院区的人员调配，除派驻专家和骨干外，应尽可能培养原驻地工作人员，激发原有院区人员的工作积极性。

此外,通过合理的机构及岗位设置,适当实行一岗多能,减少主管岗位设置数量,降低每百床位管理岗位数;借助统一的人事档案、考勤、薪酬福利信息系统,实行人力资源共享,人才与技术互用。

2. 统一、公平的绩效考核

各院区地理位置、学科重点不同,实际工作难度、工作量亦有不同,在制定各项薪酬绩效政策时,要综合考虑各方面的因素,认真做好各医院人员岗位设置,明确岗位职责,确定绩效。

建立统一的考核标准、公平的绩效考核机制,促进院区间人才流动,使职工基本待遇标准化、规范化、稳定队伍。同时,在绩效分配中实施激励引导,根据工作能力和业绩适当拉开分配档次,向各院区重点科室、岗位或少数能力水平高、贡献突出的优秀人才倾斜,在总体上实现人员待遇的公平、公正,体现医院的战略导向。需要指出的是,针对不同院区对应发展阶段,政策上可适当予以支持倾斜,有效调动医务人员积极性。

例如,青岛大学附属医院全院六大岗位系列实行各院区绩效考核内容、方法、流程与标准的统一,实现医院一体化管理,推进多院区同质化管理水平提升。目前,该医院建立了基于精细化运营的全面绩效管理体系,包括基于岗位工作量考核和质量控制的月度绩效管理体系、以医院战略目标考核为主的年度绩效管理体系、以岗位科研任务为基础的科研专项绩效管理体系、以岗位教学培训目标为基础的教育培训专项绩效管理体系、以关键岗位业绩考核为主的核心人才专项绩效管理体系、以管理任务完成率考核为主的管理专项绩效管理体系、以提高执行力为目标的职能管理绩效体系七大绩效子系统,及学科建设、质量管理、效能管理、效率成本四大系统平台。医院以绩效管理为抓手,开展多部门协同管理,实行人员、床位、设备、信息、经费的院区统一调配与管理,提升医院一体化管理水平。在多院区科室绩效管理体系建设中,青岛大学附属医院实行院科两级负责制,落实科室与病区主任管理权限,在多劳多得、优劳优酬的原则下,合理调整病区、主诊组间绩效水平,有利于实现科室多院区专业的均衡发展,也有利于专业内年轻医师的轮组培养;通过设立科主任、病区主任管理绩效,有效激励与约束科主任及病区主任参与科室管理的积极性、主动性,规范科室行为,提升学科品质。

(五)搭建文化建设平台,促进院区文化整合

医院文化是医院全体人员奉行的共同的价值标准、基本信念和行为准则,包括精神文化、制度文化和环境文化。医院文化建设有利于提高员工向心力、凝聚力、执行力和归属感,是医院核心竞争力和凝聚力的重要组成部分,是医院生存发展之本。《管理通知》指出,加强党委统一全面领导的同时,通过统一院训、院徽、标识等方式,提升文化内涵,形成积极向上的医院文化氛围。在此基础上,多院区医院要注重将党的建设与医院文化紧密结合,用文化凝聚各院区职工的内心认同,搭建全方位、立体化的文化建设平台,有效促进多院区医院文化的建设与整合。首先,应当完善组织管理,建立起统一的医院文化建设管理机制。可在总院设置专门的文化建设领导部门,制定各院区、各科室文化建设联络员制度,结合党建、团建、工会、人事的员工关爱工作等共同打造团结敬业、积极向上的医院文化。鼓励多院区员工和管理者之间进行交流与沟通,加强医院人员的文化认同感,促进医院文化融合,达成文化共识,从而激发工作热情和奉献精神,在潜移默化中形成强大的社会责任感和使命感。其次,充分发挥医院自媒体作用,拓展文化传播载体建设。自媒体时代的到来给多院区医院拓展文化传播提供了更多的渠道。因此,可以在院区间推送数字化院报、院刊,有效提高报刊可读性;同时,可由专人负责维护院区微博、微信等平台,充分展现自媒体的利他价值,整合、发布与患者及潜在患者相关的、有价值的内容,吸引他们关注、讨论和分享,在互动中提高医院品牌的传播效果,扩大医院对外影响力。

例如,北京积水潭医院从以老带新促医院文化融合、以文化活动增强凝聚力、建设有特色的科技创新文化、培育多学科协作文化氛围等方面入手,加强院区之间的文化融合。如岗前培训课程设计中,强化医院文化介绍,包括院史、院训、医院发展战略目标、医院愿景、主要品牌学术活动等介绍,在新职工心目中树立起了解医院文化的浓厚兴趣。医院注重以运动会、春节联欢会等形式,加强职工的向心力和凝聚力;工会利用暑期为职工照看适龄儿童,增加职工的获得感和幸福感;结合每个院区周边环境特点,组织春季健步走活动;在每个院区设立职工之家,组织各类职工活动,促进职工对医院文化建设的关注和参与。围绕骨科这一国家临床重点专科,北京积水潭医院医工企联合研发一批国内领先、国际知名的骨科创新产品,逐步形成多学科参与的医工企联合研发团队,提升产学研多学科协同研发能力。通过培养一批老中青相结合的具有科技创新能力的人才队伍,在多院区医院形成有特色的科技创新文化氛围。医院还组织内外科等综合科室,召开放射、检验、病理、麻醉、超声诊断等平台科室多学科论坛,位于不同院区的每个科室都积极准备和参与,极大地促进了多学科协作经验的总结和回顾,发挥了学术引领与医院文化的相互促进作用。

（六）科学规划学科布局,实现错位竞争

怎样让分院区快点"成材",走得长远,是每个积极拓展空间的大医院都要认真思考的问题。而明确分院区的学科布局、功能定位,是答好这道题的关键。多院区医院管理应结合医院的整体发展统筹规划各院区的学科布局,根据各院区所在地区的医疗水平、院区辐射区域的人群卫生服务需要来合理安排院区的功能定位,合理划分服务范围。同时,多院区医院管理者应始终站在动态发展的角度上思考多院区医院的整体发展,使各院区能够实现合理的错位竞争,打造不同的重点学科和特色专科,增强不同院区学科布局的前瞻性、计划性、互补性,最终形成一个强而有效的功能实体。这样不仅能够实现各院区之间的资源共享,也可以避免院区间为了绩效考核结果而进行恶性竞争的风险,从而推动整个医院的协调发展。通过顶层设计,对多院区医院进行合理的布局和科学的规划,可以降低运营的风险和成本,同时合理配置资源,提升医院运营的有效性和经济性。《管理通知》对于如何实现分院区科学布局发展也提出了解决方案。一是"从无到有"。在医疗资源薄弱的边远地区、城市新区等,规划布局综合性院区,满足当地群众基本医疗服务需求。二是"从有到强"。在医疗资源有一定基础的区域,建设发展具有特色的专病、专科中心,满足群众多层次、多样化就医需求。三是"从强到精"。鼓励在分院区布局优势学科群,探索以重要系统、重点器官、重大疾病为核心的中心化建设发展模式,建立肿瘤综合治疗中心、神经系统疾病中心、心血管疾病中心等,逐步建立学科融合发展模式。四是连续服务。建立不同院区间患者转诊、会诊机制,为患者提供诊疗—护理—康复连续性服务。五是功能切换。探索主院区、分院区转换机制,分院区稳定运行,其综合服务能力完全超越、可替代原主院区时,可考虑将分院区调整为主院区进行管理。

例如,华山医院形成了总院、北院、浦东院区、虹桥院区的多院区发展格局,4个院区在学科布局上各有侧重,体现出显著的差异化和特色化。医院总院定位为疑难复杂疾病诊治中心,充分发挥区域优势,体现枢纽地位。浦东院区坐落于上海浦东金桥地区,2006年投入运营,是华山医院直属院区,由于该院区是国际社区的配套医疗机构,主要解决周边外籍人士的就医问题,因此以轻医疗为主,目前搭建了皮肤激光、康复、健康管理、肿瘤、运动创伤五大特色中心,提供健康管理服务和名医工作室专家预约服务。北院的建设目的是补齐区域优质医疗资源不足的短板,成为上海北部城郊区域性医疗中心,因此定位为三级综合性医院。该院区配置了MRI、CT、DSA等先进的医疗设备,在医疗质量、学科发展、教学科研、人才队伍建设方面传承母院特色,华山医院神经外科、神经内科、皮肤科、感染科等国家重点学科重点专科均在北院开设。虹桥院区选址于虹桥国际交通枢纽,占地100亩,总建筑面积13万平方米,2018年投入运营,设床位数800张,重点打造以神经疾病为链条的特色学科生态。目前该院区正在大力推进国家神经疾病医学中心、长三角创伤医学中心、大虹桥区域医疗中心三大中心建设。

三、对医院多院区建设和管理的展望

(一)多院区建设应坚持政府主导

由于我国公立医院普遍存在规模扩张的内生驱动力,为避免多院区发展畸形化,公立医院多院区建设必须坚持政府主导,统筹均衡优质医疗资源的空间布局。推动符合要求的公立医院,特别是技术能力强、CMI值等能力指标在当地处于前列的医院输出优质医疗资源,满足资源薄弱区域的需求。对于公立医院分院区实际服务人口或规划人口较少的,应慎重考虑布局新院区。因此,只有在政府主导下,科学制定区域卫生发展规划,才能真正实现以一院多区形式来补充、优化合理的卫生资源布局,是对优质医疗资源的扩容,而不是摊薄、稀释。对此,《指导原则》提出分院区的公立医院原则上应当满足以下条件:三级甲等公立医院,病床使用率持续超过90%高位运行,平均住院日处于全国同类别医院前10%(以平均住院日短为优),住院病人疑难程度(CMI值)排名为所在省份同类别医院的前10%,现有院区绩效考核等级连续三年A+级以上(专科医院A级以上),近三年未发生重大医疗安全事件和严重行风问题。同时,对于判断医院是否适合建分院区,《指导原则》也给出了可以快速自测的公式,提出了床位需求系数 R,充分考虑公立医院服务半径、服务人口、服务需求、运行效率等因素,测算医院所处发展阶段。其中,$R \leq 1$,医院暂不适宜建设分院区,应当强化内涵建设,进一步提升医疗服务效率;$1 < R < 1.3$,医院重点开展改善性建设,进一步改善医疗服务,提升服务效率,视情况可进行人才储备;$R \geq 1.3$,医院在人员储备基础上,视情

况发展分院区,控制单体院区规模。此外,对于跨省建分院的情况,《指导原则》也进行了约束。明确除国家医学中心、国家区域医疗中心以及国家区域医疗中心建设项目单位、承担北京医疗卫生非首都功能疏解任务的项目单位外,其他医疗机构均不能跨省设立分院区。

综上,公立医院分院区建设对行业主管部门的治理水平提出了更高要求。比如,政府主管部门需要加强对公立医院建设分院区的准入门槛和论证程序的研究,通过重点考量区域医疗资源配置利用现状,拟设分院的公立医院现有床位利用情况、医疗服务供需情况,拟引进公立医院分院的辖区医疗服务供需状况、患者外流情况及疾病谱分类等,充分评估大医院设置分院区的必要性和可行性。在此基础上,政府还要对符合"多院区"发展条件的医院给予支持和扶持,统筹协调医保支付政策、土地、编制流转、资金投入等保障机制。

(二)主推单体多院区医院,发展非法人分支医疗机构

强调"一个法人"的意义在于,母院和分院本质上是一家机构。是不是"一家人",决定了主院发展分院的核心目标和对待分院的认真程度。非同一法人模式下,各院区的产权和经营权往往不统一,就像"是帮别人养孩子",投入积极性不高,院区自然发展缓慢。而自己的分院就不一样了,"都是一家人",就是"亲儿子"。从一些地区的多院区发展的实践来看,单体多院区医院由于具有相同的法定代表人,更有利于实施一体化管理,通过提供同品质医疗、合理调配医院各类资源,发挥协同效应,实现医院战略目标。合并可以更快速高效地提升郊区医疗服务能级水平。以上海为例,为了进一步深化郊区三级医院管理体制机制改革,根据上海市委市政府深化医疗体制改革的统一部署,2012年开始运营的瑞金医院北院于2020年9月27日正式整建制并入瑞金医院,"北院"两字成为历史。瑞金医院将对北部院区进行垂直化管理、一体化运营、同质化医疗,并在原有基础上积极拓展紧密型医联体、专科医联体合作,推动区域医疗健康服务能力进一步提升,将北部院区建成嘉定当地百姓"家门口的瑞金医院",进一步增强嘉定新城在长三角一体化发展中的集聚辐射能力。2020年10月20日,在上海市闵行区浦江镇运行8年的"仁济医院南院"不再是一家独立建制的医院,正式回归拥有176年历史的仁济医院"大家庭",由此仁济医院的东、南、西、北四个院区将整合成为没有围墙的现代化智慧医院。2021年2月3日,原上海市第六人民医院东院整建制正式并入上海市第六人民医院,开启了两院一体化高质量发展的新征程。主院区徐汇院区定位为"诊治急危重症、疑难病症的主战场",在"十四五"期间将努力实现向研究型医院转型。关键转型措施包括建设两个尖峰学科、三个高峰学科、四个高原学科及特色医疗中心;创建以临床为特色的部市共建国家骨科医学中心、国家糖尿病重点实验室、国家骨科临床研究中心和国家医学装备工程中心等。分院区临港院区定位为"三甲综合区域医疗中心",在"十四五"期间将努力提高综合性医疗服务能力,建设成为符合临港新片区定位及特点的三甲综合区域医疗中心,建设成为学科齐全、功能完善、特色明显、富有效率的区域内医疗服务体系的龙头单位。同时,积极探索新型医联体的建设,对接新片区生物医药产业发展,打造高标准医学转化平台,为落实临港新片区新的重大任务提供更为优质的医疗服务保障。2021年12月28日,运行满九年的华山医院北院整建制并入复旦大学附属华山医院总院,成为拥有114年历史华山医院的一部分——华山医院宝山院区,华山医院从

总院到多院区,而今全部用地已从最初市中心总院的 50 亩达到 350 亩,床位数从最初的 1 200 张升至 2 790 张;迄今华山医院共有五个分院区(虹桥院区、宝山院区、浦东院区、江苏路分部、福建医院),各自均有延伸空间,未来将院区功能分布集中力量建设学科,以市中心总院为核心,以多院区立足上海、辐射全国,为医改带来宝贵的"华山经验"。

(三)多院区建设要考虑医院资源配置和资源投入能力

对于多院区建设,如果人员、技术、服务能力都达不到一定要求,那就不能建设分院区。而为了实现多院区的同质化,还要控制各院区的数量和床位规模,按能力去匹配。更为关键的是,医院建立分院区,必须要事先做好人力资源储备,而不是建好以后再去培养和引进。同质化发展的关键是要有同质化能力的人员。因此,做好人员储备是多院区建设发展的关键。

(四)强化分院区的分级诊疗功能,合理配置医疗资源

一院多区也是完善服务体系,落实分级诊疗的一种实现形式。一院多区是比医联体更为紧密的模式,在优质医疗资源扩容和下沉方面,效率更高。分级诊疗的目标是实现区域分开、城乡分开、上下分开和急慢分开"四个分开",而大型公立医院通过分院建设,可以把更多患者留在区域,助力区域分开。而分院区更多是在偏远地区落地,也可以进一步加强与当地医疗机构的合作,做到双向转诊,上下联动。

(五)坚持分院区功能设置上的平战结合

引导符合条件、有实力的多院区三级公立医院,在为主院区域优势专科提供发展空间的同时,至少 1 个院区实现公共卫生服务和传染病防治设施的标准化建设,按照传染病诊治要求配置发热门诊、负压病房和重症监护病房,储备应急医疗救治能力(包括设施、设备和人员的准备),确保一旦发生疫情能迅速转换功能,无障碍地转化为传染病病人的定点集中收治医院,承担突发公共卫生事件特别是重大疫情救治任务。《管理通知》也明确要求在新建分院区时要强化"三区两通道"设置,预留可扩展空间,加强呼吸、重症、感染性疾病等学科建设和能力提升,强化标准化发热门诊、独立的感染性疾病病区设置,从建筑、设施、人员配备、预案制定等方面做好准备,保障发生重大疫情时,可迅速实现分院区功能转换。

(六)探索主院区、分院区转换机制

《管理通知》提出"探索主院区、分院区转换机制,分院区稳定运行,其综合服务能力完全超越、可替代原主院区时,可考虑将分院区调整为主院区进行管理",也为高起点、高质量定位"分院区"建设与管理指明方向。因此,一些居于城市核心区域的"老牌"高水平公立医院要做好长远发展的谋划,将"分院区"建设与完善平急功能转换,有效应对公共卫生事件医疗救治结合起来;与完善医院功能建设,提升医院科教研和综合临床服务能力结合起来;与建设整合型医疗服务体系,推进分级诊疗制度建设结合起来,真正实现"分院区"建设的初心使命。

(七)遴选推出一批一院多区发展案例推广

近年来,公立医院举办不同模式的"分院区"已经有了一些成功的实践,但要完善公立

医院多院区管理模式，让多院区真正发挥效力，助力公立医院高质量发展，依然任重而道远。政府相关部门可通过"公立医疗机构经济管理年"等活动，遴选推出一批一院多区高质量发展案例，及时总结经验，发掘、树立、宣传、推广一批管理规范、效果良好的多院区发展案例，挖掘、总结多院区高效运营管理的成功举措，用现实管理案例帮助公立医院管理者理解政策、用好政策、发展政策。

第四节　案例研究

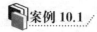

上海市某三甲综合性医院一院两址管理的探索和实践

随着医疗改革的深入和医疗市场竞争的加剧，医院规模化、集团化模式不断涌现，如一院两址、一院三址、一院多址，其管理模式各有迥异，如独立核算、松散型托管和挂牌管理，究竟哪种模式的管理更科学、更有效、更具竞争力，是医院管理中的新课题，也是迫切需要解决的问题。2006年10月，作为首家落户远郊的三级甲等综合性医院，上海市某三甲综合性医院南部院区正式运行，结束了上海远郊没有三甲医院的历史。经过10多年的一院两址管理模式、管理方法的实践，医院得到了飞速的发展。

一、上海某三甲综合性医院"一院两址"建设背景

上海市某三甲综合性医院是全国首批建院的综合性医院，由于医院建在城市中心地带（北部院区），空间、硬件设施均受限，造成现有资源与发展体量不匹配，难以达到医院医疗业务持续发展的要求，加之区域内人口导出严重，医院发展受到明显限制。与此同时，上海市郊区医疗资源总量不足。在实施医改前，上海市医疗机构总床位数为9.57万张，其中占全市常住人口总数65%、区域面积总数96%的郊区床位数为4.31万张，仅占全市总床位数的45%，而且郊区优质医疗资源更加缺乏。在全市33家三级医院中，郊区寥寥几家，其中大多还是市区大医院的分支机构，部分区县二级医院的软硬件水平也低于中心城区的同级医院。医疗资源配置相对滞后于城市规划和郊区发展。尤为突出的是，一些新功能区、新城镇和市属基地建设速度加快，而医疗机构的配套建设相对滞后，人口导入区医疗资源急需充实和完善。2000年召开的上海市卫生工作会议上，市政府做出了"医疗资源向郊区转移"的战略规划。医院审时度势，敏锐地认识到郊区新院区的建设为医院实现可持续发展提供了有力的硬件条件和发展空间，医院可以另辟天地，创新地建立医院发展新模式。

医院抓住"天时地利人和"的机遇，与郊区政府签署迁建意向书，积极推进优质医疗资源均衡化，率先在郊区设立分部（南部院区），采用整体统一管理、相对独立运营的管理模式，目前已初步形成南北两院一体两翼、各有侧重、错位发展、资源共享的格局。经过6年建设与筹备，于2006年正式运行，开启医院分部的新征程。

二、新老院区功能定位

基于"一院两址·错位发展·同质管理"的理念,该院新院区功能定位是:"聚集优势,创新机制,立足上海,辐射周边",成为服务上海西南城郊、辐射江浙具有相当实力的高端医疗技术群的区域性医疗中心;城区院区的功能定位是:成为服务市东区域、解决疑难危重疾病诊治的、专科特色显著的三级综合性医院。

三、一院两址管理体系的构建

(一)新院区发展战略

在筹建南部伊始,医院就对南、北两部医疗业务发展的服务对象、疾病谱分布及工作空间等问题开展调研、论证。医院考虑到南部所在地区是多条高速公路及干道汇聚之处,车祸多、群体伤多;拥有大量制造加工企业和建筑工地,工伤多、复合伤多;大量外来人口,妇女、儿童类患者多;肿瘤及相关疾病发生率接近市区,但现患率明显偏低,肿瘤的一体化防治有很大空间等,医院由此决定在南部建设有明显特色的大专科和能满足基本医疗的小综合的医疗工作体系(妇儿、肿瘤、创伤、消化为重点),构建成能承载双向转诊、辐射江浙周边及全国的综合性疑难病会诊医院,与医院北部(以眼科、泌尿、耳鼻喉、心血管为重点)错位发展、共同发展、协调发展。

(二)新院区的管理运行机制

对于建院之初的新院区,人少物缺,需通过提高运营效率来保证医院正常运转。刚起步时,医院行政部门正职在北部院区上班,副职在南部院区上班。这种模式的好处在于:两个院区同一处室的成员隶属于同一个团队,省去管理上的很多时间和资源成本,但弊端也显而易见:南部院区的副职不能做决策,哪怕遇到紧急情况也要请示北部院区的正职,而后者长期在北部院区上班,不了解南部院区的情况,迟迟不敢拍板,造成行政效率低下。随着医疗业务的逐步开展,事务性工作不断增加,需设立固定、专门科室来解决新院区的具体问题,同时又要兼顾成本问题。对此,医院班子研究认为:两个院区的行政部门和临床科室也不能各设置一个正职。假若如此,久而久之,容易导致两个院区独立管理,表面上挂同一块牌子,实质上却为两家独立的医院。经过一段时间摸索,医院找到一条新型管理机制,将分院行政部门分为核心与非核心两大类,赋予不同的决策权。具体做法是:北部院区的行政部门不变,南部院区的行政部门却划分为两类,第一类为核心业务处室,包括医务处、护理部和后勤保障处,因每天均有业务处理而独立设置,与北部院区的相同处室平行,以强化南部院区日常运营管理;第二类为非核心业务处室,即上述三个处室之外的职能部门,在南部院区不单独设置,而集中组建一个党政综合办,涵盖党办、院办部分职能,其余非核心处室派专人定时赴南部办公的"合署办公"管理模式。在此基础上,遵循"一体化"高质量标准和评估体系,充分利用实时仿真信息术和移动办公管理系统构建两院互查互访协调联动的规范化工作机制。

上述管理运行机制的建立,避免了院区间管理空白,加快南部院区的行政协调力度、减少了管理人员分驻两地的资源浪费、避免南北管理工作割裂,产生不同质化的现象,有力保障了新院区日常工作有效开展的同时,提高了管理效率。

（三）临床学科的管理设置

相比行政架构的调整，南部院区的临床科室管理架构调整也有同有异。医院管理层将南部院区的临床科室分成3类，管理架构也分别进行设置。

首先，对于规模很小的科室，如中医科、心理科、针灸科等，在南部院区不单独设置门诊，医生分散供职于其他科室。因此，两个院区只设一名正主任，南部院区不再设置副主任。医院要求主任每周必须在南部院区上班两天，避免过去不了解南部院区情况的弊端。

其次，针对骨干科室，设置一名主任，同时在南部院区设置一名执行主任。主任负责南北两院区该科室的四件大事——学科发展、人才培养、学术交流、科研课题，以及北部院区的科室日常管理，每周安排一天在南部院区上班；执行主任负责南部院区该科室的日常管理。区别于以前的科室副主任，执行主任由院长直接任命，接受院长考核，年底向院长述职，予以充分授权，以加强日常业务质量管理，既确保了医疗服务同质管理效果，又有利于临床科室的精细化管理。

再次，对于重点学科，如北部院区的眼科、泌尿外科、耳鼻喉科和心血管科，南部院区的妇儿中心、肿瘤中心、创伤中心和消化中心，由于秉承错位发展原则，两个院区并未设置相同的科室，自然就不存在分设科室主任的命题。科室设在哪个院区，主任便在哪个院区供职。

需要说明的是，旨在保证两个院区的医疗同质，医院强调"南北联动"，举措包括南北两个院区定期召开医疗、护理、后勤保障联席会议，以及南北部院区区联合查房、联合讨论病例、联合开展学术活动等，借助多种渠道保障信息畅通和同质化管理。

同时，在临床管理中，推行科室人员固化的管理模式，原则上主治及以上医护人员在两院分别固定，以确保新院区的医疗安全，提升医疗质量。

（四）经济成本核算

医院为了确保南部经济工作正常运营，加强经济管理，从试运行阶段即开展全面的经济成本核算。经济成本核算对象贯穿整个医院业务工作的始终，核算门诊或住院收入消耗的活劳动和物化劳动的情况，考核各科室、部门并与其他部门、科室进行成本效益的比较，能为"院科两级负责制"提供考核依据，从而激发医院内部活力。对此，医院成立了经济管理领导和工作小组，由院长主持，包括财务、院办、人事、医务、审计科等职能部门负责人，设立了独立的经济管理办公室为常设机构，负责实施具体的科室核算管理工作，利用科室成本核算为医院提供成本变动的动向，找到降低成本的途径，有的放矢抓住影响成本变动的主要科室，从而有效地控制成本。

医院根据南部医疗业务发展的特点制定科学、合理的成本考核指标、办法和政策，如全院管理人员的人力成本由北部承担等，便于管理者通过比较发现问题，有针对性地改进。经过数年的发展，南部院区由运行之初的全面亏损转为基本平衡、略有节余，这个过程中富有南部院区特色的成本核算工作功不可没。

（五）引进社会力量，探索建立精益化供应链管理

医院南部院区在全国首家创新性引入"集中供应—定数化加工—科学配送"（SPD）一体

化供应链管理模式,依托专业第三方,建立医院医用物资SPD运营中心,统一实施药品、低值耗材、高值耗材、试剂、办公用品等物资的采购、物流和质量控制。构建医院物流信息管理平台,优化供应商结构,通过VMI管理真正实现零库存,运用条形码和RFID等技术实现病人计费和物资采购精确匹配,借助专业分工和智能化设备进一步解放临床一线生产力,从而最大化地降低物流流转和运营成本、提高运作效率、促进临床药师转型、改善服务质量。

南部院区试点成功后,该模式顺利在医院北部院区复制开展,真正实现医院一体化运营与整合的立体管理模式。

(六)构建基于患者导向的全质量管理目标体系

医院结合自身多年的医院管理实践经验,着力于现代公立医院管理制度探索和改革,率先提出并践行大型公立医院"六梁六柱"医院全质量管理理论,逐步实现医院南北二院服务质量的全面稳步提升,形成全方位精准控制的医院管理模式,其内涵如图10-2所示。

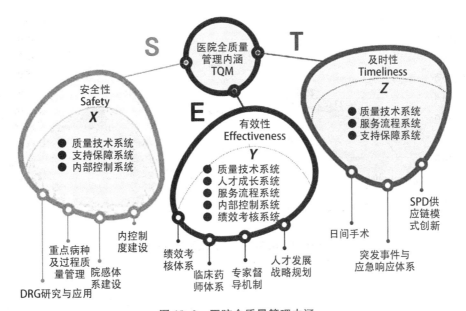

图10-2 医院全质量管理内涵

(七)探索区域医疗协同合作模式

新院区在区域协同合作方面也做了大量探索。委托管理区中心医院,先后推荐数任院长任职,明确定位,引领医院发展,通过派遣科室顾问、开设专家门诊、建立医疗护理会诊制度、学科结对制度、联合申报课题、教学查房观摩、进修培训等举措,逐步实现了由"小专科大综合"向"大专科小综合"发展模式的转变;建立区域康复医疗服务体系,获得CARF最高级别3年期论证,为我国首批获此殊荣的康复机构;开展社区医师"导师制"培养计划,结合所在区域疾病谱特点全面提升社区卫生的服务能级和社区人员的业务水平,更好履行三甲公立医院公益性质和服务社会的职责;建立区域肿瘤防治网络,通过肿瘤疾病临床业务协同管理信息系统建立围绕病人诊疗周期、区域内各级医疗机构间沟通和协作的管理平台,制订统一诊疗方案标准规范、统一由高级专科医生制定治疗方案,实现同质化业务运作。

四、"一院两址"的建设成效

(一) 新院区发展情况

医疗服务效率持续稳步提高。南部院区开院以来,在人力配置没有显著增长情况下,年服务门急诊人次数由 2007 年的 36.6 万人次增长到 2015 年的 165.5 万人次,年均递增率高达 21.6%;门急诊人次数占全院比重也由 2007 年的 20.8%,增加至 2015 年的 46.5%(见图 10-3)。出院人次数由 2007 年的 1.7 万人次逐年递增到 2015 年的 4.5 万人次,年均递增率 13.2%;出院人次数占全院比重也由 2007 年的 37.8%,增加至 2015 年的 43.5%(见图 10-4)。手术人次数由 2007 年的 0.9 万人次递增到 2015 年的 3.3 万人次,年均递增率 18.7%;占全院比重由 2007 年的 35.6%,增加至 2015 年的 44.0%(见图 10-5)。平均住院日由 2006 年的 10.9 天,降到 2015 年的 6.77 天,低于全院平均住院天数,年均递减率 5.1%,并从 2012 年始连续 4 年优于全院水平(见图 10-6)。

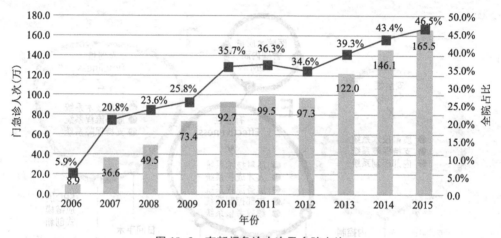

图 10-3 南部门急诊人次及全院占比

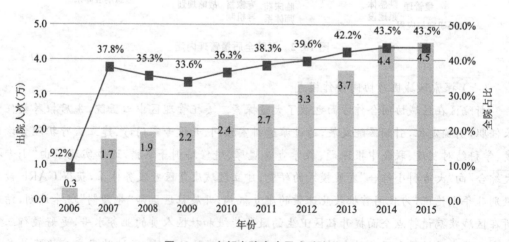

图 10-4 南部出院人次及全院占比

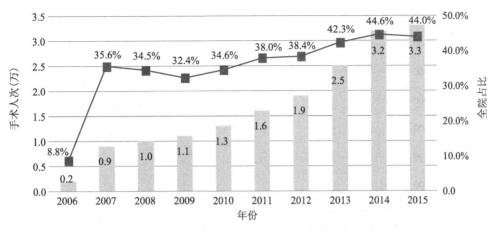

图 10-5 南部手术人次(万)及全院占比

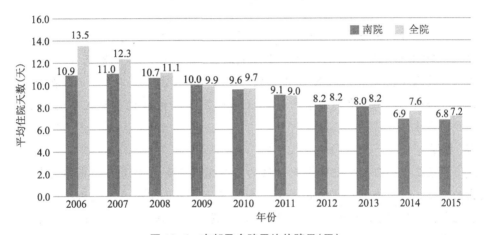

图 10-6 南部及全院平均住院日(天)

（二）新院区医疗数据全区占比情况

2016 年新院区核定床位数 580 张,占所在区域比例为 13.65%;门急诊量占所在区域比例为 24.05%;出院人次数占所在区域比例为 37.20%;住院手术人次占所在区域比例为 47.95%;高级职称 200 人,占所在区域比例为 49.10%。

（三）科教发展情况

坚持科教兴院,努力促进医院可持续发展。围绕目标病种的诊治,在医院南部院区正式成立以市级重点实验室及研究所(上海市免疫学研究所免疫和微生态相关疾病研究中心、上海市胰腺疾病重点实验室)、医院临床重点专科 PI 实验室、生物样本库、临床数据中心、大型公共技术平台(分子生物学、细胞生物学、肠道微生物学、组织形态学、实验动物等)为基础的、产学研融合的临床转化研究院。全院科研数据显示(图 10-7),医院整体科研实力在不断攀升。

构建教育协同发展格局。已建立完善临床医学院架构,形成教务管理、技能培训、教师

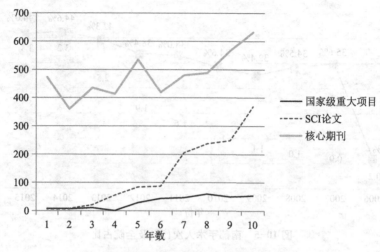

图 10-7　南部院区建院后全院科研发展情况

发展、学生工作、咨询服务的"大教育"体系。着力加强教学制度建设,规范临床教学,创新教学方式,积极推进教学研究,构筑本科长学制教育、研究生培养、住院医师/专科医师规范化培训及继续医学教育"5+3+X"协同发展的临床医学人才培养体系。坐落在南部院区的临床医学院接受来自上海交通大学医学院、上海中医药大学、上海健康医学院、上海杉达学院等学校的学生。

五、结语

上海市某三甲综合性医院南部新院区的实践探索为解决上海西南城郊患者就医做出了突出的贡献。该院南部院区的成功运行,标志着上海市三甲公立医院为推进将优质医疗资源引向郊区,实现城乡医疗资源均衡化,同时为提升郊区医疗保障和医疗服务水平,提高郊区民众享有优质医疗服务的可及性的努力获得了实质性的成果。在上海市调整医疗资源布局、推进郊区三级综合性医院"5+3+1"举措的过程中,该院南部院区的开拓性实践,其决策、规划、实施及后续反馈,为政府在相关工作领域的重要决策提供了依据。

历经十多年的发展,该院南北两院同质管理、错位发展的建设理念已初现成效。通过对"一院二址"管理模式、管理方法、管理组织架构的具体实践,使医院在各方面得到了长足的发展。在2019年国家三级公立医院绩效考核中该院获A++最高考评等级,同时佐证了这种医院管理模式的可行性与先进性,为多院区管理提供了成功的实践经验与实证基础。

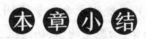

随着医疗改革的深入和医疗市场竞争的加剧,医院规模化、集团化模式不断涌现,如一院两址、一院三址、一院多址。医院多院区形成由内部发展动因和外部宏观环境两大因素促成,在调整卫生资源布局、满足人民群众卫生服务需求、加强公共卫生事件应急响应工作

等方面发挥了重要作用。

医院多院区管理的共性问题在于医疗质量同质化、医院管理一体化、运营成本、人力资源管理、文化整合等问题,由于各院区在地理位置、患者来源、疾病分布等方面必定或多或少存在差异,使得各分院区在功能定位、资源投入、学科布局上更需顶层设计,按照因地制宜、务求实效的原则,摸索出符合院情的一体化管理模式,以达到多院区对外满足政府区域卫生规划及当地居民就医需求,对内实现同品质医疗服务、推动学科有序发展的目的。

【关键概念】

医院管理模式、多院区医院、规模效益、医院经营风险、一体化管理、成本控制

【思考拓展】

1. 医院多院区形成的内外动因?

2. 多院区医院对分院区的管理有哪几种方式?

3. 医院多院区管理的难点在哪里? 如何解决?

4. 公立医院单体多院区成本核算的难点在哪里? 如何高质量完成?

主要参考文献

［ 1 ］COSO 制定,方红星,王宏译. 企业风险管理——整合框架[M]. 大连:东北财经大学出版社,2005.

［ 2 ］包卫华. 团队协作在医院质量管理中的作用[C]. 北京:中国当代医药,2012,19(23):205-206.

［ 3 ］卞婷,熊季霞. 不同模式公立医院法人治理结构的比较分析[J]. 中国医药导报,2015,12(06):115-119.

［ 4 ］财政部会计司. 企业内部控制规范讲解:2010[M]. 北京:经济科学出版社,2010.

［ 5 ］操礼庆,赵昕昱,陈旭,等. 业财融合背景下公立医院运营管理现状研究[J]. 卫生经济研究,2021,38(03):70-72＋76.

［ 6 ］曹建文,罗莉,薛云,等. 我国公立医院多院区管理研究进展[J]. 中国卫生质量管理,2022,29(04):93-98＋103.

［ 7 ］曹艳林,刘方,王北京,李敬伟,赵淳,英立平,郑雪倩. 加强医疗机构分类管理立法完善分类管理法律制度:对营利性与非营利性医疗机构发展政策建议(一)[J]. 中国医院,2015,19(05):8-10.

［ 8 ］陈国栋,吴金荣,周志权,等. 多科室联合腹腔镜手术 56 例报告[J]. 中国微创外科杂志,2012,12(8):761-762.

［ 9 ］陈汉义,借力信息化实现医院固定资产全生命周期管理[J]. 会计师,2019(4):2.

［10］陈浩,侯冷晨. 医院企业化运营管理[J]. 中国卫生产业,2017(31):110-111.

［11］陈天雄,黎东生,龙文磊,等. 提高医保控费效果的思考——基于不完全契约视角[J]. 卫生经济研究,2018(02):28-30.

［12］陈越,侯常敏. 基于大数据分析的公立医院运营信息化平台建设及应用[J]. 中国卫生经济,2020,39(03):80-82.

［13］陈云,范艳存. 新医改以来公立医院绩效考核政策述评[J]. 中国卫生经济,2018,37(07):67-70.

［14］戴小喆,王轶,郑大喜,唐忻,王莉燕,田莎莉. DRG 付费体系下医院成本核算探索[J]. 中国卫生经济,2020,39(12):96-101.

［15］戴悦,郑振佺,孙虹. 公立医院"院长年薪制"的理论探讨:以福建三明医改为例[J]. 中国卫生经济,2015,34(11):15-18.

［16］单玮,刘惠娟,丁志良,等. 新形势下三级公立医院运营管理的探索与思考[J]. 江苏卫生事业管理,2022,33(02):145-148.

［17］邓大松,刘振宇. 基于 RBRVS 的县级公立医院绩效薪酬管理体系探析——以江西省于都县人民医院为例[J]. 江西财经大学学报,2017:64-76.

［18］董恒进、曹建文. 医院管理学[M]. 上海:复旦大学出版社,2008.

［19］杜德洁,沈萍,张婷,等.《质量公报》在医院质量管理中的作用[J]. 医学研究生学报,2010,23(10):

1081-1084.

［20］方金鸣,刘玲,彭义香,等. CHS-DRG 支付改革对医院运行的影响分析[J].卫生经济研究,2022,39(05)：67-71+74.

［21］方振邦.医院绩效管理[M].北京：化学工业出版社,2016.

［22］方周文,张庆龙,聂兴凯.行政事业单位内部控制规范实施指南[M].上海：立信会计出版社.2013：20-21.

［23］冯欣.加强公立医院预算绩效考核的实践及思考[J].会计之友.2020,(08)：122-127.

［24］付婷辉,张乐辉,郭默宁,等.对 DRGs 分组方案科学性合理性的分析比较[J].中华医院管理杂志,2015,31(11)：828-830.

［25］傅天明著.医院永续经营[M].北京：中译出版社,2018.

［26］高家彦.多院区医院管理难点与对策探析[J].实用妇科内分泌杂志,2017,4(29)：78-79.

［27］高树鹏,岳阳阳.多院区大型医院病案管理存在问题与解决方案[J].中国病案,2014,15(09)：12-13+11.

［28］高婷.公立医院运营信息化平台建设研究——基于大数据技术与管理会计工具融合[J].财会通讯,2021(13)：143-146.

［29］顾海.现代医院管理学[M].北京：中国医药科技出版社,2004：81-84.

［30］郭太生,周海平,刘灿,等."互联网+"助力医院内部控制建设[J].中国总会计师,2020(11)：40-43.

［31］和雯婷,翁怡毅.上海市某三甲综合性医院一院两址的管理实践[J].解放军医院管理杂志 2019(26)：522-524.

［32］贺谦,肖辉,彭乔立.基于医院运营数据中心的智能报表系统设计与实现[J].中国卫生信息管理杂志,2021,18(04)：509-513.

［33］黄二丹.公立医院强化多院区管理的七点建议[J].中国卫生,2022(04)：18-19.

［34］黄显云.公立医院全面预算管理相关问题的探讨[J].会计之友.2012,(07)：60-62.

［35］吉尔·杜阿迈尔,雷萍,于广军.法国现代卫生体系概述：医院管理与医院改革[M].上海：复旦大学出版社,2019.

［36］贾彩瑕,张宏娟,尹莎.公立医院科室经济运营指标分析体系的构建与研究——以 H 医院为例[J].商业会计,2018(21)：90-92.

［37］贾同英.上海市三级医院多院区现状分析[J].中国医院,2015(7)：22-24.

［38］姜华静,张国庆,李静,等.基于 RBRVS 和 KPI 的绩效考核方案设计[J].中国卫生质量管理,2019,26(151)：9-11.

［39］蒋文博,刘莉,梁浩晖,等.缺血性心脏病 DRG 与 DIP 付费模式对比分析[J].中国医疗保险,2022(02)：70-73.

［40］金丽霞,刘毅,刘斌.新医改背景下公立医院绩效管理思路的转变[J].中国卫生产业,2018(06)：70-72.

［41］雷志勤,李建军,雷亚明.大型公立医院绩效管理实践研究[J].会计之友,2018(08)：122-127.

［42］李爱萍,董晓敏,吴立红.疗养院多科室联合运行模式[J].解放军医院管理杂志,2010,17(4)：342-344.

［43］李晶,邹佩琳,涂宣成,等.公立医院多院区一体化后勤管理模式探索与实践[J].中国医院,2020,24(12)：11-13.

［44］李静,张国庆,姜华静,等. RBRVS-KPI绩效考核方案应用与评价[J]. 中国卫生质量管理,2019,26
　　　(151)：12-13.

［45］李明曲,韩晓红,杨梅,等. 多科合作全程衔接预防护理模式对降低危重患者压疮发生率的效果[J].
　　　中华护理杂志,2013,4(12)：257-259.

［46］李平,洪学智,戴力辉. 公立医院大型医疗设备绩效审计实证研究[J]. 中国卫生经济,2015,34(01)：
　　　91-92.

［47］李少刚,武晋,邰惠子,等. 多院区医院管理模式与对策分析[J]. 中国药物与临床,2017,17(08)：
　　　1223-1225.

［48］李文敏,方鹏骞. 四种公立医院法人治理模式的评价与分析[J]. 中国医院管理,2009,29(12)：
　　　23-26.

［49］李颖琦,苏宏通. 智慧运营管理促进医院高质量发展的作用机制研究[J]. 中国卫生信息管理杂志,
　　　2022,19(03)：312-317.

［50］李战国,贾冕,王燕森. 北京市多院区医院管理问题分析与对策探析[J]. 中国医院,2018,22(08)：
　　　27-29.

［51］梁康. 新医改形势下医院医保结算管理思路与实践[J]. 会计之友,2018(05)：101-104.

［52］梁若浩,姜锡明. 提高我国公立医院运营效率的思考[J]中国经贸导刊(中)2019(11)：135-138.

［53］廖安辉. 信息化建设对医院管理的促进作用分析[J]. 中国卫生产业,2017,14(32)：174-175.

［54］林明珠. 公立医院智能财务建设的障碍因素与对策建议[J]. 财务与会计,2022(01)：81-82.

［55］刘静,毛宗福. 三明市公立医院改革前后医保控费效果分析[J]. 中国卫生经济,2015,34(08)：
　　　35-37.

［56］刘丽华,胡凯. 医院人财物运营管理基本数据集研究[J]. 中国卫生信息管理杂志,2014,11(02)：
　　　106-109＋122.

［57］刘文荣,亓超,刘亮. 浅谈公立医院预算管理信息化[J]. 中国管理信息化,2021,24(01)：76-78.

［58］刘文生. 多院区:新政前夜[J]. 中国医院院长,2021,17(17)：32-41.

［59］刘文生. 写好"一体化"大文章[J]. 中国医院院长,2021,17(17)：49-57.

［60］刘文生. 专家面对面:新政前瞻[J]. 中国医院院长,2021,17(17)：42-44.

［61］罗利,王韵桥. 浅滩"长庚模式"与"梅奥模式"对公立医院绩效管理改革的启示[J]. 法制与社会,
　　　2018(24)：176-200.

［62］马丽春,陈校云,夏磊. 如何提高医院质量监督管理的有效性[J]. 中国卫生质量管理,2010,17(1)：
　　　47-49.

［63］马伊芳. 加强医院门急诊现金管理的对策[J]. 中国卫生资源,2010,13(02)：82-83.

［64］尼燕. 医保和新农合医药费用管控机制研究以河南省某三甲医院为例[J]. 会计之友,2017(3)：2-7.

［65］聂素滨,张卫东. 医院管理学[M]. 长春:吉林人民出版社,2008.

［66］牛巍,史晓川,李建军. 绩效管理在公立医院的应用研究——H省人民医院绩效改革案例[J],中国
　　　总会计师,2017(02)：55-58.

［67］潘飞. 管理会计[M]. 4版. 上海:上海财经大学出版社,2020.

［68］彭安澜. 武汉市同济医院多院区管理的难点及对策分析[J]. 世界最新医学信息文摘,2019(19)：
　　　122＋140.

［69］彭俊英,熊佩,姚莉. 公立医院会计信息化研究综述[J]. 会计师,2021(24)：87-89.

［70］彭望清，朱胤. 绩效革命［M］. 北京：光明日报出版社，2013.

［71］彭佑群. 建立健全多部门多学科协作机制提高医院管理效率［J］. 现代医药卫生，2016，32（22）：3566-3571.

［72］祁娟，何冠霏，陈健民. 应用 PDCA 管理缩短门诊患者超声检查等候时间［J］. 现代医院，2018，18（06）：791-793.

［73］钱英，曹少平，李天庆，等. 中国医疗设备采购管理指南［M］. 3 版. 长春：吉林大学出版社，2019.

［74］秦永方. 现代医院精细化运营绩效管理实务［M］. 北京：中国经济出版社，2014.

［75］邵岑怡. 多院区医院文化建设现状调查与分析［J］. 中国卫生质量管理，2019（26）：129-131＋143.

［76］邵瑞庆. 会计学原理［M］. 6 版. 上海：立信会计出版社，2021.

［77］宋德亮等. 企业内部控制规范：实施技术与案例研究［M］. 北京：经济科学出版社，2012.

［78］宋雄，刘雅娟. 基于 DRGs 的病种成本核算方法比较研究［J］. 中国医院，2020，24（05）：5-8.

［79］宋源，戴小喆，王轶，等. DRG 成本数据在公立医院运营管理中的运用探索［J］. 中国卫生经济，2022，41（05）：71-73.

［80］孙梦，王祎然，宁艳阳. 无序扩张正在走向终结［J］. 中国卫生，2022（04）：14-17.

［81］覃琳虹. 公立医院成本管控存在的问题及对策分析［J］. 中国管理信息化，2019，22（04）：29-30.

［82］唐风. 公立医院全面预算管理现状及对策［J］. 中国卫生经济. 2015，34（08）：90-92.

［83］唐杭琴，医院大型医疗设备的运营效益分析［J］，行政事业资产与财务，2014.

［84］唐丽珠. 公立医院大型医疗设备效益审计及应用探讨［J］. 华夏医学，2015，28（01）：106-108.

［85］陶文娟，石应康，程永忠，等. 以资源为基础的相对价值比率的研究进展［J］. 华西医学，2016，31（12）：2084-2086.

［86］田星. 医院信息系统运维管理问题探讨［J］. 科学与信息化，2019（18）：133-134.

［87］万爱华，刘继红，周云，等. 武汉某医院多院区一体化管理模式探讨［J］. 中国医院，2017，21（01）：64-66.

［88］万芳. 多院区医院管理问题与对策研究—以湖南省人民医院为例［D］. 湖南：国防科技大学研究生院，2017：1-44.

［89］王冰倩，李秀华. 基于财务管理视角的公立医院运营管理分析［J］中国卫生产业，2019（15）：109-112.

［90］王春香. 崇明中心医院档案管理现状和思考［J］. 基层医学论坛，2011，15（01）：1＋28.

［91］王冬，黄德海. 追根究柢，止于至善：长庚模式全解析［J］. 中国医院院长，2016（16）：68-81.

［92］王佳，刘秀华，赵清华，等. 内科平均住院日影响因素分析与对策［J］. 世界最新医学信息文摘，2017，17（40）：173-175.

［93］王力男，杨燕，王瑾，等. 公立医院经济运行综合评价指标体系构建［J］. 中国卫生资源，2020，23（03）：217-221＋227.

［94］王丽，沈晨，龙军. 基于协同理论的医院财务全面预算过程控制管理研究［J］. 经济师. 2019，（09）：107-108.

［95］王莉，周娅颖，程勤，等. 手术室流程优化和时间管理效果评价［J］. 解放军医院管理杂志，2017，24（12）：1123-1125.

［96］王书平. 梅奥诊所一院多区启示与借鉴［J］. 中国医院院长，2021，17（17）：58-59.

［97］王溪溪. 实行院长年薪制优化医院薪酬考评体系［J］. 中国卫生经济，2018，37（7）：23-25.

［98］王晓曼，周琼，朱海珊，等.医保支付方式改革背景下公立医院存在的问题及对策[J].医学与社会，2018,31(03)：50-52.

［99］王艳茹.医院三级管理组织架构在医保指标管理中的作用研究与分析[J].中国医院,2018,22(02)：67-69.

［100］王一琳，方鹏骞.关于医疗联合体与"三医联动"关系的思考[J].中国医院管理,2018,38(05)：4-6.

［101］王永照.医院多院区会计核算与财务管理的思路与方法探究[J].当代会计,2015(09)：52-53.

［102］魏汉波，余俊蓉，张灵.医院综合运营管理系统研究[J].信息系统工程,2019(07)：67-68.

［103］魏怡芳.论政府会计制度对事业单位会计核算影响[J].财会学习,2019(9)：104-106.

［104］吴李鸣，高启胜，顾国煜，等.组织变革视角下多院区医院行政管理模式研究[J].中国医院,2018,22(12)：26-28.

［105］吴迎春，吴玉雪.公立医院运用医保政策加强经济运行管理[J].中国卫生产业,2017,14(32)：98-99.

［106］吴玉东.多院区医院管理难点分析与对策探究[J].现代医院管理,2017,15(03)：19-21.

［107］武永红.基于科室全成本的病种成本核算探讨[J].中国总会计师,2022(03)：112-115.

［108］夏莽、黄炜.我国公立医院内部控制建设现状分析——基于公立医院内控体系框架研究的发展历程[J].中国医院.2014(02)：77-78.

［109］夏培勇，徐迅，颜涛，等.公立医院单体多院区高质量成本核算思考和建议[J].中华医院管理杂志,2022,38(01)：6-10.

［110］夏培勇.公立医院外包业务的内部控制刍议[J].中国总会计师,2017(09)：114-115.

［111］夏培勇.基于医院新型供应链SPD管理模式的风险与监管[J].中国医院,2018,22(01)：53-55.

［112］线春艳，李春，李敬伟，等.采用DRG支付方式与医院成本管理策略转型[J].管理会计研究,2020,3(05)：34-42＋86.

［113］向炎珍.陈隽.论大型公立医院如何适应政府会计制度改革做好财务信息化建设[J].中国总会计师,2019(01)：122-124.

［114］谢丹，李嘉伟，张卫平.医务人员工作量考评系统及分配模型探索[J].财会研究,2015(3)：44-45.

［115］谢金亮.陈林巍.公立医院开展运营管理的实践与思考[J]会计师,2018(21)：65-66.

［116］谢琼.大数据背景下加强公立医院财务管理的对策建议[J].财经界,2021(11)：142-143.

［117］徐铃茜.基于业财融合的公立医院全面预算管理模式改进策略[J].中国卫生经济,2019,38(02)：84-87.

［118］徐敏.多院区医院管理的探索与思考[J].中国卫生质量管理,2017(24)：107-109.

［119］徐书贤.管理创新：让优势专科更强[J].中国医院院长,2016(13)：54-57.

［120］徐元元，田立启，侯常敏，等.医院运行精细化管理[M].北京：企业管理出版社,2014.1.521-532.

［121］许岩，孙木，何萍，等.上海市医院疾病诊断分组模型及分组器的建立[J].中国卫生政策研究,2015,8(09)：15-18.

［122］许祝愉，杨泽，韦健，等.《公立医院成本核算规范》背景下3种病种成本核算方法的对比研究[J].现代医院,2022,22(06)：893-895＋898.

［123］颜维华，谭华伟，张培林.我国公立医院内部绩效管理的RBRVS实践[J].卫生经济研究,2018(12)：47-54.

［124］杨玺东.试论现代医院有效地质量管理[J].科技情报开发与经济,2004,14(12)：297-298.

[125] 杨周南. 会计信息系统[M]. 4 版. 沈阳：东北财经大学出版社,2006.

[126] 姚常房. "多院区"路在何方[N]. 健康报,2022-02-21(001).

[127] 姚焕新. 医院收费流程中常见的漏洞及管理措施[J]. 经济研究导刊,2011(35)：149-150.

[128] 姚萍. 关于公立医院全面预算管理的几点思考[J]. 中国卫生资源. 2014,17(02)：107-109.

[129] 姚志刚. 多院区一体化管理进程中的难点与突破_以苏州大学附属第二医院为例[J]. 江苏卫生事业管理,2018(29)：571-573.

[130] 张利惠. 公立医院运营管理难点及策略研究[J]. 财经界,2021(36)：27-28.

[131] 张萌,汪胜. 医院管理学案例与实训教程[M]. 杭州：浙江大学出版社,2017：46-47.

[132] 张南,唐月红,唐玲,等. 主成分分析法在医疗服务质量与效率综合性评价中的应用[J]. 解放军医院管理杂志,2018,25(12)：1101-1103.

[133] 张永珍. 公立医院全面预算管理流程及成本控制分析[J]. 医院管理论坛. 2013,30(01)：53-54+64.

[134] 张咏华. 政府会计制度对高校会计核算的影响[J]. 经济研究导刊,2019(9)：118-119.

[135] 张钰婉,谈在祥. DRG 支付背景下公立医院运营管理问题与对策研究[J]. 中国医院管理,2022,42(01)：49-52+56.

[136] 赵列宾,黄波,李宏为. 对我国医院重组的初步研究[J]. 中国医院管理,2002(12)：3-5.

[137] 郑基华,吴正一,崔迎慧,等. RBRVS 评估系统在医务人员绩效分配中的应用研究[J]. 中国医院管理,2016,36(10)：55-57.

[138] 周超,张玉洁,孙忠河. 医院集团化模式中优化人力资源配置的探讨[J]. 现代医院管理,2014,12(03)：61-63.

[139] 周海平,高一红,郭太生. 智能结算对医院收费内部控制影响分析[J]. 新会计,2020(11)：45-47.

[140] 周海平. 公立医院内控建设若干问题研究[J]. 管理观察,2015(06)：150-151+158.

[141] 周海平. 公立医院收费环节内部控制建设研究[J]. 管理观察,2015(07)：147-148+152.

[142] 周海平. 公立医院收费环节内部控制建设研究[J]. 管理观察,2015(07)：147-148+152.

[143] 周海平. 公立医院医疗设备预算管理的优化——基于 H 医院项目库建设案例分析[J]. 管理会计研究,2021,4(05)：74-80+88.

[144] 周晗,高山. 基于内部控制的公立医院资产管理模式研究[J]. 中国医院,2016,20(04)：27-29.

[145] 周亮. 公立医院落实党委领导下的院长负责制的路径与完善[J]. 中国医院管理,2019,39(07)：8-10.

[146] 周生来. 法人治理结构体制下的医院组织架构与职能[J]. 中国医院. 2011(06)：17-19.

[147] 朱金兰,马勇波,梅霞,等. 分时段预约检查在缩短患者等候中的作用[J]. 江苏卫生事业管理,2016,27(04)：58-59.

[148] COSO. Internal Control-Integrated Framework：Executive Summary[S]. Coopers Lybrand. 1992：32-33.

[149] DENISI AS, MURPHY KR. Performance appraisal and performance management：100 years of progress[J]. Journal of Applied Psychology, 2017, 102(3)：421.

附表　我国医院运营管理相关制度

发布时间	文件名称	文件号
2009 年 3 月 17 日	关于深化医药卫生体制改革的意见	中发〔2009〕6 号
2010 年 2 月 23 日	关于公立医院改革试点的指导意见	卫医管发〔2010〕20 号
2010 年 12 月 28 日	关于印发《医院财务制度》的通知	财社〔2010〕306 号
2012 年 12 月 17 日	行政事业单位内部控制规范(试行)	财会〔2012〕21 号
2015 年 3 月 30 日	关于印发全国医疗卫生服务体系规划纲要(2015—2020 年)的通知	国办发〔2015〕14 号
2015 年 5 月 17 日	关于城市公立医院综合改革试点的指导意见	国办发〔2015〕38 号
2015 年 9 月 11 日	关于推进分级诊疗制度建设的指导意见	国办发〔2015〕70 号
2015 年 10 月 27 日	关于控制公立医院医疗费用不合理增长的若干意见	国卫体改发〔2015〕89 号
2015 年 12 月 21 日	关于全面推进行政事业单位内部控制建设的指导意见	财会〔2015〕24 号
2016 年 6 月 24 日	关于促进和规范健康医疗大数据应用发展的指导意见	国办发〔2016〕47 号
2016 年 6 月 24 日	关于开展行政事业单位内部控制基础性评价工作的通知	财会〔2016〕11 号
2016 年 7 月 1 日	关于印发推进医疗服务价格改革意见的通知	发改价格〔2016〕1431 号
2016 年 10 月 25 日	"健康中国 2030"规划纲要	中共中央、国务院印发
2017 年 1 月 10 日	关于推进按病种收费工作的通知	发改价格〔2017〕68 号
2017 年 1 月 25 日	行政事业单位内部控制报告管理制度(试行)	财会〔2017〕1 号
2017 年 4 月 26 日	关于推进医疗联合体建设和发展的指导意见	国办发〔2017〕32 号
2017 年 6 月 20 日	关于进一步深化基本医疗保险支付方式改革的指导意见	国办发〔2017〕55 号
2017 年 7 月 25 日	关于建立现代医院管理制度的指导意见	国办发〔2017〕67 号
2017 年 10 月 24 日	关于印发《政府会计制度——行政事业单位会计科目和报表》的通知	财会〔2017〕25 号
2018 年 4 月 28 日	关于促进"互联网＋医疗健康"发展的意见	国办发〔2018〕26 号
2018 年 12 月 5 日	关于开展建立健全现代医院管理制度试点的通知	国卫体改发〔2018〕50 号
2019 年 1 月 30 日	关于加强三级公立医院绩效考核工作的意见	国办发〔2019〕4 号
2019 年 6 月 10 日	关于印发促进社会办医持续健康规范发展意见的通知	国卫医发〔2019〕42 号
2019 年 9 月 5 日	关于提升社会办医疗机构管理能力和医疗质量安全水平的通知	国卫医发〔2019〕55 号

（续表）

发布时间	文件名称	文件号
2020 年 7 月 30 日	关于印发医院信息互联互通标准化成熟度测评方案(2020 年版)的通知	国卫统信便函〔2020〕30 号
2020 年 9 月 17 日	关于印发进一步完善院前医疗急救服务指导意见的通知	国卫医发〔2020〕19 号
2020 年 12 月 21 日	关于加强公立医院运营管理的指导意见	国卫财务发〔2020〕27 号
2020 年 12 月 31 日	关于印发公立医院全面预算管理制度实施办法的通知	国卫财务发〔2020〕30 号
2020 年 12 月 31 日	关于印发公立医院内部控制管理办法的通知	国卫财务发〔2020〕31 号
2021 年 1 月 6 日	关于印发公立医院内部控制管理办法的通知	国卫财务发〔2020〕31 号
2021 年 1 月 26 日	关于印发公立医院成本核算规范的通知	国卫财务发〔2021〕4 号
2021 年 3 月 15 日	关于印发医院智慧管理分级评估标准体系(试行)的通知	国卫办医函〔2021〕86 号
2021 年 6 月 4 日	关于推动公立医院高质量发展的意见	国办发〔2021〕18 号
2021 年 9 月 3 日	关于公布 5G＋医疗健康应用试点项目的通知	工信厅联通信函〔2021〕220 号
2021 年 9 月 14 日	关于印发公立医院高质量发展促进行动(2021—2025 年)的通知	国卫医发〔2021〕27 号
2021 年 9 月 29 日	关于印发"十四五"全民医疗保障规划的通知	国办发〔2021〕36 号
2021 年 11 月 16 日	关于印发《事业单位成本核算具体指引——公立医院》的通知	财会〔2021〕26 号
2021 年 11 月 19 日	关于印发 DRG/DIP 支付方式改革三年行动计划的通知	医保发〔2021〕48 号
2022 年 1 月 7 日	事业单位财务规则	2022 年财政部令第 108 号
2022 年 1 月 11 日	关于印发"十四五"卫生健康标准化工作规划的通知	国卫法规发〔2022〕2 号
2022 年 1 月 12 日	关于印发医疗机构设置规划指导原则(2021—2025 年)的通知	国卫医发〔2022〕3 号
2022 年 2 月 9 日	关于抓好推动公立医院高质量发展意见落实的通知 各省(区、市)推进公立医院高质量发展评价指标(试行)	国医改秘函〔2022〕6 号
2022 年 2 月 24 日	关于规范公立医院分院区管理的通知	国卫医发〔2022〕7 号
2022 年 3 月 30 日	关于印发国家三级公立医院绩效考核操作手册(2022 版)的通知	国卫办医函〔2022〕92 号
2022 年 4 月 2 日	关于印发国家三级公立医院绩效考核操作手册(2022 版)的通知	国卫办医函〔2022〕92 号
2022 年 4 月 26 日	关于印发公立医院运营管理信息化功能指引的通知	国卫办财务函〔2022〕126 号

(续表)

发布时间	文件名称	文件号
2022年5月13日	关于印发国家二级公立医院绩效考核操作手册(2022版)的通知	国卫办医函〔2022〕165号
2019年3月5日	关于印发医院智慧服务分级评估标准体系(试行)的通知	国卫办医函〔2019〕236号
2022年4月28日	关于在全国范围内持续开展"公立医疗机构经济管理年"活动的通知	国卫财务函〔2022〕72号